岐黄有道

中医药在乳腺癌预防及康复中的应用

主编 黄梅

广东科技出版社——全国优秀出版社

南方传媒

广州·

图书在版编目（CIP）数据

岐黄有道：中医药在乳腺癌预防及康复中的应用 / 黄梅主编. —广州：广东科技出版社，2023.11

ISBN 978-7-5359-8192-9

Ⅰ.①岐… Ⅱ.①黄… Ⅲ.①乳腺癌—中医学—预防医学②乳腺癌—中医学—康复医学 Ⅳ.①R273.79

中国国家版本馆CIP数据核字（2023）第222472号

岐黄有道——中医药在乳腺癌预防及康复中的应用

Qihuang You Dao—Zhongyiyao Zai Ruxian'ai Yufang Ji Kangfu Zhong De Yingyong

---

出 版 人：严奉强

责任编辑：刘 耕 马霄行 邹 荣

封面设计：刘 萌

责任校对：李云柯 廖婷婷

责任印制：彭海波

出版发行：广东科技出版社

（广州市环市东路水荫路11号 邮政编码：510075）

销售热线：020-37607413

https://www.gdstp.com.cn

E-mail：gdkjbw@nfcb.com.cn

经　　销：广东新华发行集团股份有限公司

排　　版：创溢文化

印　　刷：广州市彩源印刷有限公司

（广州市黄埔区百合三路8号 邮政编码：510700）

规　　格：787 mm×1 092 mm 1/16 印张17.5 字数360千

版　　次：2023年11月第1版

2023年11月第1次印刷

定　　价：138.00元

如发现因印装质量问题影响阅读，请与广东科技出版社
印制室联系调换（电话：020-37607272）。

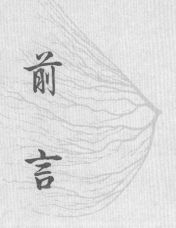

前言

　　乳腺癌发病率持续攀升，目前已经超过肺癌成为全球新增发病人数最多的恶性肿瘤，也是我国最常见的女性恶性肿瘤，每年新增超过20万人，因此如何预防和治疗乳腺癌是医务工作者面临的一项迫切任务，同时也是广大人民群众所关切的。

　　乳腺癌中医称为"乳岩"，其防治的历史超过了1700年，祖国医学在乳腺癌预防和治疗方面积累了丰富的经验，有很多宝藏值得去挖掘，笔者团队一直致力于这个工作，并取得了一些成果。

　　乳腺癌的产生是多种不良因素长期共同作用的结果，从中医的角度来看，乳腺癌的病因主要包括情志因素、饮食不节、冲任失调、经气虚弱感受外邪及先天禀赋不足等。从乳腺癌的发病来看，它是一个包括情绪异常等多种不良因素长期作用于机体的结果。现代医学认为，在乳腺癌的发病路径中，从乳房单纯增生发展到乳腺癌可能会经历数年到数十年不等，其中乳腺增生病阶段是一个非常重要的阶段，也是预防乳腺癌治未病的重要阶段。对于乳腺增生病的治疗，广州中医药大学第一附属医院乳腺科在这方面积累了丰富的经验，疗效突出，取得了很多创新性的成果。中医认为，人处于天地之间，为天地之子，因此人体包括乳房在内的生理健康的保持及疾病的发生与大自然息息相关，这就是中医"天人合一"的理念。我们的研究显示月相的变化会影响女性乳腺增生病的发生及相关症状的变化，因此临床治疗乳腺增生病应考虑到月相变化的影响才能事半功倍；我们的研究同时显示乳腺增生病的发生及发展与中医"肝系统"的失调密切相关，治疗应该从肝论治才能提高疗效。在治疗手段上，除了辨证论治等中药内服的方法外，我们科室也采用中药膏疗、腕踝针、中药熏蒸等中医药外治法进行治疗，丰富了治疗手段，取得了显著的临床疗效。

乳腺癌的治疗以包括手术、放疗、化疗、内分泌治疗及靶向治疗等在内的综合治疗为主，这些治疗手段在为患者带来临床疗效的同时，也会产生一系列副作用，例如手术导致的上肢淋巴水肿，化疗引起的胃肠道反应及骨髓抑制，内分泌治疗导致的围绝经综合征、骨关节疼痛等，这些副作用会降低患者的生活质量及治疗依从性，甚至影响疗效，如何改善这些不良反应就涉及乳腺癌康复的内容。笔者团队对此也进行了多年的努力，在本书中，我们系统梳理和总结了中医药在乳腺癌康复中的研究进展，重点展示了我们总结的一系列行之有效的内、外治方法：针对化疗导致的白细胞及粒细胞减少，采用补肾健脾中药内服，或中药内服联合灸法取得满意疗效；针对化疗相关胃肠道反应，采用中药热罨包、中药沐足或雷火灸的方法；针对癌因性疲乏采用乳康生血膏、火龙罐治疗；采用火针、引火归原法治疗化疗相关口腔溃疡；采用耳穴贴压治疗内分泌相关的围绝经症状；采用苍龟探穴法、温针灸治疗芳香化酶抑制剂（AI）相关骨关节症状；同时还探讨了八段锦、易筋经等传统功法的作用……这些行之有效的中医药方法，减轻了乳腺癌治疗相关的毒副作用，提高了患者的生活质量和治疗依从性。

毛主席指出："中国医药学是一个伟大的宝库，应当努力发掘，加以提高。"作为中医人，我们也是在向着这个目标努力的。本书的重点就是把广州中医药大学第一附属医院乳腺科长期在乳腺癌防治工作中应用中医药所取得的成果与大家分享，期待能够抛砖引玉，为推动乳腺癌的防治工作助力！

目录

第一篇
乳腺癌中医药
预防篇

第一章
乳腺癌中医药预防概论

过去认为乳腺癌是女性最常见的恶性肿瘤，但2020年的全球数据显示，乳腺癌已经超越肺癌，成为发病率最高的恶性肿瘤。虽然目前乳腺癌的治疗取得了丰硕的成果，疗效不断提高，死亡率不断下降，但患乳腺癌的女性不断增多是不容忽视的事实，这个事实带出了一个非常重要的问题——如何预防乳腺癌？

乳腺癌的产生是多种不良因素长期共同作用的结果，一般认为与遗传、环境因素及生活方式相关。从遗传的角度来说，乳腺癌1号基因及2号基因（BRCA1/2基因）突变是遗传性乳腺癌比较明确的原因，对于BRCA1/2基因突变的女性，可以采用预防性乳房切除等方法预防乳腺癌。但与此相关的乳腺癌人群不到5%，而超过95%的乳腺癌患者并没有相对集中的基因突变位点，对于这些患者来说，从基因的角度去预防就无从下手了。从环境及生活方式等因素入手就更复杂了，我们处在一个比我们的祖先生活环境复杂得多的现代社会，空气污染、水污染、土壤污染等问题会造成乳腺癌发病率上升，还有食品安全问题、情绪问题、药品（避孕药等）影响等等，这些都可能是导致乳腺癌发病率不断上升的因素，该如何解决尚没有答案。

对于一位普通女性来说，改变空气、水、食品、环境等是不切实际的，大家更应关注的是如何从自身做起，减少乳腺癌的发生，延年益寿；而对于医生来说，预防乳腺癌如何找抓手也一直是大家所困惑的，中医药对此的很多手段是可以借鉴的。

晋代葛洪所著《肘后备急方》中记载了乳腺癌——"若发肿至坚，而有根者，名曰石痈"，并提出了治法——"当上灸百壮，石子当碎出，不出者，可益壮"，这是关于乳腺癌最早的中医文献记载，虽然没有提出预防方法，但说明中医在1 700多年前就已经开始了防治乳腺癌的探索。后世的历代医家对乳腺癌的防治努力一直没有停歇，隋代巢元方在《诸病源候论》中记载："乳石痈之状，微强不甚大，不赤，微痛热，热自歇，是足阳明之脉，有下于乳者，其经虚，为风寒气客之，则血涩结成痈肿。而寒多热少者，则无大热，但结核如石，谓之乳石痈。"这段文字描述了乳腺癌的临床表现，同时指出其病因为"经虚，为风寒气客之"。南宋医家陈自明在其所著《妇人大全良方》中首次提出了"乳岩"的病名："若初起，内结小核，或如鳖、棋子，不赤不痛。积之岁月渐大，巉岩崩破如熟石榴，或内溃深洞，此属肝脾郁怒，气血亏损，名曰乳岩。"同时提出乳岩的病因病机乃"肝脾郁怒，气血亏损"。明代著名外科学家陈实功所著《外科正宗》中明确指出了乳腺癌（乳岩）的病因病机、治法、预后及调护方法，并详细描述了乳岩的临床表现："忧郁伤肝，思虑伤脾，积想在心，所愿不得志者，致经络痞涩，聚结成核，初如豆大，渐若棋子；半年一年，二载三载，不疼不痒，渐渐而大，始生疼痛，痛则无解，日后肿如堆栗，或如复碗，紫色气秽，渐渐溃烂，深者如岩穴，凸者若泛莲，疼痛连心，出血则臭，其时五脏俱衰，四大不救，名曰乳岩。凡犯此者，百人百必死。如此症知觉若早，只可清肝解郁汤或益气养荣汤，患者再加清心静养、无挂无碍，服药调理只可苟延岁月……"从这些论述中我们可以非常详尽地了解到乳腺癌从初期发展到各个阶段的不同临床表现——"初如豆大，渐若棋子……不疼不痒，渐渐而大……日后肿如堆栗，或如复碗，紫色气秽，渐渐溃烂，深者如岩穴，凸者若泛莲，疼痛连心，出血则臭"，乳腺癌的自然病程——"二载三载"，乳腺癌的预后——"凡犯此者，百人百必死"，乳腺癌的病因病机——"忧郁伤肝，思虑伤脾"，乳腺癌的治疗方剂——"清肝解郁汤或益气养荣汤"，乳腺癌的调护方法——"清心静养、无挂无碍"。清代王维德在《外科证治全生集》中提出了关于乳岩病因病机的不同观点，他认为乳岩属"阴疽"范畴，其病机为"阴寒之证，气血寒而血凝"，故治疗上"非阳和通腠理何能解其寒凝""以消为贵，以托为畏"，创立了阳和汤、犀黄丸、小金丸等药方，疗效大幅度提高，达到"十全三四"。

综上，从中医的角度来看，乳腺癌的病因主要包括情志失调、饮食不节、冲任失调、经气虚弱感受外邪及先天禀赋不足等，其中最重要的就是情志失调及正虚毒炽这两方面，以上历代医家的论述也充分体现了这种观点。因此，预防乳腺癌也要从这些因素入手。

不良的情志因素是导致乳腺癌的重要原因，现代医学也支持这一观点，不良情绪既可导致乳腺癌，同时也是乳腺癌预后差的重要原因。《素问·阴阳应象大论》认为人的情志变化可以概括为"五志"，即喜、怒、思、忧、恐五种情志。五志分属于五脏，即心志喜、肝志怒、脾志思、肺志悲、肾志恐，五脏的功能正常与否，可直接影响喜、怒、思、悲、恐的情志活动变化，而喜、怒、思、悲、恐的变化也可影响相应的脏腑功能活动。乳腺癌患者往往长期处于不良情绪中，"忧郁伤肝，思虑伤脾，积想在心，所愿不得志者……"，导致以肝、脾为主的脏腑功能受损，气血、津液运行受阻，痰瘀毒形成并阻塞于乳络就成为乳腺癌。因此，情绪的调整是预防乳腺癌的重点。同时情绪问题不但可以导致乳腺癌等乳房疾病，也会导致胃肠道、内分泌等其他系统的多种疾病，这与中医的整体观也是不谋而合的，所以调情志是女性预防乳腺癌及保持健康状态的主要途径。如何改善情志，保持身心健康，中医的方法包括药物疗法和非药物疗法。药物疗法主要采用辨证论治，以从肝论治为主，结合脏腑经络辨证，代表方是柴胡疏肝散、逍遥散等；非药物疗法的手段非常多，包括音乐疗法、气功导引、针灸按摩等，历代医家都积累了很多经验可供借鉴。

从乳腺癌的发病来看，它是一个包括情绪异常等多种不良因素长期作用于机体的结果，现代医学认为乳腺癌的发病路径为：乳腺单纯增生→囊性增生→不典型增生→乳腺癌，从乳腺单纯增生发展到乳腺癌可能会经历数年到数十年不等，其中乳腺增生病是一个非常重要的阶段，这个阶段患者会出现乳房疼痛等临床症状，中医认为，出现这些症状表明机体脏腑功能失调，气血不和，所谓"不通则痛"，因此需要调脏腑、和气血，以缓解乳痛等乳腺增生病的症状，通过对乳腺单纯增生及乳腺囊性增生阶段的干预来达到预防乳腺癌"治未病"的目的。因此，防治乳腺增生病是防治乳腺癌的另一个重点。关于乳腺增生病如何防治等内容，在下文中将会详细介绍。

《素问·上古天真论》中黄帝曰："其次有圣人者，处天地之和，从八风之理，适嗜欲于世俗之间，无恚嗔之心，行不欲离于世，被服章，举不欲观于俗，外不劳形于事，内无思想之患，以恬愉为务，以自得为功，形体不敝，精神不散，亦可以百数……"这段文字为后人指出了养生健康长寿之道——"处天地之和""无恚嗔之心""外不劳形于事"……而其中最重要的是"养心"，中医对于乳腺癌的预防也是从这几个方面入手的。

第二章
中医药在乳腺增生病防治中的应用

第一节　乳腺增生病防治的中西医研究现状

一、定义

（一）现代医学定义

乳腺增生病（hyperplasia of mammary glands，HMG）为正常的乳腺发育、复旧异常，导致乳腺结构紊乱的一种良性增生性乳房疾病。该病在病理上的表现复杂多样，病变以乳腺腺体及间质的增生为特征，主要累及乳腺终末导管小叶单位，也可累及大导管，包括小叶内腺泡、末梢导管增生及间质纤维组织广泛增生。

长久以来乳腺增生病的病名较为混乱且存在争议，至今尚未统一。国外医学文献报道此症时多命名为"乳腺腺病""乳腺良性病""纤维性囊性乳腺病""硬化性腺病""良性乳腺结构不良""乳腺纤维囊性改变"等，而国内则多称之为"乳腺增生病""乳腺囊性增生""乳腺小叶增生"等。在目前的国际专著中，乳腺良性疾病的篇章中并无乳腺增生病的描述，多以乳腺疼痛或乳痛症（mastodynia）进行阐述。国内一些专家将乳腺增生病分为以下几种：单纯性乳腺增生症（即乳痛症）、乳腺囊肿（又称乳腺囊性增生）、乳腺腺病（又称乳腺纤维增生病）。全国高等医学院校常用的外科学教材将该病命名为"乳腺囊性增生病"；中华预防医学会妇女保健分会则在2016年发布了专家共识，建议将该病病名统一为"乳腺增生症"；全国科学技术名词审定委员会称该病为乳腺增生、乳腺增生症。本书采用国内共识度最高的病名——乳腺增生病。

乳腺增生病临床表现为乳房疼痛及乳房肿块或结节：①患者乳房可存在不同程度的胀痛、隐痛、刺痛，并可放射至腋下乃至肩背部，疼痛多呈周期性，一般在月经前加重，疼痛连续3个月或者间断3～6个月不缓解；②可在查体时发现乳房单个或多个大小不等的呈颗粒状、结节状或片状的肿块，与周围的乳腺组织分界不清晰，与皮肤或深部组织不粘连，可伴有不同程度的触痛，多随月经周期及情绪的变化而消长，少数患者还可出现乳头溢液或乳头瘙痒症状。

在影像学上，超声检查可仅表现为腺体增厚、导管扩张，也可表现为边界清、形态规则或不规则的低回声肿物，或无回声的囊肿；钼靶上表现为腺体的密度增高影，可呈片状、条索状或不规则状，边缘光滑或模糊，或可见肿块影及压迹影。乳腺MRI则可见局部密集影或多发的结节，呈斑点状、团块状、片状强化等；乳腺影像报告数据系统（bi-rads）分级多为1～3级。

2002年，中华中医外科学会乳腺病专业委员会给出了乳腺增生病的诊断标准，其通过的《乳腺增生病疗效评价标准》指出：凡具备前述两项临床表现中的一项，且排除初潮前小儿乳房发育症、男性乳房发育症和乳房良恶性肿瘤，结合辅助检查如乳腺彩超、乳腺X线检查、乳腺MRI、乳管镜检查或组织学活检等的阳性结果，可诊断为乳腺增生病。

（二）中医病名的溯源

乳腺增生病在中医属于"乳癖"的范畴。"乳癖"一词最早见于东汉华佗的《中藏经》："治小儿乳癖，胸腹高，喘急，吐乳汁。"但其所描述的"乳癖"并非妇女乳腺病的病名，而是小儿食乳过多所患之疾。此后，隋代巢元方的《诸病源候论》描述了"乳癖"相关的临床症状与治法："乳结核候……其可用行气，愈瘰病、乳痛。"宋代《圣济总录》中有"妇人以冲任为本，若失于将理，冲任不和，阳明经热，或为风邪所客，则气壅不散，结聚乳间，或硬或肿，疼痛有核"的论述，但当时仍未有以"乳癖"命名乳腺增生病的文献。直至明代，随着中医外科学的发展，医家们对乳癖病的认识逐渐加深，龚居中的《外科活人定本》首次把乳癖定义为乳房肿块，并设有专篇论述乳癖病："此症生于正乳之上，乃厥阴、阳明之经所属也……何谓之癖，若硬而不痛，如顽核之类，过久则成毒。"明代陈实功所著的《外科正宗》提出，"乳癖乃乳中结核，形如丸卵，或坠重作痛，或不痛，皮色不变，其核随喜怒消长，多由思虑伤脾，怒恼伤肝，郁结而成"，对乳癖病的病因、病机、临床特征进行了较为精辟的论述。

清代外科学著作丰富，出现了较多对乳癖病的专门论述，"乳癖"自此确立为单独一种乳腺疾病的病名。清代顾世澄的《疡医大全》有"乳癖"一门，引载收录了陈实功、窦汉卿、陈世铎、冯鲁瞻等前代医家有关乳癖病的理论，系统地整理了乳癖病相关的文献。高秉钧的《疡科心得集》根据乳腺疾病的症状，对乳岩、乳癖、乳痰三者做出明确的区分。邹岳的《外科真诠》对乳癖病的临床表现作了详细描述，其书云："乳癖，乳房结核坚硬，始如钱大，渐大如桃、如卵，皮色如常，遇寒作痛。"此外邹岳对乳癖病的预后也进行了精辟的阐述——"乳癖，年少气盛，患一二载者，可消散。若老年气衰，患经数载者不治，宜节饮食，息恼怒，庶免乳癌之变"，指出通过节饮食、息恼怒可防恶变。

（三）流行病学

根据国内各个地区的普查结果，乳腺增生病的发病率为30%～40%，一些地区可达50%，约占乳房疾病的75%。调查显示：25～45岁的育龄期妇女为该病的高发人群，尤其是受教育程度高、社会经济地位高、低胎产、大龄初孕、初潮早以及绝经晚的妇女。曾颖等对75 490名深圳地区妇女进行筛查，发现乳腺疾病总患病率为39.70%，其中乳腺增生病有30 927例（37.40%）。彭永静等通过分析广州市黄埔区2014—2016年13 868例女性乳腺疾病的筛查结果发现，乳腺增生病患者有4 466例，发病率达32.20%。花晓红等对青岛市四方区940名妇女进行乳腺检查，结果43.40%的妇女检出乳腺增生病，且发现该病与年龄、文化水平、职业、性格、饮食习惯、哺乳与否及流产次数有关。魏来等采用随机整体抽样方法对遵义市红花岗区的5 000名妇女进行乳腺癌筛查，结果36.40%的妇女检出乳腺疾病，其中乳腺增生病占全部乳腺疾病的88.95%，是检出率最高的乳腺疾病。陈丽芹等采取系统抽样、随机抽样相结合的方法在唐山市进行调查，共检查女性2 400名，发现乳腺增生病1 078例，患病率为45.00%，其中患病最小年龄为15岁，最大年龄为58岁。李焕云等在河北省某县对15 100名女性进行乳腺检查，发现乳腺疾病患病率为56.94%，其中8 432名为乳腺增生病患者。

二、发病机制

乳腺增生病的发病机制目前尚无定论，国内外进行了大量流行病学与病因研究，探讨导致乳腺增生病发病的危险因素，但不同研究的结果仍有不一致之处。通常认为，人体雌孕激素比例失调以及催乳素的分泌增高是诱发乳腺导管上皮细胞增生的主要原因，故所有导致性激素及其受体发生改变的因素，均可能使乳腺增生病的患病风险增加，如年龄、月经、孕产与人流次数、哺乳史、避孕药口服史、社会心理因素以及饮食结构等。有学者提出，精神因素也是乳腺增生病发病的一个重要诱因。长期处于焦虑、紧张等心理状态下的女性，其催乳素的分泌会增加，从而引发乳腺增生。另有研究证明，患有心理疾病的群体，其乳腺增生病的患病率也较正常人高，同时乳腺增生病也会影响其心理状态，影响心理疾病的预后，使得病情反复。此外，一些特异性基因在乳腺增生病中也有不同程度的表达。

李斌等针对中国女性的一篇荟萃分析显示，月经紊乱情况、痛经、初产年龄小、怀孕及流产次数多、不合理饮食结构均是诱发乳腺增生病的危险因素。李卉等将成都市青羊区乳腺癌筛查项目中由钼靶或乳腺超声检查确诊的96名乳腺增生病患者作为病例，以同一筛查项目中的384名健康女性为对照组，进行病例对照研究，经多因素条件逻辑回归分析，发现累积哺乳时间与乳腺增生病呈负关联，家庭人均月收入及流产次数则与乳腺增生病呈正关联，作者由此得出累积哺乳时间长是乳腺增生病的保护因素，家庭人均月收入高、流产次数多是乳腺增生病的危险因素的结论。钟文莲等的研究则提示乳腺增生病与月经是否规律、是否有痛经、性生活频次有关。

在乳腺增生病的发病机制上，比较公认的是内分泌失调机制。西医学提出下丘脑-垂体-卵巢轴（HPOA）为女性的性腺轴，三者相互影响并相互制约，下丘脑调节垂体的活动，卵巢受垂体分泌的促性腺激素调控，而卵巢产生的激素又可影响下丘脑和垂体的功能，三者若出现紊乱、失调，则会对乳房正常的生长发育及生理功能造成影响。

（一）雌孕激素比例失调

研究表明，人体内分泌紊乱可致乳腺小叶及乳腺导管上皮细胞增生，出现乳腺导管扩张、延长或囊性改变等病理变化。乳腺增生病患者在卵泡期和月经前期的雌激素水平较正常女性有显著性增高，雌激素分泌过高，可导致长期持续受到刺激的乳腺组织上皮细胞及间质细胞异常增生，且会增加结缔组织的水钠潴留，造成小叶间质水肿，使得神经末梢受到压迫和刺激，从而产生乳房疼痛，更会使得正常乳腺的增殖、退化与复旧功能不全。徐彩萍等选取35例乳腺增生病患者和50名正常女性进行对照，分别在治疗前和治疗后抽取黄体期静脉血来检测雌二醇水平，结果显示，治疗前乳腺增生病患者雌二醇水平显著高于正常女性，经过中医治疗后，患者肿块消失且症状缓解，雌二醇水平也下降至正常水平。

孕激素可对抗雌激素的增生效应，促使腺泡发育和上皮分化，同时还可通过拮抗醛固酮作用于远端肾小管，加速水钠排泄，缓解组织间水肿。部分研究显示乳腺增生病患者孕酮的分泌过早出现在排卵期前，而整个黄体期的孕酮含量则比健康女性低，提示低孕酮水平会失去对雌激素的正常调节作用，从而导致乳腺增生病。马秀芬等将737例患者随机分成纯中药组、纯孕激素组及混合组接受治疗，结果显示混合组总有效率为97.96%，对比纯中药组及纯孕激素组有显著性差异（$P < 0.005$），因此作者认为中药联合孕激素治疗可以调整失衡的女性激素。

（二）催乳素升高

催乳素可与乳腺上皮细胞的催乳素受体结合在一起，并产生一系列的反应，从而影响乳腺组织的增生，刺激腺泡的发育，并促进乳汁的生成、分泌。血中催乳素如异常升高，可导致乳腺组织过度增生。有研究资料显示，乳腺增生病患者催乳素水平较正常人群为高，可能是因为患者长期处于慢性紧张的心理状态，阿片能张力增高，使得神经传递介质环境改变，导致催乳素的分泌增高。异常增高的催乳素除了可与乳腺上皮细胞表面受体进行结合之外，还可直接进入细胞内发挥作用，并可通过影响促性腺激素进而导致多种内分泌激素出现紊乱，从而引起乳腺病理性变化。刘轩等测定了90例乳腺增生病患者黄体期的多项激素水平，发现患者血中催乳素明显升高，而睾酮降低，同时黄体生成素、卵泡刺激素、雌二醇以及孕酮也都出现不同程度的紊乱。

（三）促性腺激素的影响

垂体前叶是人体内最重要的内分泌腺，其所分泌的促性腺激素包括卵泡刺激素、黄体生成素对乳腺的发育有很大影响。卵泡刺激素或黄体生成素分泌减少可导致性腺功能衰竭。血中卵泡刺激素减少，则卵泡细胞不能黄体化，从而降低孕酮对雌二醇的反馈调节，相关的生长因子也不能刺激颗粒细胞分化发育和分泌睾酮，导致血中雌二醇和睾酮比例发生改变。研究发现，乳腺增生病患者大多伴有低黄体生成素水平，且呈周期性节律紊乱状态，故有学者认为促性腺激素的紊乱最终导致了乳腺组织的增生。

（四）雄激素的影响

雄激素在乳腺发育、增生的过程中也起着一定作用。雄激素可经芳香化酶催化而转化为雌激素，同时雄激素通过调节结合蛋白的合成及释放与芳香化酶竞争性结合，导致体内的游离雌激素绝对或相对升高，从而促使乳腺增生。有报道称治疗前列腺增生的药物非那雄胺可致男性乳腺增生病，其原因可能是由于非那雄胺的作用机制为抑制睾酮转化为二氢睾酮，在芳香化酶作用下，生成的雌激素增多，从而引起男性乳腺增生病。

（五）甲状腺激素的影响

甲状腺激素受体可通过抑制细胞周期蛋白表达水平，调节乳腺上皮细胞的增殖。甲状腺激素分泌不足可造成人体基础代谢低下，从而对乳腺发育产生影响。神经功能紊乱可造成甲状腺激素分泌增多，从而促使乳腺上皮细胞增生。甲状腺功能亢进（甲亢）时，血清中甲状腺激素水平会升高，使血浆中性激素-结合球蛋白的浓度增高，结合的雄激素浓度也增高，从而使雌激素与睾酮的比例升高，导致乳腺增生病。卢桂南报道，2例甲亢并男性乳腺增生病的患者经过碘治疗后甲状腺功能恢复正常，同时乳腺肿块也消失了，可见甲状腺激素对乳腺亦有一定影响。

（六）其他影响乳腺增生病的机制

研究表明，乳腺增生病模型大鼠胞外信号调节激酶（ERK）蛋白表达水平较正常组显著增高，提示乳腺增生病的发生可能与ERK信号转导的异常有关。龚东方等研究了针刺对于乳腺增生病模型大鼠对信号转导的干预作用，结果发现针刺组ERK蛋白表达水平明显低于模型组（$P<0.01$），提示针刺可能通过ERK通路下调雌激素水平，抑制乳腺组织细胞的增殖分化以及血管扩张等。

研究还发现，乳腺增生病患者在免疫功能上也有所失调。这可能与参与机体免疫调节的细胞因子有关，这些细胞因子包括白细胞介素-2（IL-2）、肿瘤坏死因子-α（TNF-α）等。TNF-α具有抗肿瘤、抗感染和抗病毒的作用，研究表明，血清中的雌二醇水平与TNF-α含量呈负关联，IL-2则对神经内分泌活动起调节作用，能干扰乳腺增生病向乳腺癌的发展。

此外，乳腺增生病患者体内存在着特定血管内皮生长因子（VEGF），其被激活后可促进局部乳腺组织的血管内皮细胞异常分裂，从而造成乳腺增生病。还有研究提出，一些特异性基因，如Bim-1基因、miR-138基因、CK基因、p53基因等，可能对乳腺增生病的形成起到一定作用。

三、中医病因病机

中医认为乳腺增生病多由情志失调、饮食劳倦内伤所引起。若七情郁结，郁而伤肝，致肝气郁滞，蕴结于乳房络脉，致使乳络闭塞不通，轻则痛，重则气血运行失畅，痰凝血瘀，结聚成块，发为本病。

（一）肝郁气滞

肝属木而性喜条达，主疏泄，宜升发。若情志不遂，肝木失于条达，肝体失于柔和，以致肝气横逆、郁结，则呈现出种种病变，如胸胁胀痛、胸闷不舒甚或恶心呕吐，肝气阻滞于乳房则乳络阻塞不通，可致乳房疼痛。陈实功在《外科正宗》中指出："……其核随喜怒消长，多由思虑伤脾，怒恼伤肝，郁结而成也。"高秉钧在《疡科心得集》中提出"乳癖为肝气不舒，郁结而成"，又云"乳中有核，何以不责阳明而责肝？以阳明胃土最畏肝木，肝气有所不舒，胃见木之郁，惟恐来克，伏而不扬，气不敢舒，肝气不舒，而肿硬之形成"，认为乳癖应从肝治，病属肝木克土，不必治胃，治肝则肿可自消。

（二）痰凝血瘀

脾胃乃后天之本，气血生化之源，水湿运化之枢纽。脾胃虚弱，过食肥甘厚腻，致使脾胃受伤，或肝郁日久化热，炼液为痰，痰瘀互结，经络阻塞，结滞乳中，则发为本病。又或郁怒伤肝，肝木克脾土，脾虚故运化无力，蕴湿成痰，痰阻气机，郁滞于乳络而成块。《医学入门》指出："饮食浓味，忿怒忧郁，以致胃火上蒸乳房……肝经气滞，乳头窍塞不通，致令结核不散。"《医学纲目》曰："乳硬病多因厚味湿热之痰，停蓄膈间，与滞乳相搏而成。"总之，气滞、水湿运化失常、热灼津液均可导致痰的产生，痰凝气阻于乳络则发为乳癖。

（三）肝肾不足、冲任失调

肾为先天之本，全身元气之根，肾藏精，精气化生天癸，调节冲任。冲脉及任脉皆起于胞宫，而连于乳房。妇女之经、孕、产、乳皆可损伤精血，或后天失养、房室不节、劳力过度导致肾元亏损，继而天癸不充，冲任失调，气血津液运化升降失司，致使痰浊内生，结于乳房发为本病。陈实功曰："癖痞皆缘内伤过度，气血横逆结聚而生。"《圣济总录》曰："妇人以冲任为本，若失于将理，冲任不和，阳明经热，或为风邪所客，则气壅不散，结聚乳间，或硬或肿，疼痛有核。"余景和在《外证医案汇编》中亦曰："乳中结核，虽云肝病，其本在肾。"冲脉、任脉、督脉均起于肾，所谓一源三歧，而冲、任二脉与女子经、带、胎、产密不可分，古人又有肝肾同源之说，故肝肾之亏虚、冲任之失调实与乳癖密切相关。然而，肝肾不足说与冲任失调说仍有区别，肝肾不足重在脏腑，冲任失调重在经络；脏腑病变，药之可也，经络病变，则应予针灸、膏摩、导引等。

四、西医治疗

在临床上，针对乳腺增生病患者出现的乳房疼痛和乳腺肿物，一般采取对症治疗。对于乳房疼痛症状持续较久影响生活和工作的患者，多予以适当的药物干预；对乳房有囊肿和实性肿物的患者，可考虑外科手术治疗。

（一）药物治疗

（1）应用抗雌激素类药物，如他莫昔芬、托瑞米芬。抗雌激素药物的作用机制是竞争性地与乳腺细胞内的雌激素受体结合，以避免高水平雌激素促进乳腺细胞的分化与增殖。服用他莫昔芬及托瑞米芬有增加子宫内膜癌风险等副作用，且服药时间及获益还不明确，因此临床难以广泛应用。

（2）应用孕激素类药物，如孕酮与普美孕酮。普美孕酮对孕酮受体的亲和力比孕酮更强，特异性更强。该类药能通过抑制乳腺组织中酶的活性降低雌二醇水平，又可补充孕激素水平，避免因孕激素不足导致乳腺增生病。马仁卓治疗育龄期女性乳腺增生病，将患者随机分为口服低剂量甲羟孕酮组与口服三苯氧胺组，结果提示口服低剂量甲羟孕酮组止痛效果明显优于口服三苯氧胺组，总有效率为99.06%。但服用孕酮存在增加内分泌紊乱风险等副作用。

（3）应用雄激素类药物，如丹那唑、甲睾酮。雄激素类药物可抑制卵巢类固醇的产生，而使体内雌激素水平下降，以降低雌激素对乳腺组织的刺激，从而改善乳腺增生病的症状。陈美琴以甲睾酮配合中药治疗122例乳腺增生病患者，取得较好疗效。但该类药物的副作用颇大，长期大量使用可致月经失调、痤疮、体重增加、多毛等，只有在病情较为严重且顽固时，才可考虑应用。

（4）应用多巴胺受体激动剂。最常用的多巴胺受体激动剂为溴隐亭，其可作用于乳腺的多巴胺受体，通过影响神经内分泌活动，发挥拮抗催乳素分泌的作用，因此更适合催乳素增高而伴有乳头溢液的乳腺增生病患者。

（5）应用维生素类药物。其主要作用机制是通过诱导垂体前叶分泌促性腺激素，进而调节性腺功能；另外，该类药物还可抑制透明质酸酶的活性，使毛细血管壁的脆性及通透性降低，减少渗出，保护乳腺组织上皮细胞。维生素E还有营养细胞，抑制组织纤维化、退行性变的功能。该类药物还具有价格低廉、副作用少的优点。朱昭远使用他莫昔芬联合维生素E治疗乳腺增生病患者868例，结果显效的达70.00%，好转的有17.50%，总有效率为87.50%。骆效黎、林艇均报道，联合维生素E、维生素B_6治疗乳腺增生病可收到更为显著的疗效。

（6）小剂量碘剂治疗。在小剂量碘剂的刺激下，垂体前叶可产生黄体生成素，促使卵巢滤泡黄体化，从而降低雌激素水平。小剂量碘剂还具有缓解疼痛、软坚散结的功效。史振玉等用他莫昔芬联合碘化钾治疗了94例乳腺增生病患者，有效率为95.74%。令兴国使用逍遥丸加碘化钾口服液治疗乳腺增生120例，也取得一定效果。但该类药物的弊端是治疗效果短暂，停药后大多会出现反跳的现象。该类药物对甲状腺功能也有一定的影响，有相关基础疾病的患者禁用。

纵观文献，内分泌药物治疗乳腺增生多联合中药或中成药，相较于单药疗效更加显著；联合维生素、小剂量碘剂辅助治疗，也具有一定的疗效。

（二）手术治疗

乳腺增生病患者经过药物以及其他方法治疗，大多都能得到缓解，但也有少数需行手术治疗，以避免误诊漏诊，防范恶变的发生。

一般认为，乳腺增生病患者以下几种情况可考虑手术。其一，肿块局限，或肿块较大，质地偏硬，活动性较差，经药物或者其他方法治疗仍不消失；或者年龄在35岁以上，不能完全排除癌前病变，可选择手术切除，并送病理活检。其二，乳腺增生病伴有较大囊肿，经穿刺抽液等治疗仍出现病情反复，应考虑行囊肿切除术。其三，乳腺增生病伴有多个结节，且分散在多个象限，可先进行单个切取，若病理活检为一般增生，可不手术，但应密切观察；若病理结果为非典型增生或上皮细胞活跃，患者年龄在45岁以上，或有乳腺癌家族史等高危因素，可考虑行乳房区段切除术或者单纯乳房切除术。另外，心理负担重的乳腺增生病患者也可考虑进行手术治疗。孙宁东等报道，在1996—2009年间收治的13例乳腺增生病患者，因极度担心发生乳腺癌且心理疏导无效，故对其中3例行双侧乳房切除术，10例行单侧乳房切除术，收到满意的治疗效果。

（三）其他治疗方法

近年来，多种物理治疗方法逐渐广泛应用于临床，如低中频治疗、红外线治疗、激光治疗、电围针治疗、热疗、磁疗、微波治疗、光电离子治疗、离子导入等，这些物理治疗方法具有简便、有效、副作用少的优点，可使机械能、电磁能、热能的作用更适合乳腺的生理代谢，在临床上得到不同程度的运用，也取得了较为明显的效果。另有研究报道，进行乳管镜冲洗在检查乳腺的同时也可以达到治疗乳痛症的目的。

五、中医药治疗

一直以来，乳腺增生病在辨证分型上存在较多争议，不少医家基于各自的临床经验，运用脏腑辨证、气血津液辨证、经络辨证等对乳腺增生病进行辨证。

1994年中华人民共和国中医药行业标准《中医病证诊断疗效标准》及全国高

等中医院校现行教材《中医外科学》将本病分为肝郁痰凝及冲任失调两个证型。肝郁痰凝型治以疏肝解郁、化痰散结，方用逍遥蒌贝散；冲任失调型治以调摄冲任，方用二仙汤合四物汤。2002年中华中医外科学会乳腺病专业委员会第八次会议中通过的乳腺增生病中医辨证分型标准，将本病分为三型：肝郁气滞型，痰瘀互结型，冲任失调型。全国名中医、乳腺病专家林毅同样将乳腺增生病分为此三型，其中治疗肝郁气滞型用柴胡疏肝散加减以疏肝理气、散结止痛，治疗痰瘀互结型用血府逐瘀汤合逍遥蒌贝散加减以活血化瘀、化痰散结，治疗冲任失调型用二仙汤加减以温阳补肾或滋阴助肾。

刘晓雁等分析了537篇涉及乳腺增生病分型的文献，总结出乳腺增生病主要有肝郁气滞、冲任失调、痰凝血瘀、血虚气虚、肝郁脾虚、阳虚寒凝、肝郁化火、肝肾阴虚、脾肾阳虚等证型，并提出相应治法，包括疏肝理气、调摄冲任、温补脾肾、补益气血、化痰散结、活血化瘀、清热解毒等。杜玉堂认为乳腺增生病与肝肾二脏最为相关，建议将本病分为肝郁型和肾虚型，其中经前以肝郁型为多，治疗上应注重疏肝理气，兼活血化瘀、软坚散结。经后以肾虚型为多，治疗上应注重补肾温阳、阴中求阳，酌情加补益气血、活血化瘀之药。近代名医李道州将本病分为肝气郁结、肝郁脾虚、冲任失调、气血痰凝等四型。其中肝气郁结证方用清肝解郁汤以清肝解郁；肝郁脾虚证治以疏肝养血、化痰健脾，方拟柴胡白芍逍遥散；冲任失调证治以疏肝解郁、健脾养血、调理冲任，方用逍遥散；气血痰凝证以疏肝解郁、通经导滞、化痰散结为治则，方用仙方活命饮。阙华发等将乳腺增生病分为六型，分别为肝气郁结、肝郁化火、气滞血瘀、痰瘀交阻、冲任失调、气虚两虚，分别治以疏肝解郁、理气止痛，清肝泻火，活血化瘀，化痰软坚，补肾温阳、调摄冲任，益气养血健脾等，方可据辨证选取逍遥散合加味金铃子散或丹栀逍遥散、桃红四物汤、二仙汤、蒌贝散、消瘰丸、八珍汤加减等。

近年来，中成药在临床上的应用也相当广泛，治疗乳腺增生病常见的中成药包括小金丸、逍遥丸、乳癖消、乳癖散结片等，且有多种剂型可供选择，对比中药汤剂具有服用方便的优点，更易为患者接受。除了中医内治法，中医外治法治疗乳癖也有显著的效果，包括针灸、拔罐、推拿、艾灸、刮痧、穴位敷贴、耳穴压豆等治疗方法，在临床上发挥了重要作用。

第二节　乳腺增生病与月相相关性研究

每个月随着月亮在天空中自西向东的移动，它的形状也在不断地变化着。这就是月亮位相圆缺变化，叫作月相。人体生理与月廓盈亏的关系，早在《黄帝内经》中就有明确的论述。《素问·八正神明论》曰："月始生，则血气始精，卫气始行；月廓满，则血气实，肌肉坚；月廓空，则肌肉减，经络虚，卫气去，形独居。"说明人体气血随着月廓的盈亏，由虚而实，再由实而虚，呈阴阳消长变化。美国学者A．波尔兹曾归纳指出，几乎每一种海生动物都以某种方式对月亮的变化或月球引力的变化作出反应，海滩上的生命也受着日、月的双重控制。另有一些资料表明陆地上的生物同样有着类似现象，生物的新陈代谢速率都有着与月亮变化相应的节律变化。研究表明，乳腺增生病（HMG）与月相也存在一定相关性。

一、研究方法

（一）研究对象

研究纳入的308例病例均为2010年3月至2011年3月在广州中医药大学第一附属医院乳腺科门诊就诊的患者。

1. 纳入标准

（1）18～55岁月经周期规律的女性。

（2）符合乳腺增生病诊断标准者。

（3）入组前3个月未经药物治疗、理疗敷贴及心理治疗者。

2. 排除标准

（1）属于生理性乳房疼痛者。

（2）孕妇、哺乳期妇女。

（3）合并乳房良恶性肿瘤及炎症者。

（4）既往或近3个月月经周期紊乱者。

（5）处于围绝经期及已绝经的患者。

（6）有明显的全身性疾患或精神疾病的患者。

3. 中止试验标准

在试验期间，如有超过20%的患者提出本试验所采取的调研方法及方式违背伦理道德及调研花费超过预算，则中止试验。

4. **剔除标准**

对于已被选入本次临床试验，但发病情况记录不全者，视为剔除病例。

5. **诊断标准**

（1）所有病例的诊断符合《实用临床乳腺病学》及2002年中华中医外科学会乳腺病专业委员会第八次会议通过的诊断标准。

主要症状与体征：①乳房疼痛。乳房有不同程度的胀痛、刺痛或隐痛，可放射至腋下、肩背部，与月经、情绪变化有相关性，连续3个月或间断疼痛3～6个月不缓解。②乳房肿块。单侧或双侧乳房发生单个或多个大小不等、形态多样的肿块，肿块分散于整个乳房，与周围组织界限不清，与皮肤或深部组织不粘连，推之可动，可有触痛，并随情绪及月经周期的变化而消长。

次要症状：乳头溢液及乳房瘙痒。有5%～15%的囊性增生患者出现单侧或双侧乳头溢液，多呈被动性，一般为黄色、棕色、乳白色、浆液性或清水样。部分患者有乳房瘙痒。

（2）辅助检查。包括钼靶X线摄片、B超、乳腺纤维导管镜、穿刺细胞学或组织学检查、近红外线扫描。

（3）乳房疼痛分级标准。

0级：无触压痛，无自发痛。

1级：有触压痛，无自发痛。

2级：有自发痛，以经前为主，呈阵发性。

3级：有自发痛，呈持续性，不影响生活。

4级：有自发痛，呈持续性，放射至腋下、肩背部，影响生活。

（4）乳房肿块分级标准。

硬度分级：

1级：质软如正常腺体。

2级：质韧如鼻尖。

3级：质硬如额。

范围分级：

1级：局限于1～2个乳房象限。

2级：分布于3～4个乳房象限。

3级：分布于5～6个乳房象限。

4级：分布于7～8个乳房象限。

大小分级（最大肿块直径）：

1级：最大径≤2cm。

2级：最大径为2.1～5cm。

3级：最大径＞5cm。

（5）中医辨证标准。根据中国中医药出版社2007年7月出版的第2版《中医外科学》、人民卫生出版社2002年8月出版的第2版《中医诊断学》以及国家中医药管理局颁布的《中医病证诊断疗效标准》进行辨证。

肝郁痰凝证：

主证：①乳房胀痛、窜痛；②乳房疼痛和/或肿块与月经、情绪变化相关；③烦躁易怒；④两胁胀满。

次证：①肿块呈单一片状，质软，触痛明显；②患者为青年女性；③月经失调，或痛经；④舌质淡红，苔薄白或薄黄或白腻，脉弦或滑或弦滑。

诊断标准：具有3项主证，或2项主证+2项次证。

冲任失调证：

主证：①乳房疼痛症状较轻，或无疼痛；②腰膝酸软或伴足跟疼痛；③月经周期紊乱，量少或行经天数短暂或淋漓不尽，或闭经。

次证：①患者为中年以上女性；②头晕耳鸣；③舌质淡，舌苔薄白，脉细。

诊断标准：具有2项主证+2项次证。

（二）临床研究方法

1. 操作步骤

（1）根据纳入标准及排除标准纳入合格病例。

（2）根据患者临床症状、体征、辅助检查情况及中医辨证分型，填写HMG发病情况表。

（3）统计各月相下HMG临床症状体征出现频率及各中医证型发病人数，对HMG发病情况及中医证型与月相变化做相关性分析。

2. 统计方法

应用SPSS 17.0统计软件进行分析，以$P<0.05$作为差异有统计学意义的检验标准；各月相段HMG症状体征出现频率差异和中医证型发病人数差异的比较

用卡方检验，HMG发病情况及中医证型与月相变化的相关性统计采用线性回归分析。

二、研究结果

1. 临床症状体征与月相变化的相关性

乳房疼痛、乳房肿块出现频率与月相变化呈直线负相关，相关系数分别为 $0.48 \sim 0.65$（P值均 < 0.05），说明此类症状出现频率在上半月随月相的推移减少，在下半月随月相的推移增加。

2. 中医证型与月相变化的相关性

HMG中肝郁痰凝证发病人数与月相变化无直线相关性（$P > 0.05$）；冲任失调证发病人数与月相变化呈直线负相关（$P < 0.05$），相关系数 $r = -0.74$，说明冲任失调证发病人数在上半月随月相的推移增长，下半月随月相的推移减少。

三、讨论

祖国医学认为，人与自然相统一，环境变化与人体的生理、病理以及疾病的发生、发展息息相关。《灵枢·岁露》指出"人与天地相应也，与日月相应也"，月相变化对人体生理病理及疾病变化的影响也是如此。近年来，关于月相节律对人体生命时间结构影响的研究越来越多，且涉及范围越来越广，现代研究和祖国医学关于月相对人体影响的理论可在一定程度上解释人体生理功能、病理变化，还可作为指导临床诊断和治疗的依据之一。

（一）HMG发病人群年龄分布

HMG是女性最常见的乳房疾病，集中发病年龄为20~50岁，本研究收集的20~50岁患者共248例，占总患者数的80.5%，与临床相关报道的数据相当，具有一定代表性。

（二）HMG临床表现及中医证型分布与月相变化的相关性

《素问·八正神明论》云："月始生，则血气始精，卫气始行；月廓满，则血气实，肌肉坚；月廓空，则肌肉减，经络虚，卫气去，形独居。"故人之气血随月相变化存在"朔（气血始生）→上弦（气血渐长）→望（气实血满）→下弦（气消血减）→晦（气虚血弱）"的周期性变化。

根据上述理论，实证在望日（月圆）气实血满之际发病增多，在朔日、晦日气血相对虚弱之时发病减少，虚证则正好相反。即实证发病当随月圆程度的增加而增加，越接近望日发病率越高，而越接近朔日及晦日发病率越低；虚证发病当随月圆程度的增加而减少，即越接近望日发病率越低，而越接近朔日及晦日则越高。

本研究结果显示：①乳房疼痛、乳房肿块症状体征出现频率及冲任失调证发病人数在"下弦→晦→朔→上弦"月相段多于"上弦→望→下弦"月相段；②肝郁痰凝证发病人数与月相变化无直线相关性；③乳房疼痛、乳房肿块症状体征出现频率及冲任失调证发病人数均与月相变化呈直线负相关，其中相关性最好的是冲任失调证发病人数。①和③结果所表明的现象一致。冲任失调证属虚证，其发病人数当随月圆程度的增加而减少，即越接近望日发病率越低，越接近朔日及晦日则越高。而HMG临床表现与中医证型有密切关系，鉴于肝郁痰凝证发病人数与月相变化无直线相关性，乳房疼痛、乳房肿块症状体征出现频率与月相变化呈直线负相关也考虑与冲任失调证表现的直线负相关有关。

现代科学研究显示，当朔日、晦日和望日时，日、月、地同处于一条直线上，此时月球离地球近，故天体的引潮力最大，根据泊肃叶定律可知，此时HMG的发病应最多；而在上、下弦月时，日、月、地三者构成90°角，引潮力最小，故此时段HMG发病应最少。本研究结果在一定程度上符合现代科学理论规律。

综上所述，HMG的临床表现频率在上半月随月相的推移而减少，在下半月随月相的推移而增加，体现在个体上则上半月随月相的推移而症状体征减轻，下半月随月相的推移而症状体征加重。但本研究的相关性结果在临床上的指导意义只体现在冲任失调证方面。

（三）肝郁痰凝证发病人数与月相变化的相关性

根据《黄帝内经》中关于气血随月相变化而消长的理论，实证发病率当随月圆程度的增加而增加，即越接近望日发病率越高，而越接近朔日及晦日发病率越低；在本研究中，肝郁痰凝证的发病无此明显规律，发病人数与月圆程度无直线相关性，出现此结果考虑主要有如下原因。

一方面，肝郁痰凝证发病患者群体跨越多个年龄段，即青年、中年和老年均有相当人数分布，而不同年龄段的女性气血变化情况不同，在外界环境影响下机体反应的程度也不同，故在这个证型中无法看出其与月相的相关性。

另一方面，临床上肝郁痰凝证发病所受影响因素较多，除五脏阴阳气血平衡失调因素外，还受情志等因素的影响，而本研究纳入的样本量可能不足以排除这些因素造成的偏倚；相比之下，冲任失调证在发病上所受影响因素较肝郁痰凝证少，所以可控性更好。

中医理论认为，五脏无实，六腑无虚。女子以血为用，以肝为先天。肝体阴而用阳，肝主疏泄的功能基于肝血之濡养，并有赖于肾气的温煦滋养，故在肝阴血亏虚、肾气不足的基础上，肝失疏泄，肝郁不舒，滞而停湿化痰所致的虚实夹杂之肝郁痰凝证较为常见，且痰湿实邪本是缓慢形成的病理产物，在病情发展过程中很难短时间内（如一两个月相变化时段）有本质性的变化，故《黄帝内经》中的气血随月相变化消长的理论在该证型的发病规律上不完全适用。

《周易三极图贯》云："初一日一阳初明，其象阳生，于时为春，于五行属木，于两仪属少阴，于卦为震；至初八日后，阳升即为兑；十五日交望，其象阳满，于时为夏，于五行属火，于两仪属老阳，于卦为乾；十六初亏，其象阴生，于时为秋，于五行属金，于两仪属少阳，于卦为翼；至二十三日后，阴升即为艮；三十同全亏，其象阴满，于时为冬，于五行属水，于两仪属老阴，于卦为坤。"

从以上可以看出，从"朔→晦"存在着从"木→火→（土）→金→水"的相生关系，即从"朔→上弦"月相段五行属木，肝象木，肝气适发不发则病郁，故肝病多于此月相段发病；继而从"上弦→望"五行属火，主心病，肝病多已生化，故肝病减少；时至"望→下弦"，五行属金，其气克木，肝病亦少；而"下弦→晦"五行属水，为生木之象，故肝病随之渐化而增多。

在本研究中肝郁痰凝证发病人数在"朔→上弦"月相段最多，以周易月相五行生化理论观之，在五行属木的"朔→上弦"月相段肝之病当发病最多，本研究结果与该理论在此方面相符合。

（四）HMG发病与月相变化相关性的临床指导意义

HMG年轻女性患者以实证发病为主，多见于肝郁痰凝证，或夹瘀，或伴气滞，或兼脾虚，中医治疗以疏肝解郁、化痰散结为主，佐以补气、健脾、行气、化瘀等；HMG虚证以中老年女性多见，以冲任失调证为主，或见肝肾亏虚，或夹瘀，治法上以调补冲任为主，兼补益肝肾、活血化瘀等。

《素问·八正神明论》提出了"月生无泻，月满无补，月廓空无治"的治疗原则。在月始生阶段，气始生，人体正气处于相对较弱的状态，人体防御能力和调节能力低下，对于致病邪气无力斗争，即会产生虚的证候。故治疗应选用补法固本，以助人体正气祛邪，慎用泻法；月廓满阶段，正气充盛，血始长，人体生理机能处于旺盛阶段，此时病多实证，故治法上应以泻法为主，慎用补法；而在月廓空时"肌肉减，经络虚，卫气去，形独居"，月黑无光，此时气血内潜归脏，白天阳气渐弱，夜晚阴气渐虚，卫气去，形独居，适遇邪犯，祛邪则恐伤正，补虚又虑留邪，故"月廓空无治"。

曾有研究表明，有出血倾向的患者，实证者月圆时相对易于出血，且出血量往往多于月偏时，而虚证者月偏时出血量往往多于月圆时。因此根据这些患者的证候虚实择时用药，可维持足够的药物浓度，从而控制其发生出血的次数或相对减少其出血量。

根据本研究冲任失调证与月相变化相关性的结果，对临床用药可做如下考虑：在辨证用药的基础上，对于冲任失调的患者在上半月可随月相的推移而逐渐减小治疗力度，而下半月可随月相的推移而逐渐增加治疗力度。

在近期的相关研究中，有观点认为月亮光照控制着动物的月节律周期。月之盈亏反映了日光对地球光照的影响情况，而光照期和光照度对生物节律的调节作用已为现代生物学所证明。光线可能通过对松果体分泌功能的调节作用于人体，而产生周月节律。还有观点认为生物节律是生物体内自发振动频率的表现，这种内源性节律是生物进化发展的结果。生物在进化过程中，环境、时间在生物体内所引起的节律性变化，可能引起直接的基因型遗传，也可能间接地通过遗传变异的选择而遗传下去。另一种观点认为，人体月节律的形成，是人体自身机能调节适应的结果，与下丘脑、垂体、性腺系统、松果体等的整体性生理活动有关。还有观点认为月亮运动能引起地球磁场强度的周期性变化，望日时地磁强度明显大于朔日时，从而影响生命电磁场的变化，产生周月节律。凡此种种，人体的这种节律现象其实是所有生物体有关的物理现象和化学现象的总和，并非某一单一的因素所致，HMG发病情况亦如此。在HMG的临床诊治工作中，在遵循其发病的一般规律基础上，还可结合其与月相变化相关性的规律来综合论治，从而达到桴鼓相应的疗效。

第三节　"肝生于左"理论在乳腺增生病防治中的应用

"肝生于左"出自《素问·刺禁论》："肝生于左，肺藏于右，心部于表，肾治于里，脾为之使，胃为之市。"此处指出肝气的运动是向上的，即升发；而肺气的运动是向下的，即下降。《脉经》谓："左手关上候肝胆。"《诸病源候论》说："肝象木，旺于春；其脉弦……肝部，左手关上是也。"历代医家多认为左关脉应于肝，为诊候肝胆功能的关键部位。后世亦把左关见病理脉象作为诊断肝病的重要指征。"肝生于左"是对肝脏功能的高度概括，也是对肝脏病理表现的具体描述。古代医家在诊治疾病时亦常把身体左侧病变归于肝，因此有必要基于"肝生于左"理论探究其在乳腺增生病防治中的应用。

一、研究方法

（一）病例来源

全部155例患者均来自2011年7月至2012年4月在广州中医药大学第一附属医院乳腺科门诊就诊的患者。

（二）标准制定

1. 纳入标准

（1）18～55岁的女性。

（2）符合乳腺增生病中、西医诊断标准的患者。

（3）入组前3个月内未曾接受过乳腺增生病相关治疗的患者。

2. 排除标准

（1）有明显的全身性疾患或精神疾病的患者。

（2）孕妇、哺乳期妇女。

（3）合并有乳房良恶性肿瘤者。

3. 诊断标准

（1）西医诊断及分级标准。所有病例的诊断符合《实用临床乳腺病学》及2002年中华中医外科学会乳腺病专业委员会第八次会议通过的诊断标准。

（2）乳腺增生病的中医诊断标准。乳腺增生病属于中医学"乳癖"范畴，根据中国中医药出版社2007年7月出版的第2版《中医外科学》、人民卫生出版社2002年8月出版的第2版《中医诊断学》确定中医诊断。

（3）诊断要点：①临床上有一侧或两侧乳房出现单个或多个肿块，多数伴有周期性乳房疼痛，且多与情绪及月经周期有明显关系，一般月经来潮前一周左右症状加重，行经后肿块及疼痛明显减轻，且连续3个月不能自行缓解。②排除生理性乳房疼痛，如经前轻度乳房胀痛、青春期乳痛及仅有乳痛而无肿块的乳痛症。③临床体检乳房内可触及单个或多个大小不等的不规则结节，质韧，多位于外上象限，结节与周围组织无粘连，可被推动，常有轻度触痛，腋下淋巴结不大。④利用钼靶X线或干板X线摄影、乳腺B超、热象图等辅助检测手段，必要时行肿块针吸细胞学检查及局部活组织病理检查，排除乳腺癌、乳腺纤维腺瘤等其他良恶性乳腺疾病。

4. 发病偏向性的判断标准

根据乳房疼痛及肿块分级的分值确定发病偏向性的判断标准，总分为15～60分，最高分与最低分的差值为45分。如同一HMG患者左侧与右侧乳房的症状体征总分值相差≥20%，即同一HMG患者左侧与右侧乳房的症状体征总分值相差≥9分，则判断为症状体征具有偏向性（偏左或偏右），否则视为无偏向性（双侧）。

5. 肝病的诊断标准

（1）肝病的临床表现。根据中国中医药出版社2002年8月出版的《中医基础理论》及上海科学技术出版社2006年8月出版的第2版《中医诊断学》采集患者的临床表现，按其主证及次证在临证中对患者证型判断的权重，每项主证评为2分，每项次证评为1分，主证及次证分数相加作为患者的肝病得分，用于判断是否符合肝病诊断的评分标准。

主证：①胸胁、乳房胀满和/或疼痛；②头晕和/或头痛；③月经失调和/或痛经；④脉弦。

次证：①易怒；②易惊；③耳鸣；④耳聋；⑤目赤；⑥眼睛干涩；⑦口苦；⑧手足痉挛（麻木、抽搐或活动不利）。

（2）肝病诊断的评分标准：①具有肝病的3项主证，或2项主证+2项以上次证；②肝病的总分≥6分。同时符合①及②的HMG患者诊断为肝病。

（三）技术路线

门诊就诊患者→专科临床检查及辅助检查→纳入合格病例→填写乳腺增生病发病情况表→统计分析乳腺增生病发病部位偏向性→对乳腺增生病发病具有偏向性者与肝病的相关性进行分析→得出结论。

（四）统计方法

应用SPSS 17.0统计软件包建立数据库，并进行数据的统计分析。计量资料以均数±标准差表示，数据比较采用K个独立样本的t检验，计数资料采用卡方检验（$\alpha = 0.05$），以$P < 0.05$作为差异有统计学意义的检验标准。

二、研究结果

（一）HMG症状体征的偏向性

纳入研究的155例HMG患者共310个乳房中，左侧乳房症状体征总分值的均数与右侧乳房相比，差异具有统计学意义（$P<0.05$），说明HMG发病的症状体征在左侧乳房的表现较右侧乳房突出。

（二）HMG患者发病的偏向性

在155例HMG患者中，发病的症状体征具有左侧或右侧偏向性者共90例，其中偏左的患者64例，偏右的患者26例，无偏向性的患者（双侧）共65例，说明发病具有偏向性的HMG患者多于无偏向性的患者，且发病偏向左侧的患者多于右侧。

（三）偏向性HMG患者症状体征的差异

在偏向性HMG患者中，左、右侧乳房的症状体征总分值的均数比较，差异具有统计学意义（$P<0.05$），而在无偏向性（双侧）HMG患者中，左、右侧乳房的症状体征总分值的均数比较，差异无统计学意义（$P>0.05$），说明具有偏向性的HMG患者中，左、右侧乳房的症状体征存在明显差异。

（四）HMG疼痛及肿块的症状体征的偏向性

HMG发病偏向右侧的患者右乳的症状体征总分值的均数与偏向左侧的患者左乳的症状体征总分值的均数比较，差异具有统计学意义（$P<0.05$），说明HMG疼痛及肿块的症状体征在左乳的表现明显比右乳突出。

（五）HMG偏向性与肝病症状表现的相关性

在所有155例HMG患者中，共有92例符合肝病之症状表现，其中偏左侧者49人，偏右侧者13人，无偏向性者（双侧）30人。在上述患者中，偏左侧者与偏右侧者及双侧者相比，差异均具有统计学意义（$P<0.05$）；偏右侧者与双侧者相比，差异无统计学意义（$P=0.820>0.05$）。上述结果说明发病偏左侧者与肝病的症状表现的相关性较偏右侧者及双侧者更强。

三、结论

（一）HMG发病的偏向性

HMG发病的症状体征在左侧乳房的表现较右侧乳房突出，发病具有偏向性的HMG患者多于无偏向性的患者，且发病偏向左侧的患者多于右侧，疼痛及肿块的症状体征在左乳的表现亦更为突出，说明"肝生于左"理论应用在乳腺增生病的发病部位的偏向性中具有一定的临床意义。

（二）HMG发病与"肝生于左"理论的相关性

HMG发病偏向左侧的患者肝病主证、次证及总分分值的均数均较偏向右侧者或双侧者高，提示与HMG发病偏向右侧及无偏向性的患者相比，偏向左侧的患者与肝病的主要症状相关性更强。

以上结论说明"肝生于左"理论在HMG发病中具有现实意义，对于临床症状表现偏向左侧的患者，在预防及治疗时，应更多考虑从肝预防、从肝论治。

四、讨论

祖国医学认为，疾病的发生、发展及变化，与人体脏腑、气血、经络等密切相关。《素问·刺禁论》指出"肝生于左"，该理论被后世医家广泛用于各种发生在身体左侧疾病病因病机的分析与诊治中，并取得满意的效果。通过研究HMG的发病在左、右侧乳房的偏向性差异，以及具有偏向性的HMG患者的症状体征与肝病之间的联系，探讨"肝生于左"理论应用于HMG发病中的意义，可为该理论应用于临床对乳腺增生病进行预防、诊断及治疗打下基础。

（一）"肝生于左"理论应用于HMG发病部位偏向性的意义

"肝生于左"理论源于《素问·刺禁论》："肝生于左，肺藏于右。"其意义是指肝脏推动人体气机从左上升，肺脏则使气机从右下降，人体的气机左升右降，如环无端，协调共济，畅达有序，从而使人体的生命活动稳定有序。肝脏在左升右降的气机运动中，在左升的阶段起着决定性的作用。肝脏的功能正常，人体气机才能左升，气血运行才能顺畅；反之，当遇到情志内伤或跌扑劳倦等，致使肝脏的生理功能失调时，则肝脏推动人体气机从左上升的过程就会受阻。左升不畅，一方面可导致疼痛等一系列临床症状，另一方面也会导致水湿内停，痰浊内生，气滞、血瘀、痰凝等病理现象可进一步致病，尤其是位于机体左侧的脏器受到的影响更为明显。

历代医家多有记载发生在身体左侧的疾病从肝辨治的方法。《张氏医通·面》曰："左半边面及耳热耳鸣，觉从少腹左胁冲上者，属肝火。"说明左半边面及耳鸣耳热，系因肝主疏泄的功能太过，肝火上逆，从左上冲，上攻头面所致，病位在左，而属肝病。《石室秘录·偏治法》曰："病在左者，如两胁胀满，不可左卧者，此病在肝也。"清代张聿青说："历来治验，左甚之病，肝药多效，右甚之病，肺药多效。如其不然，则与治验不符矣。"发病部位在身体左侧者，是因肝病所致，临证治疗时相应使用治肝之药，则疗效甚佳。叶天士也非常重视左侧对肝病的诊断意义，如《临证指南医案·咳嗽》曰："但人身气机，合乎天地自然，肺气从右而降，肝气由左而升，肺病主降曰迟，肝横司升曰速。"据粗略统计，《临证指南医案》涉及左侧病变的医案达60余条，绝大多数从肝辨治。可见"肝生于左"理论被后世医家广泛用于各种发生在身体左侧的疾病的病因病机分析及诊治中，并取得满意的效果。

"肝生于左"理论对乳腺增生病同样适用。乳腺增生病相当于祖国医学中的"乳癖"，临床表现以乳房疼痛及乳房局部肿块为主。中医认为，人体是一个有机的整体，乳房虽然是人体的一个表浅器官，但它正常生理功能的维持有赖于机体脏腑气血经络功能正常的推动。而气血运行通畅与否，与"肝生于左"的功能正常与否密切相关。一方面，"肝生于左"功能正常，气血在左升的过程中运行通畅，则乳房生理功能正常；反之，"肝生于左"功能失常，气血在左升的过程中运行不畅，蕴结于乳房，不通则痛就会引起乳房疼痛，同时导致痰浊内生，或气滞血瘀挟痰凝乳中，使乳中结块，发为乳癖。《外科正宗》曰："乳癖乃乳中结核，形如丸卵，或重坠作痛，或不痛，皮色不变，其核随喜怒消长，多由思虑伤脾，恼怒伤肝，郁结而成。"可见若肝病，则人体气机左升过程障碍，人体脏腑气血经络功能就会紊乱，这是乳癖发生的最根本原因，尤其是左侧乳房受到的影响更为突出。

HMG发病偏向性的研究结果表明，HMG在左、右侧乳房的发病并不是完全均衡的，即HMG发病的症状体征在左侧乳房的表现较右侧乳房突出，发病具有偏向性的HMG患者多于无偏向性的患者，且发病偏向左侧的患者多于右侧，疼痛及肿块的症状体征在左乳的表现亦更为突出。这与历代医家对"肝生于左"理论的临床实践结果不谋而合，说明该理论在乳房疾病的应用中同样具有现实意义。

（二）HMG中"肝生于左"理论与肝病的相关性

《疡医大全·乳痞门论》记载："乳癖乃乳中结核……忧郁伤肝，思虑伤脾，积想在心，所愿不得志者，以致经络痞涩，聚结成核。"中医认为，乳癖产生的病因病机主要是由于情志不遂，郁怒伤肝，肝郁气滞，气血凝结乳络；思虑伤脾，脾失健运，痰湿内生，气滞痰凝瘀血结聚形成肿块；或因冲任失调，使气血瘀滞，或阳虚痰湿内结，经脉阻塞而致乳房结块、疼痛，月经不调。

与乳腺生理病理关系最为密切的脏腑是肝、脾、肾三脏。《外证医案汇编》

曰："乳中结核，虽云肝病，其本在肾。"盖肾为五脏之本，肾主藏精，主生殖，为人体生命之本原；肾精化肾气，肾气分阴阳，肾阴肾阳能滋养、促进、协调全身脏腑之阴阳，从而促进乳腺正常的生理功能。高秉钧在《疡科心得集》中载："乳中有核，何不责阳明而责肝？以阳明胃土最畏肝木，肝气有所不舒，胃见木之郁，惟恐来克，伏而不扬，气不敢舒，肝气不舒，而肿硬之形成。"肝主疏泄，肾精的气化又有赖于肝的疏泄功能调节，才能使生殖之精得以化生。脾主运化，可使人体饮食所生的水谷精微输布全身，促进人体生命活动及精气血津液的化生和充实。脾的运化功能有赖于肝主藏血及疏泄的功能，肝主藏血及疏泄的功能正常，脾才能运化血液，营养周身。若肝失疏泄，木旺乘土，则肝气横克脾土，脾失健运，可导致脾的气机升降失常，气血津液运化失常，积聚成痰浊，痰浊凝结于乳房，乳房就会出现疼痛、肿块，发为乳癖。

与乳腺生理病理关系最为密切的经络是肝经、胃经、肾经及冲任二脉。足少阴肾经，上贯肝膈而与乳联，任主胞胎，胞脉系于肾，冲脉又与肾脉相并而行。肾为先天之本，天癸源于先天，冲脉血海在肾的主导与天癸的作用下由盛而满、由满而溢、由溢而渐虚、由虚而渐复盛。冲为血海，任主胞胎，二脉同起于胞中，循腹而行止胸中，从而调节月经，妊养胞胎。任脉之气上布于膻中，冲脉之气上散于胸中，共司乳房之发育、生长、衰萎。肝主藏血，冲任血海的功能正常，除了需要先天之精濡养以外，更有赖于肝的藏血与疏泄的功能。肝脏藏血功能正常，则冲任二脉血液充盈，可濡养乳络，而使乳房的生理功能得以正常发挥。若肝血亏虚，不能充盈冲任，则可导致冲任失调，气滞血瘀，或阳虚痰湿内结，经脉阻塞而致月经不调，乳房结块、疼痛，发为乳癖。

由此可见，乳腺正常生理功能的维持，有赖于肝脏及肝经的正常运作。肝脏及肝经的生理功能紊乱，可导致人体气血运行障碍，气滞不舒，气血运行失常，蕴结于乳房，乳络经脉阻塞不通，不通则痛而引起乳房疼痛；肝气横逆犯胃，脾失健运，痰浊内生，或冲任失调，导致气滞血瘀挟痰结留聚于乳中，则乳中结块。这是目前中医对乳腺增生病病因病机最常用的辨证思路。

对HMG临床症状的偏向性及与肝病相关性的研究显示：①HMG发病偏向于左侧的患者，症状体征符合肝病特点的人数较偏向右侧的患者及双侧的患者多。②HMG发病偏向左侧的患者肝病的主证、次证及总分分值的均数较偏向右侧的患者及双侧的患者大，提示与HMG发病偏向右侧及无偏向性的患者相比，发病偏向左侧的患者与肝病主要症状的相关性更强。

乳腺的生理病理与肝的关系密不可分，因此，肝的功能失常，可导致乳癖发生，同时也会导致一系列肝病症状的发生。根据"肝生于左"理论可以推出，HMG发病偏向左侧的患者，其临床症状与肝病表现出的症状更为吻合。

人体气机正常左升右降的保持以及气血运行的通畅，有赖于肝脏对气机左升的推动。若情志失调、外伤跌扑导致肝的疏泄失职，则气机左升就会出现阻滞，气机郁滞，不通则痛，发生于乳房则表现为乳房疼痛，或见胸胁胀满、疼痛；气机郁结，不得调达疏泄，则人会出现情志抑郁，易受惊吓；郁久不解，失其柔顺舒畅之性，则可致人急躁易怒；气郁日久，郁而化火，易致肝火上炎，灼伤津液、脉络，而见口苦、目赤等；肝阳上亢，上冲头面，可致面赤、头胀头痛，甚至昏仆等。肝主藏血，若肝失所养，藏血失职，无力推动气血左升，则可导致血瘀经络，血瘀痰凝蕴结于乳房，则发为肿块；气血不能左升，无以上荣头面耳目，可见眩晕、耳鸣耳聋、视物模糊；气血不能濡养筋脉，则可致手足拘挛急迫、抽搐，感觉迟钝、麻木，关节拘急、屈伸不利；肝风内动，可出现眩晕、肢体麻木震颤等。又女子以肝为先天，若肝失疏泄，或肝血亏虚，不能充盈冲任之脉，则可引起月经周期紊乱，造成经期提前或延迟，月经量增多或减少，以及闭经、崩漏、痛经等。这都是由于人体气机在"肝生于左"的过程中出现功能障碍，导致气机左升不畅而引起的一系列肝病症状。

对HMG发病部位的偏向性，以及HMG与肝病临床症状相关性的研究都证明，"肝生于左"理论对乳腺增生病因病机的认识，与目前中医传统辨证方法的认识可以相互补充，相互印证，可以使我们对乳房疾病病因病机的认识更加深入全面，从而为该理论应用于乳腺增生病的预防、诊断及治疗打下基础。

第四节 乳腺增生病从肝论治辨治规律探讨

肝体阴用阳，主动、主升，喜条达而恶抑郁，内寄相火，为风木之脏，容易动风化火，也忌过亢；肝又为藏血之脏，脾土生化气血正常才能维持其调达疏泄之性。肝的疏泄功能正常，方可使全身气血调和，维持人体脏腑功能的正常运作。从经络循行看，多条经脉交汇于乳房，是为"宗经之所"，而与足厥阴肝经、足阳明胃经及冲任二脉的关系尤为密切。乳腺增生病相当于祖国医学的乳癖，其发生与肝的关系密不可分，在辨证论治时，应重点从肝辨治，从调节肝脏以及肝经的生理功能出发。临床上乳腺增生病证型复杂多样，但从目前各种文献来看，未能涵盖所有可能出现的肝系证型，具有一定局限性。因此，从"肝"入手，通过临床调查并结合现代统计学分析，探讨肝系证候在乳腺增生病患者中的分布规律，可为乳腺增生病的临床诊治开拓思路。

一、研究方法

（一）研究对象

全部病例来源于2018年10月至2020年1月就诊于广州中医药大学第一附属医院乳腺科门诊的乳腺增生病患者。

1. 纳入标准

（1）符合西医学乳腺增生病诊断标准的患者。

（2）年龄≥18周岁的女性患者。

（3）近3个月内未进行过任何乳腺增生病治疗的患者。

2. 排除标准

（1）患有或怀疑患有乳腺炎及乳房恶性肿瘤者。

（2）严重心脑肺疾病患者，肝、肾、造血系统疾病患者和精神疾病患者。

（3）妊娠期、哺乳期、绝经期妇女。

3. 剔除标准

信息填写不完整或填写有误者。

4. 诊断标准

所有病例均符合2002年中华中医外科学会乳腺病专业委员会第八次会议通过的诊断标准。

5. 肝系证候的确立

证是对疾病过程中一定阶段的病位、病因、病性、病势及机体抗病能力的强弱等本质的概括，也被称为证候，是辨证所得的结果，既包括四诊检查所得，又包括内外致病因素，反映疾病的特征、性质和在此阶段的主要症结。近来也有学者认为，"候"的字义应为"现象、情况、征兆"等，故"证候"在某些文献中也用以指"证"的外在表现。

肝系证候，通常是指与肝的阴阳、气血逆乱，肝的功能失调相关的证候，可表现为患者出现相应的症状与体征等。本研究肝系证候的确立路线如下。

（1）检索文献。通过检索文献可以发现，许多医家已对肝系证候进行了深入研究。史话跃、吴承玉等通过归纳临床常见症状，进行了流行病学调查及专家意见征询，确立了各类肝系证候的病位与病性特征，其研究发现，在2 001例肝系病案的统计分析中，出现较频繁的症状依次是头晕（44.73%）、脉弦（35.03%）、烦躁易怒（27.29%）、胁肋胀痛（22.99%）、头胀（18.19%）、口苦（17.09%）、少腹胀痛（16.39%）、头痛（15.89）、视物模糊（15.74%）、情志抑郁（13.24%）、两目干涩（12.99%）、胁肋隐痛（12.89%）等。参考上述文献研究，形成初步的"乳腺增生病中医证候信息采集表"。

（2）依据中医经典确定相关肝病症状条目，其中包括头面五官、情绪、月经等方面的症状，具体如下。

肝系统症状：肝系统是肝及与其关联的脏腑官窍等组织结构的总称，肝在体合筋，开窍于目，其华在爪，目主视物，筋联缀四肢百骸，主司关节运动。故认为肝的脏腑功能失调，相应可出现胁肋、筋、爪、头、目系、耳等部位的症状。

肝病症状：《素问·脏气法时论》言"肝病者，两胁下痛引少腹"，《备急千金要方》云"凡肝病之状，必两胁下痛引少腹""肝病其色青，手足拘急，胁下苦满，或时眩冒，其脉弦长，此为可治""气逆则头目痛、耳聋不聪、颊肿取血者""肝中风者，头目瞤，两胁痛，行常伛，令人嗜甘"等，可见肝的脏腑功能失调可出现腹痛、胁痛、眩晕、头目痛、耳聋等一系列症状。

肝经症状：肝经和胆经所过之处出现的局部症状皆可归属于肝胆系统，包括头痛、头晕、头胀、耳鸣、目赤胀痛、目涩、视物模糊、手足痉挛、关节拘急、爪甲不荣等；肝血不足则见面色白无华，肝阳亢于上则见面红烘热，肝气郁滞则见胸胁胀闷、胁肋疼痛，肝失疏泄、气机郁结则见情志抑郁、善太息、急躁易怒、乳痛随情绪变化而变化等。肝主疏泄，可调节月经，肝疏泄失职，还可导致月经的紊乱失常。

五脏生克症状：肝木横逆侮土，使运化失健，则见恶心呕吐、厌食、腹胀腹痛等症状。肝肾同源，木赖水生，肝肾为子母之脏，肾阴不足，可见腰腿酸软、耳鸣健忘等症，若肾元亏损、天癸不充、冲任失调，还可出现月经不调、痛经、崩漏、闭经等症。

（3）参考预调查的研究结果。在预调查的102例患者中，较常见的症状包括烦躁、抑郁、善太息、月经量少、痛经、失眠多梦、头痛、头晕、胸胁胀闷等。结合预调查乳腺增生病患者临床的具体情况，最终本研究选择了28个与肝相关的症状，以及在预调查患者主诉中出现频率较高的17个非肝病症状，经修正后形成最终的"乳腺增生病中医证候信息采集表"。

6. 肝系常见证型的诊断标准

参照《中医诊断学》《中医临床诊疗术语·证候部分》《中药新药临床研究指导原则》有关内容，肝系常见证型有肝郁气滞证、肝血亏虚证、肝阴亏虚证、肝阳亏虚证、肝火上炎证、肝阳上亢证、肝风内动证、寒滞肝脉证、肝郁血瘀证、肝胆湿热证、肝肾阴虚证、肝郁脾虚证。根据预调查结果，在102例患者中没有患者属于肝风内动证、寒滞肝脉证，结合参考文献，可以认为在临床上乳腺增生病患者属于肝风内动证、寒滞肝脉证者较罕见，故将此二证型剔除，保留其余常见证型。

（二）研究方法

研究采用面对面方式，对就诊于乳腺科门诊的乳腺增生病患者进行问卷调查，填写"乳腺增生病中医证候信息采集表"。调查前向每一位患者说明此次调查的目的及调查的自愿性、匿名性、保密性，并征得患者的同意。对问卷的每一条目进行详细解释及询问，完整填写问卷。最后将数据录入计算机，通过统计软件分析资料，得出结果。

（三）技术路线

检索相关文献，形成初步的"乳腺增生病中医证候信息采集表"→依据中医经典确定相关肝病症状条目，进行临床预调查→剔除不符合临床实际的条目→修正"乳腺增生病中医证候信息采集表"→纳入符合标准的乳腺增生病患者，进行问卷调查。

（四）统计学方法

应用Excel建立数据库，将所有症状体征及舌脉进行频数及频率分析，运用SPSS 22.0统计软件进行聚类分析和因子分析。

二、研究结果

（一）一般资料

本研究共纳入患者345例，年龄为18～56岁，平均年龄为37.05±9.37岁；参考中医诊断相关标准进行辨证分析，有340例患者的临床表现与肝系证候相关，占全部患者的98.55%。

（二）乳腺增生病的肝系证候

在常见的肝系证型中，肝郁气滞证所占比例最高，有161例患者可诊断为肝郁气滞证，占全部患者的46.67%；其后依次为肝郁脾虚证（17.39%）、肝肾两虚证（13.91%）、肝郁血瘀证（5.51%）、肝血亏虚证（4.93%）、肝阴亏虚证（3.19%）、肝火上炎证（2.90%）、肝胆湿热证（2.61%）、肝阳上亢证（0.87%）、肝阳亏虚证（0.58%）；另外有5例患者肝系证候的表现不明显，不符合任一肝系证型的辨证诊断标准，故认为该5例患者不具有肝系证候。

（三）乳腺增生病的肝系证型

通过聚类分析与因子分析的统计学方法，可将上述乳腺增生病患者聚为六型，分别为肝郁气滞型、肝郁脾虚型、肝肾阴虚型、肝经火热型、肝血亏虚型、肝郁血瘀型。

三、结论

（一）乳腺增生病从肝论治具有客观依据

绝大多数乳腺增生病患者具有肝系证候的表现，乳腺增生病的发生发展与肝的疏泄功能有密不可分的内在联系。

（二）乳腺增生病与肝系证候的相关性

肝系证候在乳腺增生病患者中的分布十分广泛，其证型以肝郁气滞型、肝郁脾虚型、肝肾阴虚型为主，并可出现肝经火热型、肝血亏虚型、肝郁血瘀型等证型。从肝辨治乳腺增生病应重点从这些证型入手，根据患者的具体情况辨证用药。

（三）乳腺增生病与肝系证型的相关性

乳腺增生病的肝系证型可出现重叠交叉，肝郁气滞型作为乳腺增生病的主要证型，可与其他证型相兼。肝郁气滞、失于疏泄是乳腺增生病的基本病机。因此，从肝辨治应作为乳腺增生病辨证与治疗中一条十分重要的思路。

四、讨论

（一）从肝辨治是乳腺增生病最重要的辨治法则之一

1. 肝郁气滞是乳腺增生病最基本的病机

在本次调查中，乳腺增生病患者的肝病症状共出现了1 568次，占比72.63%。其中最常见的症状包括：①不良情绪，如烦躁、抑郁、善太息；②月经相关问题，如月经量少、月经先后不定期、痛经等；③头痛、头晕、胸胁胀闷、失眠多梦等。可见乳腺增生病的发生发展与肝的关系相当密切。

中医所言肝之病是为肝失疏泄所发疾患。肝体阴用阳，喜条达，主疏泄，又主藏血，肝气不舒，久郁成病，更生他病。《素问·脏气法时论》云："肝病者，令人善怒，善恐，如人将捕之。"《素问·金匮真言论》云："东方色青……藏精于肝，其病发惊骇。"唐容川在《血证论·吐血》中指出："肝属木，木气冲和调达，不致遏郁，则血脉得畅。"脉为血之府，肝疏泄功能正常，则脉道通利无阻，血流畅通。若肝失疏泄，气机郁滞，则血流不畅，甚则血液瘀滞为癥瘕积聚，或为肿块，表现为乳房、胸胁、少腹等部位胀痛，出现月经不调、痛经、崩漏、闭经等症；若肝气郁而化火，肝气上冲，就会导致血随气逆，血不循经，出现吐血、衄血、崩漏等症。陈实功《外科正宗》曰："其核随喜怒消长，多由思虑伤脾，怒恼伤肝，郁结而成也。"高秉钧在《疡科心得集》中亦提出："乳癖为肝气不舒，郁结而成。"朱震亨《格致余论》言："若夫不得于夫，不得于舅姑，忧怒郁闷，昕夕累积，脾气消阻，肝气横逆，遂成隐核，如大棋子。"情志不遂，久郁伤肝，肝木失于条达，以致肝气横逆、郁结，阻滞于乳房，乳络阻塞不通，则乳房疼痛。因此，肝郁气滞、失于疏泄是乳腺增生病的基本病机。是故乳腺增生病应属肝病，其应从肝辨，从肝治。

2. 从肝辨治乳腺增生病的近现代经验

近现代不少医家也相当重视肝在乳腺增生病发病过程中的作用，提出乳腺增生病从肝论治的观点。近代名医顾伯华曾指出："治癖先治肝，气调癖自平。"他十分赞同近代外科医家余听鸿提出的"治乳不出一个气字"的论点，认为气机调达畅通是各种乳病病机的枢纽，论治乳癖离不开调达肝之气机，其在论治中首重疏肝理气，视为论治各型乳癖的核心。

全国名老中医赵尚华以从肝论治法为原则，取逍遥散与萎贝散之长创制了逍遥萎贝散，以从肝从气论治为主，运用于临床治疗乳癖几十载，疗效显著。国医大师郭诚杰认为乳癖由郁而生，因郁加重，肝郁是关键环节，并将从肝论治的思想贯穿于整个治疗中，将乳癖病分为四型：肝郁气滞型、肝火旺盛型、肝肾阴虚型和气血不足型，针药并施，皆以疏肝理气为大法。张晓丹也认为乳癖与肝关系密切，为肝气郁结，横逆犯胃，气、血、痰滞于乳络结为包块而成，故主张从肝辨治，郁者达之、结者散之、坚者软之、热者清之，从而使肝脉条达，乳络通畅，方拟乳结消加减，药用柴胡、栀子、当归、香附、乌药、延胡索等行气活血止痛药，起疏肝解郁、软坚散结之功。周永艺认为本病与精神因素相关，对应肝主情志的疏泄理论，主张重点从肝论治，并将本病分为三型辨治：肝郁痰凝型，用清肝解郁汤合海藻玉壶汤加减；肝郁瘀血型，用丹栀逍遥散合血府逐瘀汤加减；肝肾两虚、冲任失调型，方选右归饮加减。宋爱莉指出，治疗乳癖的关键在于肝，肝郁气滞是发病之关键，而发病之本则为肾气不足、冲任失调；痰瘀互结是发病之基础，而脾不健运是聚痰生湿的原因。孔荣在临床上也从肝论治乳癖，并将其分为肝郁气滞、肝郁化火、肝肾阴虚三型，治以针灸配合中药，或疏肝解郁，或清肝泻火，或滋补肝肾。

（二）乳腺增生病肝系证候的分布规律及辨证诊断重点

在常见肝系证型中，肝胆湿热证与肝火上炎证皆属火热实证，肝火上炎亦可夹湿，肝胆湿热证则强调湿邪之作用，可统称肝经火热型；肝阴亏虚证与肝肾两虚证的临床症状极为相似，均偏向阴亏不足，虚火灼伤，虚热内炽，肝阴亏虚证以肝病症状为主，而肝肾两虚证则偏向肾精损伤之证，故统称肝肾阴虚型；肝阳上亢证及肝阳亏虚证较少出现，故暂不纳入讨论。

乳腺增生病患者肝系证候的分布很不均衡。在所调查的乳腺增生病患者中，肝郁气滞证是出现最多的肝系证型，且其有转为其他证型的倾向与趋势，《素问·举痛论》曰："百病生于气也……肝为百病之贼。"肝郁气滞是乳腺增生病的始动因素，是乳腺增生病的基本病机。其后出现频率较高的证型为肝郁脾虚型及肝肾阴虚型，可见乳腺增生病除与肝关系紧密之外，与脾、肾关系亦十分密切。

乳腺增生病证型可出现重叠交叉，存在证型相兼合并的情况，同一乳腺增生病患者身上可同时出现两种或两种以上的证型。肝郁气滞证作为占比最大的证型，其他证型多包含此证，如肝郁脾虚证、肝郁血瘀证分别是脾虚证、血瘀证与肝郁证的合并证；肝经火热证可因肝郁之极而郁火上攻，亦可包含肝郁证。此外，乳腺增生病部分证型又可递进演变。如肝失疏泄，肝气郁滞，进而化火伤阴，可出现阴虚、火热、血瘀等一系列病理变化，再进一步影响脾、肾等多个脏腑的功能。"气有余即是火"，肝气久郁而化火，即为肝火上炎证；肝火炎上，可以灼烁肝阴，形成肝阴亏虚证；阴血暗耗，又可致肝血亏虚之证；郁而不行，则成血瘀证。肝肾二脏乙癸同源，肝之病精血损伤，肾元亏损，冲任失调，则肝肾同病。肝病传脾，肝郁脾虚，脾虚则痰凝，痰凝气阻于乳络则发为乳癖。故临证用药应抓住主要矛盾，有针对性地进行治疗，或治以清肝泻热，或疏肝理脾、养肝补血，或滋养肝肾，或疏肝通络，等等。

（三）乳腺增生病从肝辨治的防治法则

通过以上论述可知，肝的病理变化始终贯穿于乳腺增生病的发生、发展过程。因此，乳癖之治，当以调肝为要。

1. 注重理气法与情绪管理

肝气郁结、失于疏泄是乳癖的始发因素，因此治疗乳腺增生病应首重理气法。《外证医案汇编·乳胁腋肋部》中指出："治乳症，不出一气字定之矣。""若治乳，从一气字着笔，无论虚实新久，温凉攻补，各方之中挟理气疏络之品，使其乳络疏通。气为血之帅，气行则血行……自然壅者易通，郁者易达，结者易散，坚者易软。"故调肝气应为治乳腺增生病的重点，疏肝理气法应作为乳腺增生病最基本的治法。

乳腺增生病的发病与情绪因素关系密切，故还应当做好疏导患者心理的工作。章潢《图书编·养肝法》云："肝属木，藏血，魂所居焉，人之七情，惟怒为甚，故血枯而魂散，善养肝者，莫切于戒暴怒。"当今社会中的女性，来自工作与家庭的压力均较大，不少患者拥有较高学历或从事脑力劳动，长时间处于焦虑、紧张状态，加之女性的情绪本就容易出现波动，故应劝诫患者做好情绪管理，保持情绪稳定，戒躁戒怒，减少不良情绪的刺激，做到未病先防，既病防变。

2. 注重入肝经药的使用

乳癖属肝之病，对于肝病的治疗，应当注重专入肝经药物的使用。《素问·脏气法时论》云："肝欲散，急食辛以散之，用辛补之，酸泻之。"又云："肝苦急，急食甘以缓之。"《金匮要略·脏腑经络先后病脉证》曰："夫肝之病，补用酸，助用焦苦，益用甘味之药调之，肝虚则用此法，实则不再用之。"上述典籍提出了治肝的三大治则：甘缓、酸收、辛散。此为中医治疗肝病最经典的法则。

《西溪书屋夜话录》中也提到了许多治疗肝病的方法，如：肝气郁滞者，宜疏肝理气，"宜疏肝，香附、郁金、苏梗、青皮、橘叶之属""木郁则达之""肝欲散，急食辛以散之"，可用逍遥散疏肝养血；肝郁血瘀者，宜疏肝通络，"如疏肝不应，营气痹窒，络脉瘀阻，宜兼通血络，如旋覆、新绛、归须、桃仁、泽兰叶等"；肝郁久易化热，肝胆热盛者，宜清肝泻肝；肝气逆于脾胃，脘痛呕酸者，宜培土泄木、泻肝和胃；肝之阴血不足，失于濡养者，宜柔肝缓肝；如肝经虚寒，则应温肝补肝；若肝阳亢于上，则应平肝养肝。在临床上，应当根据患者的具体情况，辨证用药。

3. 注意调补脾肾

乳腺增生病的发生发展与肝的关系最为密切，亦不能忽视脾、肾二脏正常的生理功能。肝主疏泄功能的正常发挥离不开脾土的培育、肾水的滋养，而肝失条达，更容易损伤脾、肾的生理功能。薛己《女科撮要》言："大凡乳证，因患怒者……妇人郁怒，亏损肝脾。"脾胃，后天之本也，"知肝传脾，当先实脾"，治疗乳腺增生病还需注意顾护脾胃；若脾虚则运化无力，痰湿凝结，再加之气滞而不行，易滞于乳络，聚积成块，故应避免饮食不节或偏颇、恣食肥甘厚腻及生冷之物。肝的疏泄功能有助于脾气的升清和运化，肝木条达则脾土不至壅滞，运化健旺。同样，脾土健运，气机通畅，也有助于肝气条达。

肾为寒水之脏，肝为风木之脏，木赖水生，为子母之脏。女子以肝为先天，而肾为先天之本，肝脏的生发功能需依赖肾水的涵养才能正常发挥，若肾元亏损，天癸不充，冲任失调，气血津液运化升降失司，则痰浊内生，发为乳癖。余听鸿在《外证医案汇编》中指出："乳中结核，虽云肝病，其本在肾。"在乳腺增生病的论治中，亦可适当取用仙茅、淫羊藿、肉苁蓉等温补肝肾、调摄冲任之品；在日常养生中应当固肾精，注重养阴血，避免频繁熬夜、过劳、孕产过多等损肾精、伤阴血之举。

综上，从病因病机上看，肝郁气滞、失于疏泄是乳腺增生病的基本病机。从诊断上来看，乳腺增生病应重点从肝辨治，从肝郁气滞、肝肾阴虚、肝郁脾虚、肝经火热、肝血亏虚、肝郁血瘀等六类证型入手。治疗上，应注重疏肝理气法的应用；同时还需兼顾其他证型出现的可能性，运用疏肝理气、滋养肝肾、疏肝健脾、清肝泻热、养肝补血、疏肝通络等法则辨证施治。

第五节　中药封包在乳腺增生病中的应用

一、中药封包概述

中药封包治疗是在涂搽外用药物后的患处表面用无渗透作用的无毒薄膜如保鲜膜、塑料袋等进行封闭式包扎，从而达到治疗目的的一种方法。按治疗面积的大小可将中药封包分为特大、大、中、小4种。治疗面积大于15cm×15cm者为特大，治疗面积大于10cm×10cm但小于或等于15cm×15cm者为大，治疗面积大于5cm×5cm但小于或等于10cm×10cm者为中，治疗面积小于或等于5cm×5cm者为小。

二、作用机制

中药封包治疗主要通过"中药+透热"发挥作用，利用热量使局部毛细血管充分扩张，以促进药物经皮吸收，使药物作用效果更加显著、持久，同时加速代谢废物、炎性渗出物和疼痛部位致痛物质的清除。

广州中医药大学第一附属医院乳腺科针对乳腺增生病应用化瘀方进行中药封包治疗，化瘀方主要由红花15g、当归尾30g、栀子15g、毛冬青50g组成，其中红花、当归尾起活血化瘀之效，栀子和毛冬青起清热解毒、消肿止痛的作用。中药封包治疗是通过热力的作用，使方中药物直接渗入皮下，进入体内发挥疗效，达到消肿止痛、消炎、活血化瘀的作用。使用前需将上述药物粉碎，将药粉过50目筛，制成细粉备用。

三、临床应用

1. 适用人群

符合乳腺增生病的诊断标准并且合并乳痛的患者。

2. 禁忌人群

（1）乳房皮肤破溃者、皮肤处于炎症期者、有传染性皮肤病者。

（2）妊娠期、哺乳期妇女。

（3）过敏体质者或已知对该类药物或药物组成成分过敏者。

（4）治疗部位皮肤破损、糜烂、有皮疹或有其他不适合敷药的皮肤病者。

3. 操作流程

（1）评估。评估患者的主要症状、既往史、过敏史，是否处于妊娠期或哺乳期以及治疗部位皮肤情况。

（2）用物准备（图2-1）。化瘀方药粉、麻油、治疗碗、药膏刀、治疗盘、玻璃纸、胶布、棉花，必要时备屏风和治疗巾。

（3）实施。中药封包应现用现配，将化瘀方药粉溶入沸水中，调成药糊（图2-2），待温度降至40～50℃，先试温，温度适宜后将调好的药糊均匀涂搽在纱块上（图2-3），再将纱块敷于乳房上，或者直接将调好的药糊均匀涂搽在乳房上，或外敷于乳房肿块及乳房疼痛处，避开乳头部位（或用纱块保护乳头），涂搽厚度以3～5mm为宜，然后用保鲜膜、塑料袋等包膜将患处连同药物进行包裹（图2-4）。治疗时间为30min。

（4）整理及记录。治疗结束后取下药糊，用暖湿巾清洁乳房，协助患者穿衣保暖，整理床单位并进行记录。

（5）为加强治疗效果及保持中药封包的温度，在中药封包治疗时可同时用红外线照射灯（即红外线治疗仪）照射双乳，以促进药物渗透吸收。红外线治疗仪功率为25W，距离体表高度为10～20cm，视个人耐受情况调节照射温度，照射时间为30min。

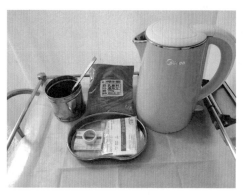
图2-1 用物准备

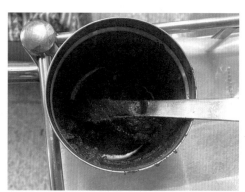
图2-2 调成药糊

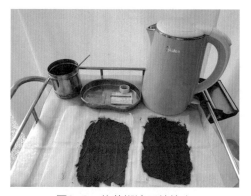
图2-3 将药糊涂于纱块上

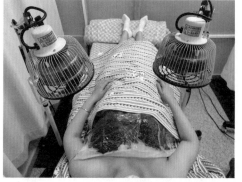
图2-4 外敷乳房并照射红外线治疗仪

4. 治疗频率

每次治疗30min，每日1次，月经期停止治疗。

5. 注意事项

（1）涂搽药糊的面积应大于治疗部位，药糊厚薄应均匀，根据病情确定具体厚度。

（2）治疗的温度因人而异，注意试温，防止烫伤。

（3）调药时注意掌握好药物的干湿度，以既不至于流淌，又不至于脱落为宜。

（4）留意患者在治疗过程中是否有皮肤灼痛、瘙痒等对药膏过敏的表现。

（5）药粉应现配现用，注意调节红外线照射灯与皮肤的距离，避免烫伤。

6. 评价指标

采用视觉模拟评分法评价乳房疼痛是否减轻。使用一条长约10cm的游动标尺，一面标有10个刻度，两端分别为"0"分端和"10"分端，0分表示无痛，10分代表难以忍受的最剧烈的疼痛。让患者在游动标尺上指出自己乳房疼痛的评分并记录。通过定期乳腺彩超检查评价乳腺增生肿块的变化情况。

7. 安全性管理

（1）乳房皮肤过敏。本治疗可能出现的不良反应为乳房因药物等原因引起皮肤过敏。治疗过程中应随时察看患者情况并询问，如皮肤出现发红、瘙痒、水肿、皮疹、红斑、痒痛甚至水疱破溃等症状时，应立即停止治疗，撤除中药，并清洁局部皮肤，密切观察，必要时请皮肤科医生会诊。

（2）乳房烫伤。中药封包治疗前应检测药物温度，并进行试温，治疗过程中要注意观察患者的皮肤反应，询问患者的感受，防止烫伤，一旦出现烫伤应立即停止治疗并给予相应处理。

8. 应用效果

中药封包治疗乳腺增生病，疼痛评分的改善率为72.0%，在缓解患者疼痛方面有良好的临床疗效，在治疗当晚疼痛即可明显改善，随着时间的推移，缓解疼痛的疗效不会有反弹趋势。为增强治疗效果，应根据患者具体临床表现及辨证分型加用其他的治疗方法，如果患者月经前伴有双乳胀痛，可加中药蒸汽浴治疗。如果患者焦虑烦躁，中医辨证为肝气郁结者可加低频脉冲治疗。

第六节　中药蒸汽浴治疗在乳腺增生病中的应用

一、中药蒸汽浴概述

中药蒸汽浴是将辨证调配的药物进行煎煮或置入加热喷雾装置中，以产生的药物蒸汽熏蒸人体来治病或健身的一种外治方法。本法借助药力和热力，促进腠理疏通，脉络调和，气血运行，使药物通过皮肤表层吸收、角质层渗透和真皮层转运进入血液循环而发挥药效。皮肤的吸收渗透与湿度有关，药物蒸汽的湿度正好可增强吸收渗透的效果。药物蒸汽的温热刺激可使皮肤温度升高，皮肤毛细血管扩张，从而促进血液及淋巴液的循环，促进新陈代谢，使周围组织营养得以改善。药物蒸汽的温热刺激还可使毛孔开放，全身出汗，让体内的"邪毒"随汗排出体外，既可祛邪固本又可消除疲劳，给人以舒畅之感，同时还能刺激皮肤的神经末梢感受器，通过神经系统形成新的反射，从而破坏原有的病理反射联系，达到治愈疾病的目的。

二、作用机制

乳腺增生病多因郁怒伤肝，肝郁气滞，思虑伤脾，脾失健运，痰湿内蕴，以致肝脾两伤，痰气互结，瘀滞而成块，或因肝肾不足，冲任失调，阳虚痰湿内停所致。临床上多以疏肝理气、活血祛瘀、调理冲任为治则。中药蒸汽浴是借用中药热力及药理作用，利用药物蒸汽熏蒸全身或局部患处，熏蒸时，药物透过皮肤、孔窍、腧穴等部位直接被吸收，进入血络经脉，输布全身，起到疏通腠理、活血化瘀的作用。

广州中医药大学第一附属医院乳腺科针对乳腺增生病选用通络方进行中药蒸汽浴治疗，通络方由延胡索20g、当归10g、芒硝20g、蒲公英20g、小茴香10g、乳香10g组成。方中当归养血活血，芒硝、蒲公英化痰软坚散结，延胡索、小茴香、乳香疏肝理气，诸药合用，共奏疏肝理气、化痰祛瘀散结之效。

三、临床应用

1. 适用人群

以乳房肿胀、疼痛、肿块为特征，一般经前加剧而经后减轻，年龄为25～45

岁的中青年乳腺增生病患者。

2. 禁忌人群

（1）发热、急性炎症、昏迷、有出血倾向、精神疾病、严重心脏病、严重高血压病、急性脑出血、重度贫血、动脉硬化症等患者。

（2）饥饿、过度疲劳的患者。

（3）孕妇及月经期妇女。

（4）急性传染病患者。

（5）急性皮肤病、有开放性创口、有感染性病灶、年龄过大或体质特别虚弱的患者。

（6）对药物过敏者。

3. 操作流程

（1）评估。评估患者的临床症状、既往史、过敏史、妊娠及月经史，有无皮肤疾病等。

（2）用物准备。将通络方药物装在特制的小布袋里，扎紧布袋口，用水浸湿（图2-5），把药袋放入熏蒸床下的水槽中，开机调节温度及时间；待药物煮开后，使熏蒸床处于待机状态（图2-6），调节好室温，备齐用物。

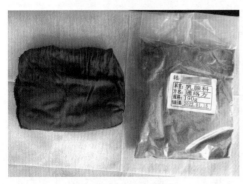 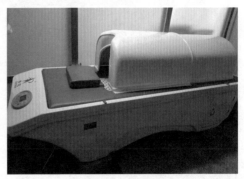

图2-5　通络方药袋　　　　　　　　图2-6　熏蒸床

（3）实施。让患者躺入熏蒸床上（先取仰卧位，再取俯卧位），头面部露出熏蒸床外，开启熏蒸床，利用其产生的药物蒸汽熏蒸胸部（胸组穴：屋翳、膻中、合谷）和背部（背组穴：肩井、天宗、肝俞），使药物渗透进入体内。根据患者情况调节熏蒸温度（一般在38～42℃），熏蒸时间为30min，进行熏蒸治疗时患者先取仰卧位15min（图2-7），再取俯卧位15min（图2-8），充分暴露胸背部，全身放松，必要时加盖毛巾，注意保暖。

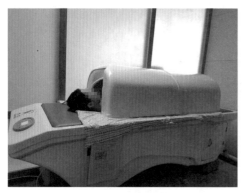
图2-7 仰卧熏蒸

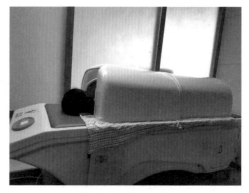
图2-8 俯卧熏蒸

（4）观察及询问。治疗期间要随时观察患者病情及局部皮肤变化情况，随时了解患者感受，及时调节温度及蒸汽大小。

（5）整理及记录。治疗结束后协助患者擦干皮肤、整理衣着，嘱休息5～10min，注意保暖，多饮温开水，及时记录。

4. 治疗频率

每日1次，每次30min，月经期停止此项治疗。

5. 注意事项

（1）饭前、饭后30min内不宜进行中药蒸汽浴治疗。

（2）中药蒸汽浴治疗过程中要密切观察患者有无头昏、心慌、胸闷、呼吸不畅、出大汗等不适，严防出汗虚脱或头晕，若有不适，停止治疗，并做相应处理。

（3）药液温度要适宜，一般为38～42℃，对于感觉异常、肢体麻木、感觉障碍的患者，需谨慎控制温度及蒸汽大小，以防烫伤。

（4）治疗完毕应及时擦干药液和汗液，暴露部位尽量加盖衣被，注意保暖，多饮温开水；患者应休息5～10min再离开，避免突然体位改变引起低血压。

（5）毛巾及熏蒸床等一人一份，治疗结束后及时消毒，避免交叉感染。

（6）治疗过程中如发现患者有过敏现象或治疗无效，应及时调整治疗方案。

6. 评价指标

采用视觉模拟评分法评价乳房疼痛是否减轻。通过定期乳腺彩超检查评价乳腺增生肿块变化情况。

7. 安全性管理

中药蒸汽浴可能出现的不良反应为皮肤烫伤，故所用药液温度要适宜，并在治疗过程中随时询问患者感觉。

8. 应用效果

中药蒸汽浴治疗乳腺增生病效果较好，且大部分患者反映该治疗能大大减轻乳房疼痛症状。中药蒸汽浴治疗过程简便、舒适，患者配合度高，值得在临床应用及推广。

第七节　腕踝针在乳痛症中的应用

一、腕踝针概述

腕踝针是一种只在腕踝部特定的针刺点、循着肢体纵轴用针灸针行皮下浅刺以治病的针刺疗法，又称微针针刺。腕踝针疗法是20世纪六七十年代由张心曙教授在电刺激疗法治疗神经症的经验基础上，以生物进化、胚胎发育、传统经络学说、耳针、穴位及针刺法等为理论基础，从实践中逐步发展起来的，临床上常用于治疗运动损伤、疼痛、精神疾病、神经系统疾病等。

二、作用机制

腕踝针属于一种特殊的针刺疗法，其理论与经络理论存在某种程度上的契合，表现在腕踝针疗法的12个身体分区与经络理论中的十二皮部分区相对应。腕踝针疗法中的1～6区相当于十二皮部分区中的少阴、厥阴、太阴、阳明、少阳及太阳皮部。《素问·皮部论》曰："凡十二经脉者，皮之部也。"即十二皮部的分布区域与十二经脉在体表的分布基本一致。此外，腕踝针12个针刺点位置不仅恰好分布在十二经脉循行路线上，且与一些特定穴位置相近。因此，腕踝针疗法不仅与十二皮部治病理论异曲同工，而且针刺时还可以起到特定穴的治疗作用。腕踝针通过刺激皮下浅表层，经过皮—络—经—腑—脏来激发十二皮部经气功能，依次推动体内气血的运行，促使气血经络运行通畅，达到"通则不痛"的效果，也可促使体内阴阳协调而治愈疾病。

三、临床应用

1. 适用人群

乳房规律或不规律疼痛的患者。

2. 禁忌人群

月经期妇女及妊娠期在3个月内者不宜针下1区域。

3. 操作流程

（1）评估。评估患者的主要症状、既往史、对疼痛的耐受程度、有无出血病史或出血倾向、是否有胶布过敏史、有无晕针史、是否处于妊娠期，以及针刺部位皮肤情况。

（2）告知患者腕踝针操作的目的、方法、过程，以及以下事项：留针期间局部一般无不适感，若出现疼痛或其他异常应及时告知医生；留针期间不影响正常活动，但必须避免剧烈运动；留针期间施针部位不可湿水；取针后局部有少许出血或瘀血属正常现象，不用紧张，可予按压，必要时予马铃薯片或活血化瘀中药外敷。

（3）用物准备。1寸不锈钢毫针、棉签、消毒液、止血贴、治疗盘、手消毒液（图2-9）。

（4）实施。根据患者症状所在区域确定施针区域，充分暴露施针部位，注意保护患者隐私及保暖；分别顺时针、逆时针用安尔碘消毒2遍，待干，绷紧皮肤，取15°～30°，不超过40°角进针（图2-10），待针进入皮下后放平，将针沿皮下平行送至所需位置，患者无酸、麻、胀、痛等不适，用输液贴固定针栓（图2-11），必要时可用透明敷料固定，以防止进水。

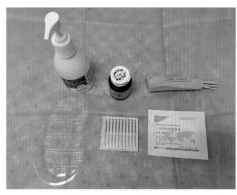

图2-9　用物准备

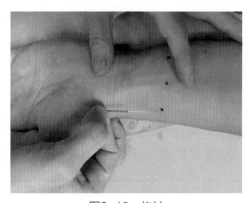

图2-10　施针

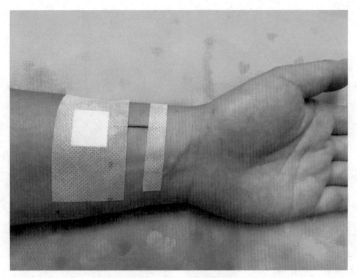

图2-11　固定针栓

（5）观察并询问患者局部感觉及有无晕针的情况，如患者有酸、麻、胀、痛等不适，及时调针。

4. **腕踝针进针点的选择**

（1）腕部进针点。腕部进针点共6个，约在腕横纹上二横指一圈内（图2-12）。从掌面尺侧起到桡侧再到手背进针点，依次称为上1、上2、上3（图2-13）及上4、上5、上6（图2-14）。

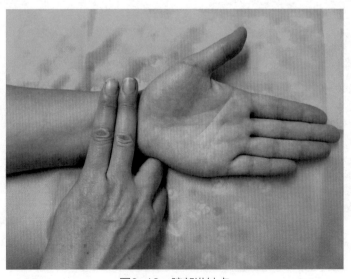

图2-12　腕部进针点

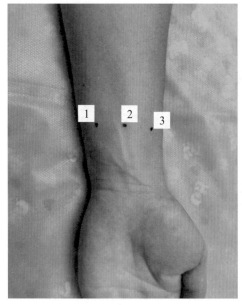

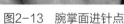

图2-13　腕掌面进针点

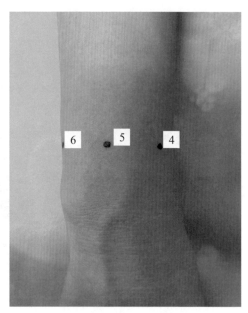

图2-14　腕背面进针点

（2）踝部进针点。踝部进针点共6个，约在内、外踝高点上三横指一圈处（图2-15）。从小腿内侧起向前转至小腿外侧的进针点，依次称为下1、下2、下3（图2-16）及下4、下5、下6（图2-17）。

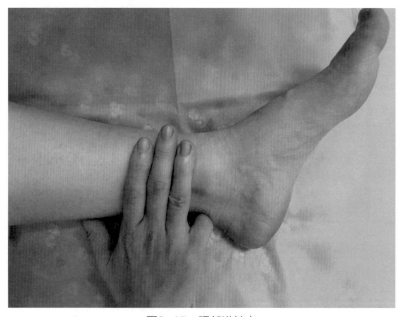

图2-15　踝部进针点

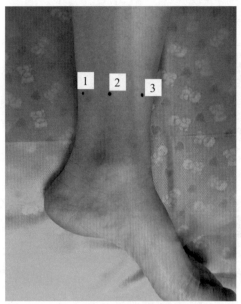

图2-16　小腿内侧进针点

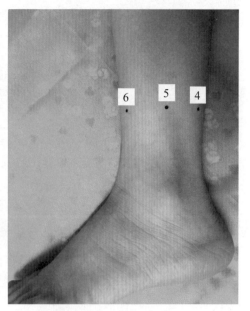

图2-17　小腿外侧进针点

选择进针点总的原则是上病取上，下病取下，左病取左，右病取右；各症状同时存在时，可首先根据疼痛所在的部位选取进针点。

5. **治疗频率**

经前乳房规律疼痛者，于经前2周开始治疗，每日1次，每个疗程3日，休息1日，开始第2个疗程；无规律乳房疼痛者，疼痛时即可进行治疗，每日1次，每个疗程3日，休息1日，开始第2个疗程。每次留针时间为30min。

6. **评价指标**

采用视觉模拟评分法评价乳房疼痛是否减轻。通过定期乳腺彩超检查评价患者乳腺增生肿块变化情况。

7. **安全性管理**

腕踝针治疗可能出现的不良反应为皮下出血和晕针。对于皮下出血的患者，取针后按压3～5min，少量出血者无须处理，几天后可自行吸收，局部见瘀斑者可指导患者用马铃薯片或双柏散外敷；对于晕针的患者，应及时停止治疗，密切观察，且应避免在患者情绪较紧张或过饥过饱时治疗。

8. **应用效果**

临床实践证明，腕踝针对乳痛症有较好的缓解效果，且临床操作简单，副作用少。

第三章　结　语

目前乳腺癌发病率越来越高，预防乳腺癌成为一项非常迫切的任务。乳腺癌作为一种致病因素及发病机制都比较复杂的疾病，到目前为止现代医学仍然没有找到有效的预防手段。中医防治乳腺癌的历史超过1 700年，积累了丰富的经验。从中医的角度来看，乳腺癌的产生是机体在情绪失调、饮食不节、起居失宜、感受外邪、先天不足等不良因素的共同作用下，脏腑功能失调、气血失和，气、痰、瘀、毒等病理产物在乳络积聚形成。从发病过程来看，乳腺癌会历经气病→水病→形质病几个阶段，因此预防乳腺癌首先要从致病因素入手，尤其是情志因素，同时要抓住气病及水病阶段的治疗，尤其是气病阶段，通过治疗可以截断、扭转病情发展，达到减少乳腺癌发病的目标。

中医所称的乳房疾病的气病及水病阶段相当于现代医学的乳腺单纯增生病及纤维囊性乳腺增生病，对于乳腺增生病的治疗中医有非常多的内、外治手段，广州中医药大学第一附属医院乳腺科在这方面也积累了丰富的经验，疗效突出，取得了很多成果。中医认为，人处于天地之间，为天地之子，因此人体生理健康的保持及疾病的发生与大自然息息相关。研究显示，月相的变化会影响女性乳腺增生病的发生及相关症状的变化，因此临床治疗乳腺增生病应考虑到月相变化的影响，这样才能事半功倍；同时，乳腺增生病的发生及发展与中医肝系统的失调密切相关，因此其治疗应该从肝论治才能提高疗效。在治疗手段上，除了辨证论治内服中药外，还可以采用中药封包、中药蒸汽浴、腕踝针等中医药外治法进行治疗，多种治疗手段并用，可取得更为显著的临床疗效。

《黄帝内经》提出"上工治未病"的理念，乳腺癌的预防就要贯彻这种思想，从情绪等致病因素入手，抓住气病等治疗的关键阶段，及时调整脏腑气血功能，从而有效预防乳腺癌。

第二篇

乳腺癌围手术期

康复篇

第四章
乳腺癌围手术期及术后常见并发症

第一节　乳腺癌围手术期概述

手术治疗，是乳腺癌治疗的一种重要手段，对于早期乳腺癌患者，能否尽早接受手术治疗，直接影响到患者的预后和生存。手术能否顺利进行，患者机体术后能否尽快恢复，也直接影响着患者的正常生活。乳腺癌手术治疗，不能单纯关注手术本身，乳腺癌围手术期的整个过程，如术前准备、手术方案的设计、患者心理的疏导及术后康复等都是影响乳腺癌患者手术治疗是否成功的因素。

一、乳腺癌围手术期的定义

乳腺癌围手术期，是指围绕乳腺癌手术的一个全过程，就是从患者决定接受手术治疗开始，到手术治疗结束直至基本康复的一段时间，一般是从手术前5~7日直到手术后的7~14日。乳腺癌围手术期的过程包括对患者的术前评估、术前准备、手术方案的设计、手术进行、术后康复等。

二、乳腺癌围手术期的工作

在乳腺癌围手术期，医生应在术前对患者进行充分的评估，包括对患者进行详细的病史采集、完善术前检查、排除手术禁忌证并做好术前准备。在术中和术后，需要对患者的生命体征进行严密的监测，并对可能出现的意外及风险制订详细的治疗计划及应对方案，以保障手术的顺利进行。在围手术期，医生及护士还需要对患者进行术前的调理及术后功能康复锻炼的指导，以促进患者机体的恢复，减少术后并发症的影响。在围手术期，医生也需要对患者的心理状态进行评估，必要时进行适当的心理疏导，使患者术前处于一个身心平稳的状态，积极配合治疗，术后能够尽快回归正常的生活。

（一）术前准备

1. 病史采集

病史采集，包括采集患者的既往史、手术史、传染病史、过敏史、婚育月经史以及家族史等。这些病史直接关系到对患者是否适合接受手术、有无手术禁忌证的判断，并可决定患者的手术时间以及手术方式的选择。

乳腺癌术前应详细询问患者的既往史，包括高血压、糖尿病、冠心病、先天性疾病等基础疾病史，以及患者日常用药的情况。医生需要在术前为患者进行充分的评估，并对基础疾病进行严密的监测和规范的药物治疗，必要时还要请相关科室医生会诊以指导制订专科治疗方案。

病史采集还应包括询问患者是否有其他手术史及过敏史，询问患者是否存在手术禁忌证或药物禁忌证等。如若患者存在药物过敏史，则当围手术期需要用到一些抗生素等药物时，医生需要提前评估并设计后备方案，以便在需要用药时为患者选用合适的药物。

由于乳腺癌患者绝大部分为女性，所以询问患者的月经史尤为重要。月经来潮的日期直接影响患者手术日期的确定，因为月经来潮时女性体内的凝血功能异常，可能导致患者出血风险的升高，不利于乳腺癌手术的进行。因此，医生在制订手术方案的时候，应避开月经期，使患者机体处于一个激素水平相对平稳的状态，以利于手术的进行及患者术后的恢复。

2. 术前检查

术前医生还需要为患者进行全身检查，如胸片、心电图、血分析、凝血功能、肝肾功能等检查，以充分排除其他的手术禁忌证，确定患者是否适合接受手术以及手术的时间。一般来说，术前准备应该在术前5～7日完成。

（二）生命体征监测

在乳腺癌的术中及术后，医生需要对患者的生命体征进行严密的监测，尤其是对于基础疾病较多、病情复杂，以及有凝血功能异常或有服用抗凝药物的患者，更需要密切观察有无术后并发症，并对可能出现的风险情况做好预防及计划，以便及时对症处理，保障患者的生命安全。

（三）心理疏导

患者从确诊乳腺癌开始，到接受患病的事实，大多会经历5个阶段，即否定期、协议期、愤怒期、忧郁期、接受期。在这一过程中，除了规范治疗的指导外，医生还应该对患者提供适当的心理疏导，帮助患者尽快过渡到接受患病的阶段，鼓励患者尽快接受规范的治疗。心理疏导应贯穿整个治疗过程。心理疏导能减少手术创伤及术后并发症给患者带来的负面情绪，帮助患者尽快回到正常的家庭生活和工作当中，达到身心共治的目的。

第二节　焦虑抑郁情绪

患者在确诊乳腺癌后，对疾病的恐惧，对乳腺癌术后可能带来的副作用的担心，以及对术后肿瘤复发、进展危及生命的惧怕，都会对患者的心灵造成巨大的冲击，使患者产生焦虑、抑郁等负面情绪，严重影响患者的心理健康，甚至影响患者对治疗的依从性。研究报告显示，乳腺癌患者中抑郁症和焦虑症的患病率为13%～56%。情绪困扰与患者整体生活质量的降低有关，并会对药物治疗的依从性产生负面影响，增加家庭及照料者的负担，增加患者复发、死亡的风险。

一、发病机制

影响乳腺癌患者产生焦虑、抑郁等负性心理的因素很多，包括术后乳房缺如所导致的身体形象改变、对手术的恐惧、肿瘤分期、年龄及受教育程度、婚姻状况、经济状况、家庭及社会的支持度等。对术后辅助治疗可能导致的恶心、呕吐、疲劳等副反应的恐惧，也会使患者产生焦虑、抑郁、沮丧等负性心理。

研究显示，肿瘤晚期患者较早期患者焦虑、抑郁的患病率更高，进行乳房切除术的患者比保乳术或乳房重建术的患者更易产生焦虑、抑郁的负面情绪；年轻女性较年长女性有更明显的焦虑、抑郁症状，这与乳房切除、化疗导致脱发以及乳腺癌治疗过程中体重的变化等，导致患者身体形象改变使患者感到自尊缺失以及可能由此导致的性功能障碍、与配偶及家庭关系的变化、回归社会工作的压力相关，这些因素对年轻女性影响更大。而居住在城市地区、受教育程度高、经济状况良好、获得家庭和社会支持更多的患者相对居住在农村地区、受教育程度低、经济状况较差、获得家庭和社会支持较少的患者，焦虑、抑郁的发病率更低。睡眠障碍是困扰乳腺癌术后患者最主要的健康问题，长期失眠不仅影响乳腺癌患者的生活质量，而且会与癌因性疲劳、负面情绪等相互作用，进一步加重健康问题。此外雌激素减少也可增加乳腺癌患者抑郁症的发病率。

二、中医病因病机

乳腺癌术后患者以正气亏虚、脏腑虚损为本，术后放化疗则会进一步损伤脾胃功能，肝肾亏虚、脾胃虚弱则气血生化不足，精血同源，肝肾虚损患者精血亏虚，且乳腺癌治疗周期较长，久病不复而易成"虚劳"。《医宗金鉴》曰："乳岩由肝脾两伤、气血凝结而成。"可知乳腺癌患者存在肝气郁结、脾气虚弱的病机，癌症本身就是强烈的刺激源，乳腺癌患者对疾病复发存在忧虑，忧思伤脾，久则致肝郁脾虚，心神失养，表现为焦虑、抑郁等情绪。肝气郁结或阴虚阳亢，思虑太过、伤及心脾等都可导致患者出现失眠的症状。

三、西医治疗

目前针对乳腺癌患者焦虑、抑郁的治疗包括药物治疗、心理治疗以及两者的联合。少量临床研究提示，选择性5-羟色胺摄取抑制剂、选择性去甲肾上腺素再摄取抑制剂如帕罗西汀、曲舍林及文拉法辛等抗焦虑、抑郁药可改善患者更年期躯体症状和焦虑、抑郁症状。但部分抗焦虑、抑郁药可降低乳腺癌治疗药物如他莫昔芬的活性，影响抗肿瘤治疗效果。目前抗焦虑、抑郁药仅推荐用于重度焦虑、抑郁患者，此类患者需转至精神、心理科进行专科治疗。而镇静催眠药用于改善睡眠障碍被证实与癌症的死亡风险增加有关。

针对乳腺癌患者的焦虑、抑郁情绪障碍，目前相关治疗指南推荐的疗法包括团体心理治疗、短程精神动力疗法、压力管理、音乐疗法、冥想、瑜伽、催眠、肌肉松弛训练等，其中心理治疗、音乐疗法、催眠、肌肉松弛训练等应在专科医护人员的指导下进行。运动锻炼不仅可以改善患者的疲劳和疼痛症状，还对患者的睡眠障碍及焦虑、抑郁情绪有所帮助，快走、瑜伽、游泳、太极拳等有氧运动是乳腺癌患者术后康复可以长期坚持的运动。其中瑜伽等运动须在专业认证教练的指导下进行，否则容易导致肌肉拉伤、头晕等伤害，特别是中老年患者。

第三节　乳腺癌术后皮瓣积液

乳腺癌术后皮瓣积液是皮瓣与胸壁或腋窝间有液体积聚造成皮瓣不能紧贴于创面的表现，是乳腺肿瘤术后常见的并发症之一。手术治疗是乳腺癌治疗的重要手段之一，手术方式包括乳腺癌保乳术、乳腺癌改良根治术、保留乳头乳晕的皮下腺体切除术、自体皮瓣乳房重建术（腹直肌肌皮瓣重建术、背阔肌肌皮瓣重建术）、植入假体乳房重建术等。乳房重建术能保持早期乳腺癌患者术后乳房的美观度，且能显著提高患者术后的生活质量，与改良根治术相比，其术后局部复发率、远处转移率、3年及5年生存率无明显差异，因此选择该术式的患者越来越多，也导致乳腺癌术后皮瓣积液的机会大大增加。乳腺癌术后皮瓣积液不仅影响术后伤口愈合，使患者承受更多的痛苦，还会增加患者的治疗费用和经济负担，影响后续放疗化疗等综合治疗的时间，影响患者的生活质量，以及乳腺癌治疗的近期效果。

一、发病机制

乳腺癌术后皮瓣积液的原因众多，常见的原因如下：引流不畅使创面的渗出液不能及时引出而积聚；创面内血液凝固形成凝血块，引流不出以后液化形成积液；解剖腋静脉周围的淋巴脂肪时，一些小的淋巴管损伤而未结扎，伴引流不畅而形成积液，一般发生在腋窝外侧；经电刀解剖后一些小的淋巴管暂时封闭，而在负压吸引后又开放造成积液；皮瓣张力过大使伤口未能得到完全覆盖，创面贴合不良形成腔隙，从而造成积液；引流管拔除过早，积液未能充分引流，积聚于术腔；50岁以上的中老年患者，在基础疾病如高血压、糖尿病等的影响下，皮肤弹性变差，血管脆性增大，机体自愈能力下降，致使术后负压引流的时候，毛细血管破裂、淋巴液渗出增多，也可导致积液的形成；此外，身体质量指数（BMI）过高的患者，即超重人群，其皮下脂肪较常人更厚，且供血更少，血管柔韧性变差且脆性增加，因此术后容易出现脂肪液化、坏死，导致积液的发生。

二、中医病因病机

传统医学并未有对乳腺癌术后皮瓣积液的专门论述。《素问·至真要大论》中记载："诸湿肿满，皆属于脾。"表明各种水湿疾病，皆与脾运化水湿的功能密切相关。脾居中焦，主运化水液，为水液升降输布的枢纽。人体水液的上腾下达，均赖于脾气的运化。脾气散精，在体内水谷精微的升降布散运动中发挥着枢纽作用，可使水谷精微上行下达，畅通无阻，从而维持水液代谢的平衡。若脾气运化水液的功能失常，必然导致水液在体内停聚而产生水湿痰饮等病理产物，水湿积聚于肌肤腠理，滞留在皮肤组织间隙或皮下导致皮下积液，则会表现为组织肿胀和积液。

三、西医治疗

（一）彻底止血和结扎淋巴管

在手术时应注意仔细止血，小的渗血可使用电刀进行电灼，大的出血应立刻结扎血管，以免术后发生渗血。淋巴管断裂很难被发现，特别是腋下的淋巴管，如果能将其结扎处理好，也能减少术后淋巴漏的发生。

（二）减少电刀对皮瓣的损伤

在手术过程中应遵循正确的解剖层次，在游离皮瓣时，保留皮下脂肪的厚薄要适中，同时要确保真皮下血管网的完整性，皮瓣张力不要过大。电刀的使用应注意以电切为主，并辅助使用电凝以协助止血，但要尽量减少电凝的使用时间，避免电凝对皮下脂肪的过度灼伤，因高温可使脂肪组织发生液化现象，导致术后出现皮下积液。

（三）加强伤口包扎

术后进行包扎的主要目的是止血和加压，因此术后包扎时，应采用合适的敷料，可将纱块展开填塞到胸壁和腋下的位置，使皮瓣和胸壁之间没有多余的腔隙，从而防止积液形成。包扎时的张力要适当，压力太小会导致积液产生，使皮瓣不能紧贴胸壁产生摩擦，而包扎压力太大又会导致皮瓣血运不良，造成皮瓣坏死或者皮瓣瘀血。术后1周内需要叮嘱患者减少患侧上肢的活动，避免拉扯伤口而导致出血或增加伤口渗液的风险。

（四）合理拔除引流管

引流管的拔除时间要根据患者的每日引流量来判断，目前没有统一的规定，一般根据临床经验，如伤口引流量每日逐渐减少，连续3日少于15mL，且引流液澄清呈现淡黄色，无明显活动性出血及感染化脓的迹象，即可拔除引流管。拔管后换药时需要观察皮瓣是否贴合良好，有无皮下积液导致的波动感，如有波动感，可行彩超判断是否有积液，如有积液可行抽吸治疗。

第四节　乳腺癌术后上肢淋巴水肿

上肢淋巴水肿是乳腺癌术后最常见的严重并发症之一，其病因是手术使淋巴系统受到破坏，富含高蛋白的淋巴液回流受阻，淋巴循环障碍导致淋巴液在组织间隙滞留，包括组织水肿、慢性炎症、组织纤维化及脂肪纤维化等一系列的病理改变。患者通常表现为患侧肢体肿大、沉重感、皮肤粗糙、麻木感，劳累或负重等情况下加重，轻度水肿可在休息后减轻。

乳腺癌术后生存者中有15%～30%可发生继发性上肢淋巴水肿，每年新增3万～5万人。长期的淋巴水肿严重影响患肢的形态和功能，可导致患者生活质量降低，容易焦虑或抑郁，难以融入社会。目前并无治疗上肢淋巴水肿的有效手段，一旦发生难以治愈，且治疗效果难以持久。其所导致的患者上肢活动受限、疼痛、健侧肢体损伤、外形改变、社会角色退化、自我形象紊乱焦虑等对乳腺癌患者的生理、心理、社会功能会造成长久损害。

一、发病机制

乳腺癌手术常需进行腋窝淋巴结清扫，手术如破坏了腋窝淋巴管，摘除了淋巴结，就会阻断淋巴循环通路，使淋巴无法运输，从而导致组织液滞留在组织间隙，发生患侧上肢淋巴水肿。随着定量淋巴造影技术的发展以及淋巴淤滞造影技术的出现，人们发现上肢淋巴水肿患者肌肉的淋巴引流量明显超过皮下组织的引流量，是上肢淋巴的主要来源和引流通路，由此推断肌肉淋巴引流受损是导致上肢淋巴水肿的主要原因。

二、中医病因病机

在中医中，淋巴水肿归属于"脉痹""水肿"等范畴，东汉张仲景的《金匮要略》中曾描述血和水之间的关系："血不利则为水。"清唐宗海的《血证论》中描述了血、水、水肿之间的关系："血化水，亦发水肿；水肿病是血病而兼水也。"气滞血瘀是乳腺癌术后发生淋巴水肿的主要原因。乳腺癌手术损伤元气，淋巴清扫等损伤脉络，导致机体运化水湿功能减弱，津液停留蓄积在患处，而且术后气血疏泄功能失调，经脉瘀阻，血行不利化生成水，从而形成水肿。

三、西医治疗

（一）手法淋巴引流

手法淋巴引流（manual lymph drainage，MLD）是沿着人体淋巴系统解剖和生理路径展开的治疗方法。MLD可促进淤滞的组织液进入初始淋巴管，接着由初始淋巴管进入前集合淋巴管，再进入集合淋巴管，并引导淋巴液一节一节地向近心端流动，最后回到静脉循环。此外，MLD还能减轻组织纤维化，增加患部的免疫防御功能。作为综合治疗的一部分，MLD能够促进淋巴回流代偿通道的建立，使肿胀的肢体恢复正常外形和功能。

（二）药物治疗

在淋巴水肿的药物治疗方面，长期以来应用过的药物包括利尿剂、苯吡喃酮类药物、地奥司明等，但效果均欠佳。近年来，中医中药在治疗淋巴水肿方面的研究越来越多，有充分的证据显示复方中药通过多味药物的协同作用，能够在治疗淋巴水肿和控制炎症方面取得显著效果。

（三）手术治疗

淋巴水肿手术治疗的目的在于降低淋巴系统负荷，提高淋巴系统转运能力。手术方式主要有淋巴生理性引流手术和组织剥离减容手术两种。轻、中度淋巴水肿采用生理性淋巴通路重建的方法可以预防和治疗淋巴水肿；重度淋巴水肿通过减容手术，甚至结合生理性淋巴通路重建也可以获得疗效。多数情况下，手术还不能完全独立于非手术治疗之外，两者互为补充，才能让患者获得最大的临床收益。

第五节　乳腺癌术后肩关节功能障碍

肩关节功能障碍是以患侧肩关节疼痛、僵硬、粘连、运动受限、部分区域感觉异常或丧失、肌力低下等为主要表现的综合征，是乳腺癌术后常见的并发症之一。

一、发病机制

（一）手术因素

人体活动度最大的关节为肩关节，其功能约占整个上肢功能的60%。肩关节的活动与胸大肌、胸小肌的功能密切相关。术中为了获得清晰的手术视野，会牵拉胸大肌、胸小肌及其血管、神经，不可避免地造成神经、血管部分损伤。为了达到根治目的，术中甚至可能切断或切除部分胸大肌、胸小肌及其血管、神经，而术后则可能出现皮瓣与胸壁粘连。以上手术因素在不同程度上降低了胸大肌和胸小肌的功能，又因为其他相关运动肌群无法在短期内代偿胸大肌、胸小肌的功能，所以就造成肩关节活动度受限及肌力下降，进一步形成不同程度的上肢运动性障碍。

胸大肌、胸小肌、背阔肌以及前锯肌等肌肉群受胸内侧神经、胸外侧神经、胸背神经以及胸长神经等支配，若术中损伤了以上神经，相应的肌肉群就可能发生麻痹无力、萎缩、纤维化、挛缩等。胸长神经损伤可导致前锯肌麻痹无力，甚至瘫痪、萎缩，使肩胛骨无法贴胸，当上臂运动时会出现翼状肩。翼状肩会影响患者上肢上举、推拉、搬运重物的能力，严重时甚至影响患者穿衣、梳头等日常生活活动，降低患者的生活质量。肋间臂神经主要支配上臂内侧的感觉功能，术中损伤该神经可能引起患侧上臂内侧的感觉功能失常，表现为麻木、痛觉敏感、烧灼感、紧绷感等，这会影响患者进行患肢功能锻炼的积极性，进而影响患侧上肢功能的恢复。术中避免胸肌神经、肋间臂神经损伤则可减少患者术后上臂感觉和运动障碍的发生，提高患者的生活质量。

有研究显示，乳腺癌术后约有21.4%的患者会出现不同程度的上肢淋巴水肿，行腋窝淋巴结清扫术（axillary lymph node dissection，ALND）的患者比行前哨淋巴结活检术的患者术后发生淋巴水肿的概率要高。有研究报告，在腋窝淋巴清扫术后3年，约有77%的患者会发生淋巴水肿，术后20年，仍有49%的患者可发生淋巴水肿。主要原因是手术摘除了腋窝淋巴结，破坏了腋下至上臂内侧淋巴管，导致淋巴回流受阻，产生淋巴水肿，从而造成患者术后肩关节活动障碍，并且ALND更易形成局部积液，若术中损伤腋窝淋巴管，术后出现淋巴漏等使患者置管时间延长，则影响患者按时正常进行功能锻炼，功能锻炼减少可导致肩关节活动功能障碍，又会加重上肢淋巴水肿，如此形成恶性循环，最终加重患者的上肢功能障碍。

（二）术口愈合不良

若患者术口愈合不良，出现出血、血肿、皮下积液、脂肪液化、感染、皮瓣坏死等术后早期并发症，则可影响肩关节功能恢复。一方面患者肩关节制动时间会延长，功能康复锻炼不能按时正常进行；另一方面患者会因为疼痛或害怕活动影响术口愈合等而不敢活动肩关节，久之会增加肩关节局部组织纤维化、瘢痕挛缩的概率，造成肩关节活动障碍。此外，术口在愈合过程中肌肉和关节周围疏松结缔组织变成致密结缔组织也可致关节挛缩，而肩关节的关节囊、韧带、肌肉、肌腱也可能发生萎缩，术口愈合后局部瘢痕挛缩也会在不同程度上影响患侧肩关节的活动，久之则肩关节会发生失用性萎缩，导致活动功能障碍。

（三）不适当的功能锻炼

乳腺癌患者术后的阶段性功能康复锻炼对患者肩关节功能的恢复和上肢淋巴水肿的防治尤为重要，功能康复锻炼需遵守循序渐进的原则，其起始时间、强度、锻炼方法尤为重要。研究发现，术后早期适当的功能锻炼能有效改善患者全身和局部的血液循环，促进病理产物的清除和吸收，还可以减轻术后疼痛，预防上肢水肿。患者术后按时进行功能锻炼，有利于患肢肩关节功能的恢复，提高患者的生活质量。而在术后7日内（尤其是留置腋下引流管期间）引流液较多、皮下积液较多、皮瓣坏死严重、植皮或行背阔肌肌皮瓣乳房重建术等情况下过早进行涉及肩关节的活动，或过度进行功能锻炼，会影响局部组织的修复和伤口愈合，使患者疼痛加重，患者会因此惧怕功能锻炼，从而影响患者进行功能锻炼的依从性，最终导致患肢的活动障碍。而延迟功能锻炼，就可能使肩关节局部组织的粘连增加，纤维化或瘢痕挛缩形成，从而错失最佳康复时间，导致肩关节和上肢活动功能障碍。

（四）心理因素

积极的心理有利于疾病的康复，乳腺癌患者存在的常见心理问题主要表现为乳房切除后身体意象失调、自尊缺失，部分患者出现性功能障碍、家庭问题。上述问题再加上治疗康复后回归社会所面临的挑战等，会使患者产生抑郁、焦虑、沮丧等负面情绪，而术后辅助治疗带来的毒副作用，容易让患者在日常生活和工作中产生疲劳不适等躯体症状，从而加重患者的负面情绪，这种情绪还会导致患者不积极自主锻炼患肢，影响术后患侧上肢功能的康复效果，从而遗留不同程度的肩关节活动功能障碍。

二、中医病因病机

乳腺癌术后肩关节功能障碍主要表现为上肢疼痛、屈伸不利，肩关节僵硬、活动受限、力量减弱，影响上肢正常运动，可以概括为疼痛和活动障碍两个方面，属于中医学"痹病"范畴。中医认为乳腺癌患者手术及后续相关治疗耗伤了人体正气，引起气血运行失调，经络瘀阻，筋脉失养，从而导致关节不利而发为本病。

（一）疼痛

1. 不通则痛

《素问·痹论》曰："风寒湿三气杂至，合而为痹也。"兰健等认为痹病疼痛的产生与"瘀"最为相关，血液在经脉中行走，与外袭之邪气碰撞交争，正胜则安，邪胜则瘀成，瘀成则痛，痛而为痹。而《类证治裁》言"痹久必瘀"，即痹会加重瘀血的形成，形成恶性循环。乳腺癌手术会损伤人体的正气，人体正气不足，则易受风寒湿三邪的侵袭，寒湿阻滞经络，不通则痛。术中进行腋窝淋巴结清扫时还会损伤肩关节内外的组织，使得血溢脉外，经络气机不畅，气血运行失调，气停则血停，瘀阻经络则会进一步影响全身及患侧上肢的气血运行，使肩关节疼痛更加明显。

2. 不荣则痛

张介宾在《质疑录》中提出"不荣则痛"，认为气血不足，气耗津伤，无以营养肌肤、骨肉、关节等，局部甚至全身就会出现疼痛、麻木的症状。清代余景和在《外证医案汇编》中提出"正气虚则岩"，认为乳腺癌发生的重要病因病机是正气不足，五脏六腑虚弱，气血运行无度，加之感受外邪。由此可见，乳腺癌患者本身就存在气血不足、五脏六腑失和的情况，接受手术治疗后更加耗气伤血，而后续的化疗、放疗、内分泌治疗等进一步使肝肾亏虚、脾胃不和，导致机体脏腑功能失调，气血津液亏虚无以濡养患侧肩臂，于是术区局部及关节就会出现疼痛、麻木不仁等症状。

（二）活动障碍

《素问·痿论》中说："宗筋主束骨而利机关也。"目前引起关节活动障碍的病因病机最主要的是"经筋理论"。经筋与经脉不同，是指十二经脉之气从四肢末端出发，结聚散络于全身筋肉的体系，主要结聚于关节、骨骼，具有联结筋肉、约束骨骼的功能，可保证全身关节的正常活动。陆彦青等同样指出经筋能连接骨骼进行各种活动，而五脏六腑功能失调则会打破经筋的平衡状态。另外有学者认为经筋具有调节血流量的功能。由此可见，若致病因素侵袭经筋，则会破坏人体骨骼、关节、筋肉等组织的正常功能活动，导致关节不利，运动功能受限。乳腺癌手术及术后相关辅助治疗都会使局部乃至全身气血运行不畅，凝滞于局部，造成筋膜挛缩，结聚成病灶点，形成转筋、拘挛、强急等情况；致病因素还会破坏经筋调节血流量的功能，导致无充足津液以濡养关节而出现关节屈曲不利。

综上所述，乳腺癌术后上肢功能障碍系由术后正气受损、气血不足、脏腑失调、经络不畅、血脉瘀阻、经筋损伤而成。

三、西医治疗

（一）减少手术创伤

应根据患者的具体病情，在不增加局部复发和转移风险的情况下选择创伤小的手术方式。随着乳腺癌综合治疗的进展和多学科协作的加深，乳腺癌外科手术范围逐渐缩小，改良根治术因其疗效与标准根治术相当，故现已成为主流手术方式。研究显示，对于早期乳腺癌，施行保乳手术联合放疗的效果等同或优于全乳切除术，T1N0亚组中患者10年总生存率和相对生存率均有所改善，患者生存获益更多。另有研究报告，在前哨淋巴结活检有微转移灶（≤2mm）的早期乳腺癌患者中行豁免ALND，术后辅以腋窝放疗，则患者10年无病生存率与常规行ALND相当；而对于有1~2枚前哨淋巴结宏转移，且同时满足T1、T2的Ⅰ期肿瘤患者，行保乳手术或全乳切除术，术后辅助放疗，包含腋窝及乳腺淋巴引流区域的放疗，可以替代ALND，并且可以避免ALND的并发症。因此临床上针对无保乳禁忌证的患者可根据患者病情选择保乳手术，符合豁免ALND的早期乳腺癌患者可予术后辅助放疗替代ALND。此外，乳腺外科腔镜手术的发展、应用也可减少术中对相应肌肉、血管、神经等的牵拉和损伤，患者术后并发症更少，也可尽早开始功能锻炼，减少术后肩关节功能障碍的发生。

（二）防治术后早期并发症

术中要避免对淋巴管、神经、血管的损伤。术口缝合时适当减少皮肤张力，合理放置引流管，以及术后适当加压包扎可以减少术口感染、皮下积液、皮瓣坏死等术后早期并发症的发生，促进术口愈合。及时处理术后出现的早期并发症也是预防患肢肩关节功能障碍的重要措施。术后应关注患者术口、局部血运等情况，及时处理感染、皮下积液，避免皮瓣坏死等术后并发症，以减少因术后并发症导致功能锻炼延迟而影响肩关节功能恢复的情况。

（三）功能康复锻炼

乳腺癌患者术后的结构化、阶段性功能康复锻炼对防治肩关节功能障碍和淋巴水肿至关重要，也是目前功能康复最有效和接受程度较高的方法。其模式包括针对患侧肢体的适应性功能锻炼、后期全身的有氧运动锻炼、上肢渐进的负重力量锻炼。功能康复锻炼的关键在于开始的时间及运动强度。关于功能康复锻炼开始的时间，有研究建议术后第1日即可开始，在1周内逐渐增加锻炼强度，并在术后1周或拔除引流管后坚持6～8周的上肢主动拉伸、伸展锻炼，逐渐扩大上肢活动范围至上肢活动功能完全恢复，而患肢渐进式阻力运动可在术后4～6周从轻重量开始，循序渐进，以防止瘢痕过度挛缩影响上肢功能的恢复。也有研究认为，术后过早开始功能锻炼，特别是肩关节活动会导致伤口引流液和引流持续时间增加，此时需延缓肩关节的伸展活动，以助于引流液排出。周扬等认为术后3个月是上肢功能恢复的关键时期，此时积极进行功能锻炼，患者上肢各方位的活动能力可获得最大程度的恢复，而术后2个月则需进行上肢负重力量锻炼和全身有氧锻炼，这样不仅可以维持肩关节功能，还能增强心肺功能，提高身体素质。结合国内外相关治疗指南，一般术后7日内尤其是留置引流管期间应严格限制患者肩关节的外展活动，应在医护人员的指导下，于术后1～2日开始练习患肢握拳、屈腕等活动，而后逐渐过渡到前臂屈伸运动，以及用健肢托患肢触摸对侧肩、同侧耳朵等活动；术后8～10日拔除引流管后，可适当进行肩关节的外展、屈伸活动，渐进进行爬墙、器械锻炼等，在疼痛能耐受、不影响伤口愈合的情况下，鼓励患者逐渐扩大上肢活动范围并增强运动强度。经正确的功能康复锻炼，患者的肩关节功能可在1～2个月恢复至术前水平。此后，嘱患者尽快恢复以前的日常活动，每周至少进行150min的中等强度或75min的高强度有氧运动（如太极拳、瑜伽、游泳等），以及至少2日的适度肌肉力量锻炼。对于年老体弱或有慢性病的患者，可适当调整运动时间、运动方式和运动强度。上述锻炼可有效促进患肢功能恢复，缓解疲劳等躯体症状，改善睡眠，缓解焦虑、抑郁等负面情绪，有利于患者术后全身机能的恢复。

（四）防治淋巴水肿

研究显示，乳腺癌术后患者中约有21.4%会出现上肢淋巴水肿。腋窝淋巴结清扫及放射治疗常导致患者上肢出现不可逆的淋巴水肿，严重的淋巴水肿是一种致残率较高的不可治愈的疾病，严重限制了患者日常生活和工作的能力，使患者在日常活动中易产生挫败感，降低了患者的生活质量。目前针对淋巴水肿的治疗并无特效药，病变组织切除、负压抽吸、淋巴结移植、淋巴-静脉系统吻合术等的疗效尚不确切，有待更多临床研究证实。现阶段，综合消肿治疗是临床医生普遍认可的淋巴水肿康复治疗手段，也被推荐为淋巴水肿的标准疗法。该疗法主要包括针对患肢的手法淋巴引流、上肢弹性压力包扎、积极主动的运动锻炼、患肢皮肤的护理、对患者的宣传教育5个部分。手法淋巴引流可以激活淋巴系统，促进淋巴液向组织间隙的回流，排出多余的水分，减轻水肿。当患者出现轻度水肿时，建议给患者穿戴弹力袖套或使用弹力绷带、抬高患肢使患肢高于心脏水平以帮助液体排出。在强调功能锻炼的同时应加强对患者的宣传教育和皮肤护理管理，注意保护患侧上肢，预防感染，避免在患肢进行抽血、注射等有创性操作；避免烫伤、强光照射等高温环境对皮肤的伤害；避免患侧卧位、紧身衣等对患肢的挤压；避免患肢负重和过度疲劳。淋巴水肿的预防尤为重要。

综上所述，针对乳腺癌患者术后肩关节功能障碍的药物及手术治疗效果欠佳，目前西医方面主要以预防及功能康复锻炼为主，功能锻炼对乳腺癌术后康复尤其重要，康复效果直接影响患者的生活质量。然而长期的临床观察显示，目前单纯上肢功能锻炼的效果受患者依从性的影响较大，患者更关注术后的辅助治疗而容易忽视功能锻炼，这导致部分患者康复效果欠佳，影响肩关节功能的恢复。

第五章 中医药在乳腺癌围手术期康复中的临床应用研究

中医药疗法对乳腺癌的术后康复也发挥着巨大的作用。中医药疗法包括中医内治法和中医外治法两大类。手术会对患者的机体和心灵造成创伤，如术中失血、伤口愈合不良、术后疼痛、患侧肩关节功能障碍、患侧上肢淋巴水肿、睡眠障碍等，在这一时期，中医可以通过中药汤剂内服的中医内治法，以及耳穴压豆、穴位敷贴、针灸、拔罐、刮痧、中药熏洗、沐足、中药封包等多种多样的中医外治法，促进患者机体的康复，提高机体免疫力，减少术后并发症，同时显著改善患者的不良反应，减少患者的负面情绪，提高患者的日常生活质量。大量的临床研究和实践证明，中医药疗法是可以全程参与到乳腺癌的围手术期当中的。

第一节 乳腺癌围手术期常用的中医药治疗

一、中医内治法

中医内治法即口服中药疗法，是内服汤剂、丸剂、散剂、膏方等中药方剂的一种治疗方法。《外科正宗》曰："忧郁伤肝，思虑伤脾，积想在心……聚结成核。"指出乳房疾病的发生主要病因为七情所伤，尤其与肝、脾、心三脏联系最为密切。乳腺癌的发病与情志不畅、肝气郁结有关，贺宏伟的研究显示丹栀逍遥散能显著改善肝郁化火型乳腺癌患者的焦虑、抑郁症状，提高患者的生活质量，并且对比西药氟哌噻吨美利曲辛片的治疗，中药治疗的副作用更少。曹欣的研究显示，柴胡加龙骨牡蛎汤化裁能显著改善乳腺癌术后患者的睡眠质量，提高患者的生活质量。孙佑虔等的研究提示，在常规综合治疗的基础上，运用黄芪桂枝五物汤化裁治疗乳腺癌术后上肢淋巴水肿，能显著改善患者的肩关节活动障碍，减轻上肢疼痛、肿胀的程度。

二、中医外治法

（一）灸法

艾灸是在中医经络学说的指导下，将艾绒燃烧后进行直接灸或隔物灸，使热力作用于体表的穴位产生温热刺激，温热刺激循经传导，可疏通经脉，活血散结，促进气血运行。莫张扬等在功能锻炼基础上应用隔姜百笑灸治疗乳腺癌术后患侧上肢功能障碍患者，治疗后对患侧的肩关节活动度及握力进行测量，结论是采用隔姜百笑灸治疗的患者术后上肢功能恢复情况比单纯进行功能锻炼的患者好，说明艾灸对促进术后肩关节功能恢复有一定的疗效。

孙莉及左亚芹等探讨艾灸对乳腺癌改良根治术后患者患侧肢体功能康复的效果时发现，艾灸联合功能锻炼对术后肩关节功能及握力的改善优于单纯功能锻炼，能够加快患肢的功能恢复。陈晓洁及韩淼将70例术后肩关节功能障碍的患者分成两组，对照组接受常规护理，治疗组在常规护理的基础上接受肩关节区可控温灸疗。结果显示，治疗组在术后1个月±1周、术后3个月±1周时肩关节各个方向的活动度均优于对照组。

研究发现艾灸可显著改善晚期乳腺癌患者的疲劳指数，同时可提高患者的生活质量（KPS）评分，艾灸还具有一定的升白细胞的作用，可调节患者的免疫状态。刘晓芳等的研究显示，温针灸能有效改善乳腺癌术后患者的水肿症状，随着患者水肿症状的减轻，患者抑郁、焦虑等负面情绪得到缓解，同时生活质量得到提高。边双林总结了针灸治疗乳腺癌癌性疼痛的取穴特点，其中膈俞、乳根、支沟、大陵、列缺应用最广。

（二）针刺治疗

巴西Giron教授等应用针灸治疗乳腺癌患者术后肢体功能障碍，结果显示患者肩关节功能恢复效果显著，治疗组的患者在屈曲、外展、内外旋等各个方向运动的改善均优于对照组。丛国红、朱晓平等研究发现，苍龟探穴法可以使局部紧张的肌肉得到松解，并且能辅助患肢功能的恢复，针刺后患肢的活动幅度较前明显增大，且安全性高，具有较高的临床应用性。陈力认为，短针浅刺法可以降低患者在治疗时的痛苦，帮助他们克服心理上的恐惧。短针浅刺法与普通针刺相比，疗效差别不大，且更易为患者所接受，操作方便，因此临床上在治疗肩关节功能障碍时可考虑广泛应用。俞剑虹、李石良认为，动态针刺法与小针刀具有相同的功效，可松解粘连，促进肢体功能障碍的恢复，且针刺时患者的疼痛感降低，实施针法时灵活多变，具有良好的疗效并能减少患者的恐惧感。陈俊军认为，透刺法可以促进局部的血液循环，加快新陈代谢的速度，加快致痛物质的清除，加快导致感染的物质的吸收，使肩关节功能的恢复加快，从而使经气通利，通则不痛，且透刺法在减少治疗时间和提高治愈率等方面均高于普通的针刺方法，适用于术后肩关节功能障碍的恢复。

（三）推拿

推拿中的经筋手法具有活血化瘀、舒筋活络的作用，可改善周围软组织的微循环，起到松解粘连的作用。张双强认为，乳腺癌术后上肢功能障碍本质上属于经筋病，对于乳腺癌术后上肢的局部疼痛，可利用"以痛为腧"的理论进行局部点按治疗，利用分筋理筋的手法缓解疼痛，其机制在于加强局部血液循环，促进炎症消退。吴玢等在常规功能锻炼的基础上结合穴位推拿治疗乳腺癌术后肩关节功能障碍，结果显示结合治疗组的有效率为90%，而对照组的为72.5%，表明穴位推拿能够促进乳腺癌术后肩关节功能的恢复。孙士青在对照组常规护理和心理干预的基础上，对治疗组的患者取神门、皮质下及肝等穴位，以揉、点的方式进行按摩，结果显示术后予穴位按摩中医护理的患者比术后予常规护理的患者并发症的发生率低。黄芬选取80例患者分成两组，一组只接受常规功能锻炼，一组在常规功能锻炼的基础上接受穴位推拿，结果显示穴位推拿组患者术后患肢的活动功能恢复率明显优于对照组。

（四）古本易筋经

古本易筋经具有系统性疏调十二经脉及任、督二脉的功效，《灵枢·海论》指出："夫十二经脉者，内属于脏腑，外络于肢节。""经脉者，所以行血气而营阴阳，濡筋骨，利关节者也。"可知经脉具有联系脏腑、沟通内外、运行气血、濡养全身、促进关节活动的作用。乳腺癌术后患者的病机以气血阴阳亏虚为主，而古本易筋经预备式可疏调任、督二脉，具有放松全身筋骨、伸筋拔骨、舒展肢体的功效，还可调节全身气血阴阳。研究亦发现"托天桩"动作可改善督脉循行区域浅表微循环，促进血液循环，增强体质，这些都有利于患者的康复。乳腺癌手术需要切除乳腺肿瘤或整个乳房、邻近的部分肌肉以及腋窝淋巴结等组织，会损伤循行于胸部、腋窝、上肢的经脉及其附属的经筋。手太阴肺经、手少阴心经、手厥阴心包经皆沿上肢内侧循行分布，位于乳腺癌手术创伤的范围内，其受损后的症状与乳腺癌患者术后出现的肩关节粘连、疼痛、活动障碍，上臂内侧的疼痛麻木、肌肉萎缩等症状吻合。古本易筋经中韦陀献杵势、摘星换斗势、三盘落地势分别通过对上肢的充分外展、上举、手向上顶、下探等动作，疏导手三阴经脉。《素问·痿论》曰："宗筋主束骨而利机关也。"心在志为喜，而手三阴经内合心、肺等脏腑，因此疏导经络在改善局部的拘紧掣痛和关节活动的同时，还可以调节患者的情志，增强心、肺二脏的作用，改善患者的心肺功能，促进患者身体机能的恢复。古本易筋经具有分经导引的特点，其十二势导引法可以疏调十二经脉及任、督二脉的气血运行。从经脉、脏腑而言，练习古本易筋经能使十二经脉通畅，气血运行调和，不仅有利于乳腺癌术后患者上肢功能的恢复，还可增强脏腑功能，提高身体机能，改善乳腺癌术后患者出现的失眠、焦虑、抑郁等全身状态，是一种涉及全身心的锻炼功法。

（五）外敷膏药

外敷膏药是最为常见的中医外治法之一，其中双柏散、双柏油膏在乳腺癌围手术期的应用最为广泛。朱群芳等以双柏散外敷治疗关节痛取得94.6%的总有效率，且临床护理组总满意度也明显高于常规护理组。林关聪等将双柏膏热敷配合局部封闭与麝香追风膏外贴配合局部封闭分别应用于两组肩关节周围炎患者，结果显示双柏膏热敷配合局部封闭的有效率及复发率明显优于对照组，具有良好的止痛效果并且降低了复发率。在乳腺癌术后上肢水肿的治疗中，双柏散也发挥着重要的作用。李珍等在常规治疗的基础上结合双柏散外敷治疗乳腺癌术后上肢淋巴水肿，对比单纯常规治疗组，不仅促进了上肢淋巴水肿的消退，缩短了康复时间，还明显改善了疼痛等主观症状，疗效确切。刘晓媚等在常规护理的基础上加上外敷双柏散及红外线照射治疗乳腺癌术后上肢功能障碍患者，结果显示治疗组疗效优于常规护理组。

第二节　电针治疗乳腺癌相关肩关节功能障碍的临床应用

乳腺癌术后出现的肩关节功能障碍是临床上较为常见的并发症，临床上主要以肩关节疼痛、活动范围受限，日久患侧上肢肌力减退等症状为主，由此导致的日常生活活动能力下降是困扰患者的主要原因，给患者带来巨大的心理压力。目前针对本病没有统一的诊断标准及有效的治疗方法，因此，寻求有效的防治本病的方法具有重要的意义。

祖国医学在诊断本病时同样缺乏统一的标准，本病所出现的症状与肩周炎相似，因此可以依照肩周炎的治疗方法辨证论治，例如中药治疗、功能锻炼、针灸等，在治疗肩周炎中具有良好的疗效。电针疗法治疗肩关节功能障碍具有操作简单、疗效显著、费用低廉、不良反应少等优点，但在治疗乳腺癌相关肩关节功能障碍中仍然存在不足之处，例如缺乏系统的科研设计，多为验案总结和临床观察，并且目前尚没有统一的辨证分型标准和疗效评定标准等，导致治疗结果的可比性和重复性差，不利于更加深入的临床研究。因此，设计科学、严谨的临床试验，辅以现代医学的疗效评价指标，对电针治疗乳腺癌相关肩关节功能障碍的作用进行临床研究，有利于探讨更为合理的治疗方案，提高临床疗效，从而提高乳腺癌术后患者的生活质量。

一、研究方法

（一）研究对象

本研究中所有收集的病例均来自广州中医药大学第一附属医院乳腺科住院部。

1. 纳入标准

（1）乳腺癌术后拔除引流管第1日的患者。

（2）乳腺癌术后同侧出现肩关节功能障碍症状并符合肩关节功能障碍诊断标准的患者。

（3）患者知情、同意。

2. 排除标准

（1）孕妇。

（2）术前同侧肩关节有外伤及肩周炎未痊愈者。

（3）既往有晕针病史，无法接受针刺治疗者。

（4）糖尿病、皮肤病及严重的感染性疾病等全身性疾病患者或精神疾病患者。

（5）不接受电针治疗者。

3. 病例剔除、中止标准

（1）未记录、观察到结果或结果记录不完整者。

（2）门诊或病房脱落病例。

（3）接受针刺治疗时未按照既定要求接受针刺者。

（4）在治疗过程中遭受外伤或突发其他严重疾病等可能干扰观察结果的患者。

（5）认为本研究的调研方法违背伦理道德或超出预订费用的患者。

（二）治疗方法

1. 分组

将患者随机分为电针组（治疗组）31例和非电针组（对照组）31例进行对照。所有入组的患者均在接受功能锻炼的基础上进行电针治疗。

2. 操作器械

一次性无菌针灸针，规格0.25mm×40mm（1寸半）；电针仪，型号G6805-2A。

3. 取穴方法

参照中国中医药出版社2004年出版的《针灸治疗学》中肩周炎治疗方法取穴：肩髃（患侧）、肩贞（患侧）、天宗（患侧）、曲池（患侧）、手三里（患侧）、合谷（双侧）。

4. 疗程

常规取穴，穴位局部常规消毒后用一次性无菌毫针针刺，进针后捻转提插，得气后用平补平泻法，后接电针仪，采用连续波、高频（100Hz）刺激10min后改为低频（2Hz），共刺激15min，强度15±2mA，具体强度据患者的耐受程度而定，每日1次，留针30min，每7日为1个疗程，连续治疗2个疗程，疗程间隔为3日。记录对照组第1、第18日的观测指标，填写肩关节功能评价量表。

（三）观察指标

1. 肩关节疼痛评分

采用视觉模拟评分法测量受试者主观疼痛感觉，并根据所测结果进行评分（图5-1、表5-1）。

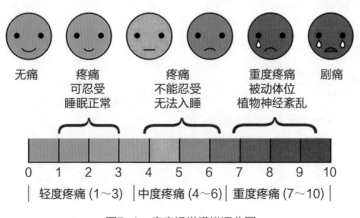

图5-1 疼痛视觉模拟评分图

表5-1　疼痛视觉模拟评分表

疼痛分级	分值/分
无痛	视觉比量评分为0～1（不包括1）
轻痛	视觉比量评分为1～4（不包括4）
中痛	视觉比量评分为4～7（不包括7）
重痛	视觉比量评分≥7
剧痛	

2. 肩关节活动度评分

运用各种工具包括尺子、量角器等对肩关节、肘关节和腕关节各方位运动包括屈、伸、外展、内外旋、环转等功能进行标准化测量（表5-2）。

表5-2　肩关节活动度评分表

分值/分	6	5	4/3*	2	1	0
前屈	＞150°	149°～120°	119°～90°	89°～60°	59°～30°	＜30°
外展	＞150°	149°～120°	119°～90°	89°～60°	59°～30°	＜30°
外旋		＞60°	59°～40°	39°～20°	19°～10°	＜10°
内旋		＞60°	59°～40°	39°～20°	19°～10°	＜10°
后伸			＞45°	44°～30°	29°～15°	＜15°

*：前屈、外展为4分，外旋、内旋、后伸为3分。

3. 肌力分级

据中国中医药出版社2007年出版的《中医骨伤科学》将肌力分为以下6级：

0级：完全瘫痪，不能做任何自由运动。

Ⅰ级：可见肌肉轻微收缩。

Ⅱ级：肢体能在床上平行移动。

Ⅲ级：肢体可以克服重力，抬离床面。

Ⅳ级：肢体能做对抗外界阻力的运动。

Ⅴ级：肌力正常，运动自如。

4. 日常生活活动能力评分

根据"日常生活活动能力评分表"进行日常生活活动（activities of daily

living，ADL）能力评分（表5-3）。

表5-3　日常生活活动能力评分表

项目	得分/分		
	容易完成	可以完成，但很困难	无法完成
穿上衣	5	3	0
梳头	5	3	0
翻衣领	5	3	0
系围裙	5	3	0
使用手纸	5	3	0
擦对侧腋窝	5	3	0
系腰带	5	3	0

5. 局部形态评分

依据肩关节有无脱位、畸形、假关节形成及其严重程度进行评分，最高5分。

无异常：5分。

轻度异常：3分。

中度异常：2分。

重度异常：0分。

6. 肩关节功能总体评分的比较

将患者治疗前与治疗后所有症状的评分之和进行比较，从而对患者肩关节整体恢复状况进行评估。

7. 疗效评价标准

采用国家中医药管理局在1994年发布的《中医病证诊断疗效标准》对肩关节功能障碍进行疗效评价。

治愈：肩周围的疼痛完全消失，肩关节的功能恢复到正常水平。

显效：肩周围的疼痛有显著的缓解，肩关节的活动范围大致恢复到正常水平。

无效：肩周围的疼痛及关节活动范围均未见改善，甚至加重。

治愈率：治愈病例在总病例数中所占的比率。

显效率：显效病例在总病例数中所占的比率。

好转率：治愈率与显效率的总和。

无效率：无效病例在总病例数中所占的比率。

8. 观察时间

于引流管全部拔除的第1日、第18日收集入组患者信息并填写记录表。

二、研究结果

（一）治愈率统计

本研究符合纳入标准的患者共62例，其中脱落病例5例；最后共收集患者57例，治疗组28例，对照组29例。两组治愈率合计10.5%，好转率为96%，无效率为3.5%。治疗组共28例患者，经电针治疗后，治愈4例，好转24例，治愈率为14.3%；对照组治疗后治愈2例，显效25例，无效2例，治愈率为6.9%。

（二）肩关节活动范围

治疗后两组间比较$P<0.05$，治疗组肩关节活动范围的恢复优于对照组。对照组与治疗组组内治疗前后比较$P<0.05$，提示两组患者治疗后肩关节活动范围均较前好转。

（三）肩关节日常生活活动（ADL）

治疗后两组间比较$P<0.05$，治疗组ADL的恢复优于对照组；两组组内治疗前后比较$P<0.05$，提示两组患者治疗后较治疗前ADL均有好转。

（四）肌力及局部形态

患侧肌力及关节形态的变化经统计学分析后发现，两组间比较$P>0.05$，无统计学意义。

（五）肩关节功能障碍

治疗后的总评分显示，治疗组治疗后平均分为96.50 ± 2.93，对照组治疗前后平均分为89.68 ± 3.80，两组间比较$P<0.05$，提示治疗组疗效优于对照组。治疗组与对照组两组组内治疗前后比较$P<0.05$，由此可见，治疗组与对照组两组患者的肩关节功能治疗后均有好转。

（六）肩关节疼痛

治疗后两组肩关节疼痛的比较$P<0.05$，提示治疗组疼痛症状的缓解优于对照组。经治疗后，两组组内治疗前后比较$P<0.05$，提示两组在研究期间肩关节疼痛症状均有好转。

三、结论

本研究中，治疗组与对照组的患者均在功能锻炼的基础上进行治疗与观察，经统计学分析，两组患者的年龄、手术方式及体重等均无统计学差异。因此，本研究中影响两组患者肩关节功能的基线水平一致。

（1）在相同方式的功能锻炼的基础上，本研究治疗组中的28例患者，治愈率为14.3%，显效率为5.8%；对照组中的29例患者，治愈率为6.9%，显效率为85.7%。统计分析显示$P<0.05$，提示治疗组的治愈率及好转率优于对照组，因此电针疗法可提高乳腺癌术后患者肩关节功能的好转率。

（2）本研究结果显示，治疗组和对照组患者治疗前后肩关节疼痛症状均有好转，且治疗组的好转率高于对照组。现代医学认为，针刺可通过高位中枢传入途径，刺激脑垂体，使之释放内源性鸦片样物质、5-羟色胺、乙酰胆碱等神经介质，达到镇痛的效果。合谷、曲池、肩髃皆为手阳明经穴，分别位于腕、肘和肩部，3穴相配是临床治疗上肢痛证的重要组穴。《席弘赋》云"曲池两手不如意，合谷下针宜仔细""手连肩脊痛难忍，合谷针时要太冲"，《胜玉歌》云"两手酸痛难执物，曲池合谷共肩髃"，点明了合谷、曲池、肩髃可以治疗上肢部酸重疼痛、难以屈伸、运动障碍等属于痹病之类的症状，发挥疏通经脉、祛邪外出的功能。

（3）治疗前两组患者的肩关节活动范围并无统计学差异，治疗组经功能锻炼+电针治疗后，活动范围较前好转；对照组经单纯的功能锻炼后，活动范围亦较前好转，经统计分析，治疗组患者肩关节活动范围的改善优于对照组。乳腺癌术后出现的肩关节功能障碍主要是因"不通"所致，以经络运行不畅、气血津液阻滞为主，电针疗法的干预除在心理上给患者以安慰外，同时局部的刺激可促进局部的血液循环，促进局部组织的恢复，以及局部粘连组织的吸收，因此治疗组的疗效较对照组显示出一定的优势。

（4）治疗组与对照组的日常生活活动能力均有好转，且治疗组的恢复优于对照组。这是因为生活活动能力受限主要是受肩关节疼痛和活动范围受限影响，在以上两组症状缓解后生活活动能力也会在很大程度上得到恢复。

（5）经电针治疗，乳腺癌术后患者肩关节周围肌力及局部形态均未发生明显的改变，其原因可能与发病时间短、患肢得到及时的功能锻炼等相关因素有关。

（6）本研究中治疗组患者在治疗及观察过程中均未出现晕针现象，患侧肩关节未出现红、肿、热、痛的症状，针刺后患侧上肢未发现水肿等情况，有5例患者出现皮下出血，马铃薯片外敷后症状消失，对临床疗效无影响。

四、讨论

手术治疗是目前乳腺癌的主要治疗措施之一。乳腺癌手术所导致的肩关节功能障碍明显降低了患者的生活质量，目前临床上对此尚没有快速有效的治疗方法。

本研究通过对2012年6月至2013年3月在广州中医药大学第一附属医院住院部接受乳腺癌手术的患者进行临床研究，初步探讨了电针治疗乳腺癌术后肩关节功能障碍的效果，结果发现：首先，电针在治疗乳腺癌术后肩关节功能障碍方面能够取得良好的效果；其次，通过科学合理的功能锻炼，乳腺癌术后出现的肩关节功能障碍有自愈倾向，因此患者在接受乳腺癌术后一定要进行适当的功能锻炼；最后，在相同时间内治疗组症状缓解率明显优于对照组，提示电针可以明显加快乳腺癌术后患者患侧上肢功能的恢复。

第三节　肩关节功能锻炼联合推拿和五味双柏散外敷在乳腺癌术后肩关节功能障碍中的应用

乳腺癌术后肩关节功能障碍与手术方式、伤口愈合情况、是否接受放疗、有无进行正确的功能锻炼、心理状态等多种因素相关，西医防治重在预防，治疗上因药物治疗及手术治疗的疗效不确切而无法推广，目前以功能锻炼为主要方式。但是长期的临床观察表明，很多患者对肩关节功能锻炼的依从性较差，影响了肩关节活动功能的完全恢复，故越来越多的学者开始关注中医药在乳腺癌术后肩关节功能障碍方面的应用。本研究旨在通过对比中医综合治疗组（在肩关节功能锻炼基础上联合推拿和五味双柏散外敷的中医综合外治法）与对照组（单纯进行肩关节功能锻炼）的乳腺癌术后肩关节功能障碍患者肩关节功能的变化情况，评价中医综合治疗的效果和安全性。

一、研究方法

（一）研究对象

广州中医药大学第一附属医院门诊或住院部诊断为乳腺癌术后肩关节功能障碍的患者。

1. 纳入标准

（1）乳腺癌手术2周后的患者。

（2）乳腺癌肩关节功能评价量表评分（Constant-Murley score，CMS）＜70分者。

（3）自愿参加研究并签署书面知情同意书者。

2. 排除标准

（1）妊娠期、哺乳期妇女。

（2）术前同侧肩关节有外伤及肩周炎未痊愈者。

（3）其他原因如恶性肿瘤扩散或慢性感染造成术后肩关节疼痛、活动障碍者。

（4）患有皮肤病及严重感染性疾病等全身性疾病患者或精神疾病患者。

（5）3个月内参加过其他临床研究者以及不能配合本临床研究者。

（6）不接受推拿手法治疗者。

3. 病例剔除、中止标准

（1）出现严重不良反应导致中途中断治疗者。

（2）门诊或病房脱落病例。

（3）未记录观察结果者或结果记录不完整者。

（4）在治疗过程中遭受外伤或突发其他严重性疾病等可能影响观察结果的患者。

（5）研究期间自行退出者。

（二）分组治疗

1. 中医综合外治组（治疗组）

中医综合外治组（治疗组）25例患者在肩关节功能锻炼的基础上进行推拿治疗和五味双柏散外敷治疗。

（1）患者取平卧位，予TDP照射灯照射术侧肩部15min。

（2）治疗者立于患者术侧，患侧上肢稍外展，于患侧肩部皮肤上涂润滑剂

（凡士林、红花油均可），以手掌在患侧肩关节、腋窝及术口表面区域进行上下来回按擦，以透热为度，时间3～5min。

（3）沿患侧颈部向下对患肩周围、腋窝及术口表面区域施以揉法，要求用力均匀、柔和，由上至下，时间10min。

（4）以双手指腹对颈肩、上臂、腋窝下、术口表面区域的肌肉筋膜、韧带等进行由上至下、由轻到重的提拿，并采用分筋拨筋手法，对粘连、挛缩的肌腱进行弹拨，时间10～15min。

（5）"以痛为腧"，对上述区域的疼痛点进行点压，至出现胀、麻、酸、痛为止，每个疼痛点1～2min。

（6）取坐位，术者站于患者术侧，松弛肩关节：①使患侧上肢处于外展、内旋状态。术者左手手掌置于患肩肱骨头上方，右手拇指、食指分别放于肱骨下端内外侧，以手掌由内向外持续推肱骨，左手持续向下牵引肱骨约10s，使肱骨头在关节盂内滑动，注意保持牵引力与肱骨长轴在同一轴线上，然后放松。重复5次。②术者一手握住患者患侧上肢的腕部或肘部，使上肢慢慢上举，并使肩关节上举的角度逐渐加大，在患者所能承受的最大角度处停留5s。所有动作以患者能承受为度，动作宜缓慢而有力，手法切忌粗暴，以免造成新的损伤。

（7）取100g五味双柏散（配制单位：广州中医药大学第一附属医院；规格：100g/包；主要功效：活血祛瘀，消肿止痛），加入等量的开水与20g蜂蜜调至糊状，在微波炉上加热，冷却至45℃敷于疼痛最明显处，持续外敷6h。

以上治疗每次40～60min，每周2次为1个疗程，总共4个疗程。患者接受相应干预措施1个月后，继续进行肩关节功能锻炼，持续3个月。

2. 单纯功能锻炼组（对照组）

单纯功能锻炼组（对照组）25例患者单纯进行肩关节功能锻炼。

（1）前伸运动。腰背挺直，双手自然下垂于两侧，慢慢上举，保持肩、肘、腕关节在同一直线上，伸至可耐受的最高点，停留5s，缓慢放下，重复3次。

（2）后伸运动。腰背挺直，双手自然下垂于两侧，慢慢向后背伸，保持肩、肘、腕关节在同一直线上，伸至可耐受的最高点，停留5s，缓慢放下，重复3次。

（3）外展运动。腰背挺直，双手自然下垂于两侧，两手臂向两侧外展，保持肩、肘、腕关节在同一直线上，外展至可耐受的最高点，停留5s，再双手叠加于脑后，两肘在前面开合，注意保持两肘的高度一致，开、合均停留5s，重复3次。

（4）吊环运动。将患肢抬高上举，肘关节伸直，并以肩关节为中心做向前向后的旋转运动，重复10次。

（5）压壁运动。腰背伸直，离墙适当距离，双手压墙壁，支撑身体，屈伸肘部，屈、伸均停留5s，重复3次。

（6）爬墙运动。面对墙壁，分足而立，使手掌贴于墙壁，开始指尖平双肩的高度，然后利用手指的屈伸活动，使上肢向上移，移至可耐受的最高点，停留5s，重复3次。

以上运动患侧和健侧应共同用力，避免用力差别。爬墙运动应在最后进行。许多患者感到疼痛或锻炼时产生疼痛就害怕，因此，所有动作均应在疼痛可耐受的范围内进行。每日进行2次，持续1个月。

（三）观察内容及评价指标

1. 一般临床资料

收集患者的年龄、手术时间、手术方式、腋窝淋巴结处理方式、治疗前术侧肌力、肩关节疼痛程度、肩关节活动度、关节形态、日常生活活动能力的资料。

2. 观察指标

（1）肩关节疼痛评分：采用疼痛视觉模拟评分法作为测量受试者主观疼痛感觉的标准，并根据所测结果进行评分。

（2）肩关节活动度评价：运用各种仪器包括尺子、量角器等对肩关节各方位运动包括前屈、后伸、外展、内旋、外旋等功能进行标准化测量评估，据"肩关节功能评价量表"对肩关节活动范围进行评分。

（3）评估肌力情况：根据中国中医药出版社2007年出版的《中医骨伤科学》，将肌力分为6个级别，并进行评分。

（4）据"肩关节功能评价量表"进行日常生活活动能力评分。

（5）据"肩关节功能评价量表"进行肩关节局部形态评分。

（6）肩关节功能总体评分的比较：根据以上5项观察指标的评分，计算患者治疗前与治疗1周、2周、3周、4周时的所有症状得分之和。

以上资料均在治疗前、治疗1～4周时及随访1～3个月时收集，并分别记录两组患者治疗期间出现的不良反应，对治疗组和对照组的结果进行统计分析。

3. 疗效评定标准

（1）采用国家中医药管理局在1994年发布的《中医病证诊断疗效标准》对肩关节功能障碍进行疗效评定。

（2）肩关节活动度总分为25分，得分越高，说明肩关节活动度恢复得越好。

（3）日常生活活动能力总分为35分，得分越高，说明日常生活活动能力恢复得越好。

（4）疼痛疗效评定总分为10分，得分越低，说明疼痛越小。

（5）肩关节功能总积分为100分，得分越高，说明肩关节总体功能越好。

4. 信息分析方法

（1）描述性分析。对患者的年龄、手术时间、手术方式、腋窝处理方式、治疗前术侧上肢肌力、肩关节疼痛程度、肩关节活动度、关节形态、日常生活活动能力的评分情况进行分析。

（2）对比分析。分别对治疗组和对照组治疗1～4周及随访1～3个月时肩关节功能障碍的改善情况与治疗前进行比较，评价两组治疗手段是否有效，再将两组数据进行组间对比，评价其疗效差异；另外对比肩关节障碍各个症状改变情况及不良反应的发生率。

5. 统计分析方法

将患者的基本资料、试验观察指标等数据真实、详细记录下来，原始数据用Excel进行录入，采用SPSS 25.0统计软件进行分析。因所有数据均为重复测量所得，故先行重复测量的方差分析，若$P<0.05$，则对每个时间点的两组数据进行相关比较；若$P>0.05$，则对两组数据进行总体分析。计量资料先进行方差齐性检验及正态性检验，若方差齐且满足正态分布，则采用t检验；若方差不齐或呈不满足正态分布，则采用秩和检验。计数资料用百分比表示，采用卡方检验，若$P<0.05$，则表示差异具有统计学意义。

6. 病例中止和脱落情况

本研究初始入组人数为两组各25人，治疗组1人失访，对照组1人自行退出研究，1人因同时接受针灸治疗而剔除，故最终治疗组共纳入24人，对照组共纳入23人。

二、研究结果

（一）患侧肩关节功能总积分比较

1. 组内比较

治疗前治疗组和对照组的平均肩关节功能总积分分别为 60.25 ± 10.43、64.39 ± 5.67，从接受干预措施的第1周起两组的肩关节功能总积分均呈增加趋势，经统计学处理，差异具有统计学意义（$P < 0.01$）。

2. 组间比较

两组患侧肩关节功能总积分在治疗1周后无统计学差异（$P > 0.05$），但在治疗2~4周及随访1~3个月时均显示出明显差异，经统计学处理，$P < 0.05$，差异具有统计学意义。

（二）患侧肩关节疼痛评分比较

1. 组内比较

治疗前治疗组和对照组的平均肩关节疼痛评分分别为 5.75 ± 1.78、5.61 ± 0.9，从接受干预的第1周起，两组的肩关节疼痛评分均呈下降趋势，且均在第1周治疗后出现差异，经统计学处理，差异均具有统计学意义（$P < 0.05$）。

2. 组间比较

两组患侧肩关节疼痛评分在治疗1周后无统计学差异（$P > 0.05$），但在治疗2~4周及随访1~3个月时均显示明显差异，经统计学处理，$P < 0.05$，差异具有统计学意义。

（三）患侧肩关节功能活动度比较

1. 组内比较

治疗前治疗组和对照组的平均肩关节活动度积分分别为 13.04 ± 3.17、14.26 ± 2.43，接受干预的第1周后两组的肩关节活动度积分均呈上升趋势，且均在第1周治疗后出现差异，经统计学处理，差异均具有统计学意义（$P < 0.05$）。

2. 组间比较

在治疗第1周、第2周后两组间平均肩关节活动度积分无统计学差异（$P > 0.05$），而在治疗第3周后实验组的肩关节活动度积分较对照组显著增加，经统计学处理，$P < 0.05$，差异具有统计学意义。在随访1个月后实验组的肩关节活动度积分仍与对照组有明显差异，经统计学处理，$P < 0.05$，差异具有统计学意义，但在随访2~3个月后，两组间平均肩关节活动度积分均无统计学差异

（$P>0.05$）。

（四）患侧肩关节日常生活活动能力比较

1. 组内比较

治疗前治疗组和对照组的平均日常生活活动能力评分分别为25.54 ± 5.36、27.91 ± 2.23，从接受干预的第1周起，两组的日常生活活动能力评分均呈上升趋势，且均在第1周治疗后及随访期出现差异，经统计学处理，差异均具有统计学意义（$P<0.05$）。

2. 组间比较

在治疗1～3周后，两组间平均日常生活活动能力评分均无统计学差异（$P>0.05$），而在治疗的第4周后，实验组的日常生活活动能力评分较对照组明显增加，经统计学检验，差异具有统计学意义（$P<0.05$）。在随访1～3个月时，两组间平均日常生活活动能力评分均无统计学差异（$P>0.05$）。

（五）肌力及局部形态的比较

两组患者在给予不同干预措施后的不同时间段，肌力及局部形态评分均无统计学差异（$P>0.05$）。

（六）两组总疗效评价

治疗结束后，治疗组治愈4人、显效18人、无效2人，对照组治愈1人、显效11人、无效11人，两组总好转率分别为91.7%、52.2%。治疗2周后两组之间疗效比较无统计学差异（$P>0.05$）；治疗3～4周后两组之间疗效比较差异显著，经统计学处理，差异均具有统计学意义（$P<0.05$）。在随访1～2个月时，两组疗效比较仍具有明显差异，经统计学处理，差异具有统计学意义（$P<0.05$），而在随访3个月后两组疗效比较无统计学差异（$P>0.05$）。

（七）两组疗效的相关因素分析

经统计学分析，对照组改善肩关节功能的疗效与手术方式、腋窝淋巴结处理方式无关（$P>0.05$），而与入组时间相关（$P<0.05$）。在功能锻炼的基础上接受推拿联合外敷五味双柏散的乳腺癌术后患者的疗效与手术方式、腋窝淋巴结处理方式、入组时间均无明显相关（$P>0.05$）。

（八）两组安全性比较

治疗组出现外敷五味双柏散部位皮肤潮红及瘙痒者1人（4.16%），对照组未出现不良反应，两组之间比较无统计学差异（$P>0.05$）。

三、讨论

目前针对乳腺癌术后肩关节功能障碍的患者，西医主要以预防为主，包括改进手术方式、防治术后并发症、保护患侧上肢等，常见的干预措施有功能锻炼、药物治疗、物理治疗及手术治疗，目前以术后进行功能锻炼为主要干预手段，且不少研究也证实其有不错的疗效，本研究对照组也得到同样的结果，但是需要患者坚持较长的时间才能恢复到相对正常的水平。中医外治法如外敷膏药或者推拿在乳腺癌术后上肢功能障碍或肩关节炎等疾病中较单纯功能锻炼有更好的疗效，能在一定程度上缩短恢复时间。

（一）功能锻炼可全面改善患侧肩关节功能

对照组患者术后进行功能锻炼，在各个时间段肩关节功能的恢复较治疗前持续好转，差异具有统计学意义（$P<0.05$），提示术后进行功能锻炼能够有效改善乳腺癌术后患侧的肩关节功能，且从第1周后即有改善。其原因可能是肩关节功能锻炼可以减少术后皮下及腋窝疏松组织向致密组织的转变，松解、软化瘢痕组织，预防或改善瘢痕挛缩，促进患侧上肢的血液循环和病理产物的吸收。而在改善肩关节疼痛、肩关节活动度和日常生活活动能力方面，功能锻炼均表现出一定的疗效，因此可全面改善患侧肩关节功能，并具有持续效应。

（二）中医综合外治法在改善肩关节疼痛、肩关节活动度及日常生活活动能力方面表现出显著的优越性

从临床上看，疼痛是影响乳腺癌术后肩关节功能障碍患者及时进行功能锻炼的首要原因，而推拿和五味双柏散外敷联合应用能够迅速缓解疼痛症状，进而有效增加肩关节活动度，改善日常生活活动能力，除了能够从根本上改善肩关节功能，缩短肩关节恢复时间，还能让患者解除因疼痛而恐惧功能锻炼的心理障碍，更加顺利地去进行功能锻炼，增加了患者的依从性。因此，治疗组与对照组相比，显示出更好的疗效。

（三）中医综合外治法的最佳疗程比单纯功能锻炼的疗程短

（1）研究显示，对于只愿意接受功能锻炼的患者来说，在术后2周开始进行功能锻炼疗效更好，这提示在不影响术口愈合的前提下尽早进行功能锻炼能够更好地改善乳腺癌术后肩关节功能障碍。这是由于乳腺癌术后2个月以内腋窝的疏松组织尚未转变为致密组织，瘢痕挛缩尚未形成，故在此时间段内，仅通过肩关节功能锻炼即可松解瘢痕组织，改善瘢痕挛缩，促进血液循环，从而促进肩关

功能的恢复。另外，随访期的数据显示，在随访2个月的时候，治疗组与对照组疗效比较已无明显差异（$P>0.05$），这就提示单纯功能锻炼持续一定的时间也能达到联合治疗的疗效，但是坚持时间至少需要4个月。

（2）中医综合外治法更适合术后2个月以上或进行腋窝淋巴结清扫的乳腺癌术后肩关节功能障碍患者，最佳疗程为3周以上。本研究中，只进行功能锻炼的总有效率相比其他研究要低，究其原因，可能与入组基线及样本量少有关。目前不少研究都显示在功能锻炼的基础上联合一项外治法能够有效改善乳腺癌术后肩关节功能，但大多研究均选取乳腺癌改良根治术后2周至2月以内的患者，而忽略了术后2个月以上、接受其他手术方式以及仅进行前哨淋巴结活检术的患者。这部分患者同样也可能因为术后疼痛或各种并发症导致得不到及时的功能锻炼而遗留不同程度的功能障碍，影响日常生活和工作。在本研究中，入组的患者包括术后2个月以上的患者，这部分患者大多已出现瘢痕挛缩、腋窝组织粘连等情况，单纯的功能锻炼无法明显地改善这些情况，故肩关节功能改善率比其他研究结果低。两组疗效的比较显示，第3周时两组疗效开始出现明显差异（$P<0.05$），这就提示对于联合治疗来说，可能最佳疗程为3周以上。

对治疗组进行疗效相关性因素分析的结果显示，中医综合治疗的效果与术后接受治疗的时间、手术方式、腋窝淋巴结处理方式均无明显相关性（$P>0.05$）。由此可见，不管患者术后何时接受治疗、接受何种手术方式、接受何种腋窝淋巴结处理方式，均能从功能锻炼基础上的中医综合治疗中得到明显的获益。组间疗效的比较显示，手术2个月以后或进行腋窝淋巴结清扫的患者，与手术2个月以内或行前哨淋巴结活检术的患者相比，疗效可见明显差异（$P<0.05$）。这是因为手术2个月以后或进行腋窝淋巴结清扫的患者，大多已形成瘢痕挛缩或腋窝组织粘连等情况，此时中医综合外治法能够从各个方面改善肩关节功能情况，促进肩关节功能恢复。此外，对于部分功能锻炼依从性较差、无法坚持功能锻炼4个月以上的患者，也推荐推拿联合五味双柏散外敷的综合治疗。

综上所述，对于乳腺癌术后2个月以内或行前哨淋巴结活检术的患者，仅进行单纯功能锻炼即可有效改善肩关节功能，但是需要坚持4个月以上；而对于乳腺癌术后2个月以后或进行腋窝淋巴结清扫的患者来说，需要加上推拿联合五味双柏散外敷才可明显改善肩关节功能，其最佳疗程可能为3周以上。

（四）推拿联合外敷五味双柏散应用较为安全

治疗组有1人出现不良反应，为外敷五味双柏散部位皮肤潮红及瘙痒，后通过缩短外敷时间缓解，且对身体其他部位未造成影响，可见推拿联合外敷五味双柏散的中医外治法是安全可行的。

第四节　"古本易筋经十二势导引法"
在乳腺癌术后康复中的应用

古本易筋经具有系统性疏调十二经脉及任、督二脉的功效，《灵枢·海论》指出："夫十二经脉者，内属于脏腑，外络于肢节。""经脉者，所以行血气而营阴阳，濡筋骨，利关节者也。"可知经脉具有联系脏腑、沟通内外、运行气血、濡养全身、促进关节活动的作用。中医认为，乳腺癌的发生、发展、预后与脏腑、经络关系密切，古本易筋经十二势导引法通过系统性地疏调十二经脉，能使经脉通畅，气血调和，脏腑气血阴阳平衡协调，不仅可改善患者的上肢功能，还可调理身心，有利于乳腺癌术后患者的身心康复。现代临床研究也证实，易筋经对运动、神经、心血管、呼吸、免疫等系统的疾病有防治和康复的疗效，可以改善患者的肢体功能、心肺功能，提高免疫力，改善失眠、疲劳、疼痛等全身症状，进而提高患者的生活质量。本节通过探讨古本易筋经十二势导引法应用于乳腺癌患者术后康复的临床疗效，初步评估了古本易筋经十二势导引法在乳腺癌术后患者康复中的价值。

一、研究方法

（一）研究对象

广州中医药大学第一附属医院乳腺科乳腺癌术后康复选择古本易筋经十二势导引法及常规功能锻炼操的患者。

1. 纳入标准

（1）经病理确诊为单侧原发性乳腺癌并行手术治疗的患者。

（2）女性，年龄18～65岁。

（3）术后康复选择古本易筋经十二势导引法及常规功能锻炼操的患者。

2. 排除标准

（1）应用古本易筋经十二势导引法及常规功能锻炼操持续时间少于1个月的患者。

（2）存在认知功能障碍或不能理解、不能正确填写各种量表者。

（3）合并严重器官功能障碍或精神疾病者。

（4）严重骨质疏松或骨关节疾病者。

（5）有颈椎病、脑血管疾病、肩关节外伤、肌力下降等病史影响肩关节功能者。

（6）术后康复使用了推拿、药物外敷等治疗，可能影响疗效观察者。

（7）存在资料不全、填表不完整等情况可能影响疗效判断者。

（二）分组方法

本研究采用回顾性研究，根据乳腺癌患者术后康复锻炼的不同方法分为试验组和对照组，试验组采用古本易筋经十二势导引法，对照组采用常规功能锻炼操。

1. 试验组

（1）培训方法：对患者进行一对一的培训，并结合锻炼视频保证患者掌握古本易筋经的功法动作。古本易筋经功法参考严蔚冰主编、2016年出版的《古本易筋经十二势导引法》。

（2）锻炼方法：指导患者跟随标准动作视频，早晚各进行1次古本易筋经锻炼，每周锻炼不少于5日且不少于10次，康复锻炼时间1个月。

2. 对照组

（1）培训方法：对患者进行一对一培训，保证患者掌握常规功能锻炼操的动作要领。

（2）锻炼方法：按照乳腺癌术后常规功能康复锻炼规范，早晚各进行1次常规功能锻炼，每周锻炼不少于5日且不少于10次，康复锻炼时间1个月。

（三）康复方案

1. 第一阶段

术后至拔除引流管前，所有入组患者进行常规功能康复锻炼，即术后1～2日做握拳、伸指、屈腕等运动，术后3～7日做前臂、肘关节小幅度的屈曲运动。此阶段严格限制肩关节的外展运动。

2. 第二阶段

拔除引流管后，评估术口愈合情况，愈合良好、无皮下积液者，继续进行术后常规功能康复锻炼。待患侧肩关节活动达到外展90°、前举90°，可基本完成古本易筋经导引动作时，试验组的患者即进行古本易筋经的锻炼。

（四）观察内容及评价

1. 一般临床资料

收集与研究相关的患者资料，包括年龄、体重指数（BMI）、手术方案、化疗方案等，不收集与研究相关性不大且涉及患者隐私的资料。

2. 主要观察指标

根据肩关节功能评价量表收集患者治疗前、治疗期间、治疗后的肩关节功能评分资料，分为疼痛、日常生活活动能力、肩关节活动度、肌力4个维度，总分值0～100分，计算患者各个维度的分值及量表总分值，得分越高表示患者的肩关节功能越好。

3. 次要观察指标

（1）心理状况。根据抑郁自评量表（self-rating depression scale，SDS）（表5-4）、焦虑自评量表（self-rating anxiety scale，SAS）（表5-5）收集患者治疗前、治疗期间、治疗后的心理状态评分资料，2个量表各有20个条目，按条目所述症状出现的频率正向条目计1～4分，逆向条目计4～1分，20个条目得分之和为粗分，粗分乘以1.25得到的分数取整数即为标准分，总分100分，分数越高代表患者抑郁、焦虑症状越严重。

表5-4 抑郁自评量表

自我感觉	偶尔	有时	经常	持续
闷闷不乐，情绪低沉	1	2	3	4
一天之中早晨最好	4	3	2	1
一阵阵地哭或是想哭	1	2	3	4
晚上睡眠不好	1	2	3	4
吃的和平时一样多	4	3	2	1
性功能正常	4	3	2	1
体重在下降	1	2	3	4
有便秘的苦恼	1	2	3	4
心跳比平时快	1	2	3	4
无缘无故感到疲乏	1	2	3	4
头脑和平时一样清楚	4	3	2	1

（续表）

自我感觉	偶尔	有时	经常	持续
做经常做的事情没有困难	4	3	2	1
不安，平静不下来	1	2	3	4
对未来抱有希望	4	3	2	1
比平时容易激动	1	2	3	4
作出决定是容易的	4	3	2	1
自己是有用的人，有人需要我	4	3	2	1
我的生活很有意义	4	3	2	1
我死了会让别人过得更好	1	2	3	4
仍旧喜欢平时喜欢的事物	4	3	2	1
总分				

表5-5　焦虑自评量表

自我感觉	偶尔	有时	经常	持续
比平时容易紧张和着急	1	2	3	4
无缘无故地感到害怕	1	2	3	4
容易心烦或觉得惊恐	1	2	3	4
可能要发疯	1	2	3	4
一切都很好，也不会发生什么不幸	4	3	2	1
手脚发抖、打战	1	2	3	4
因为头痛、颈痛、背痛而苦恼	1	2	3	4
容易衰弱和疲乏	1	2	3	4
心平气和，容易安静坐着	4	3	2	1
心跳很快（心慌）	1	2	3	4
因为一阵阵头晕而苦恼（头昏）	1	2	3	4
有晕倒发作或要晕倒似的（晕厥感）	1	2	3	4
呼气、吸气都很容易	4	3	2	1

（续表）

自我感觉	偶尔	有时	经常	持续
手脚麻木、刺痛（手足刺痛）	1	2	3	4
因为胃痛和消化不良而苦恼	1	2	3	4
常常要小便（尿意频数）	1	2	3	4
手常常是干燥、温暖的	4	3	2	1
脸红发热（面部潮红）	1	2	3	4
容易入睡且一整夜都睡得很好	4	3	2	1
容易做噩梦	1	2	3	4
总分				

（2）生活质量情况。根据乳腺癌患者生活质量测定量表（FACT-B）（表5-6）收集患者治疗前、治疗期间、治疗后的生活质量资料，共包含36个项目，分为生理状况、社会/家庭状况、情感状况、功能状况、附加关注5个维度，每个正向条目计分0~4分，逆向条目则反向计分，总分值144分，得分越高代表患者生活质量越高。

表5-6　乳腺癌患者生活质量测定量表（FACT-B）

项目		一点也不	有一点	有些	相当	非常
生理状况						
GP1	我精力不济	0	1	2	3	4
GP2	我感到恶心	0	1	2	3	4
GP3	因为身体不好，我满足不了家庭的需要	0	1	2	3	4
GP4	我感到疼痛	0	1	2	3	4
GP5	治疗的副作用让我觉得不舒服	0	1	2	3	4
GP6	我觉得我病了	0	1	2	3	4
GP7	我不得不卧床	0	1	2	3	4
社会/家庭状况						
GS1	我和朋友们很亲近	0	1	2	3	4

（续表）

	项目	一点也不	有一点	有些	相当	非常
GS2	我在感情上得到了家人的支持	0	1	2	3	4
GS3	我得到了朋友们的支持	0	1	2	3	4
GS4	我的家人已能正视我患病这一事实	0	1	2	3	4
GS5	我满意家人间谈论我病情的方式	0	1	2	3	4
GS6	我与自己的配偶或给我主要支持的人很亲近	0	1	2	3	4
GS7	我对自己的性生活感到满意（如您不愿意回答，请在这里注明，并回答下一组问题）	0	1	2	3	4
情感状况						
GE1	我感到悲伤	0	1	2	3	4
GE2	我满意自己对待疾病的方式	0	1	2	3	4
GE3	在与疾病的抗争中，我越来越感到失望	0	1	2	3	4
GE4	我感到紧张	0	1	2	3	4
GE5	我担心自己可能会去世	0	1	2	3	4
GE6	我担心自己的病情会更糟	0	1	2	3	4
功能状况						
GF1	我能够工作，包括家里的工作	0	1	2	3	4
GF2	我的工作（包括家里的工作）令我有成就感	0	1	2	3	4
GF3	我能够享受生活	0	1	2	3	4
GF4	我已能面对自己的疾病	0	1	2	3	4
GF5	我睡得很好	0	1	2	3	4
GF6	我在享受我过去常做的娱乐活动	0	1	2	3	4
GF7	我对现在的生活质量感到满意	0	1	2	3	4
附加关注						
B1	我一直气促	0	1	2	3	4
B2	由于疾病，我在意自己的穿着打扮	0	1	2	3	4

（续表）

项目		一点也不	有一点	有些	相当	非常
B3	我的一条或两条胳膊肿胀或无力	0	1	2	3	4
B4	我感到自己在性方面有吸引力	0	1	2	3	4
B5	脱发使我烦恼	0	1	2	3	4
B6	我担心家里其他人有一天会得和我一样的病	0	1	2	3	4
B7	我担心紧张会对我的疾病造成影响	0	1	2	3	4
B8	体重的变化使我烦恼	0	1	2	3	4
B9	我仍感到自己像一个女人	0	1	2	3	4

以上资料均在治疗前、治疗1～4周及治疗后1～2个月时收集，并对试验组和对照组的结果进行统计分析。

4. 疗效评价标准

（1）采用国家中医药管理局在1994年发布的《中医病证诊断疗效标准》对肩关节功能障碍进行疗效评价。

（2）采用疼痛视觉模拟评分法对肩关节疼痛进行评价，总分10分，得分越低说明疼痛程度越低。

（3）根据肩关节功能评价量表对肩关节功能进行评价，总分100分，得分越高说明肩关节功能恢复得越好。

（4）根据抑郁自评量表、焦虑自评量表对心理状态进行评价，总分100分，得分越高说明抑郁、焦虑症状越严重。

（5）根据乳腺癌患者生活质量测定量表对生活质量进行评价，总分144分，得分越高说明生活质量越高。

5. 治疗安全性评价

评价与康复锻炼相关的不良反应及安全事件，包括皮下积液、上肢淋巴水肿等。

6. 统计分析方法

本研究采用SPSS 25.0统计软件进行统计分析。先进行重复测量的方差分析，若$P < 0.05$，则对每个时间点的两组数据进行相互比较；若$P > 0.05$，则对两组数据进行总体分析。计量资料先进行方差齐性检验或正态性检验，若方差齐或数据为正态分布，则采用t检验，若方差不齐或数据呈非正态分布，则采用秩和检验。计数资料采用卡方检验方法分析，若$P<0.05$，则认为差异有统计学意义。

二、研究结果

（一）治疗前两组患者基线比较结果

1. 治疗前两组患者年龄、BMI、手术方式、腋窝淋巴结术式、化疗方案对比

治疗前，对照组共纳入22人，试验组共纳入23人，两组患者在年龄、BMI、手术方式、腋窝淋巴结术式、化疗方案方面的比较显示：对照组平均年龄为49.36 ± 9.93岁；BMI平均值为23.41 ± 1.90；22人中行前哨淋巴结活检术的有13人，行腋窝淋巴清扫术的有9人；22人中术后接受EC-T方案化疗的为10人，接受CEF-T方案化疗的为2人，接受TC×4方案化疗的为6人，接受TC×6方案化疗的为4人，无化疗的为0人。试验组平均年龄为50.96 ± 6.54岁；BMI平均值为23.37 ± 2.54；23人中行前哨淋巴结活检术的有12人，行腋窝淋巴清扫术的有11人；22人中术后接受EC-T方案化疗的为13人，接受CEF-T方案化疗的为0人，接受TC×4方案化疗的为4人，接受TC×6方案化疗的为4人，无化疗的为2人。

经统计学检验，各组数据差异无统计学意义（$P>0.05$），说明两组患者在年龄、BMI、手术方式、腋窝淋巴结术式、化疗方案上组间均衡，具有可比性。

2. 治疗前两组患者在肩关节功能、心理状态、生活质量评分方面的对比

（1）肩关节功能：在肩关节功能总分方面，对照组平均值为58 ± 4.72，实验组为57.09 ± 3.72；在肩关节疼痛评分方面，对照组平均值为4.23 ± 1.02，试验组为3.91 ± 1.00；在日常生活活动能力评分方面，对照组中位数为9（7，9），试验组中位数为8（7，9）；在肩关节活动度评分方面，对照组平均值为17.0 ± 2.94，试验组为15.57 ± 2.15；在肌力评分方面，对照组和试验组治疗前后平均值均为25 ± 0.00。

（2）心理状态：对照组抑郁自评量表评分平均值为46.09 ± 6.48，试验组为48.17 ± 6.12；对照组焦虑自评量表评分平均值为45.68 ± 8.56，试验组为43.26 ± 6.95。

（3）生活质量：对照组平均值为101.77 ± 16.34，试验组为99.91 ± 12.22。

以上各组数据经统计学检验，$P>0.05$，差异无统计学意义，表明两组患者

在肩关节功能、心理状态、生活质量评分上组间均衡，具有可比性。

（二）治疗结果比较

1. 两组患者治疗前后肩关节疼痛评分组内对比

两组患者肩关节疼痛评分在治疗的第1~4周及治疗后的1~2个月较治疗前呈持续下降趋势，治疗1周即有显著性差异（$P<0.01$），提示常规功能锻炼和古本易筋经锻炼均能显著缓解乳腺癌术后患者的肩关节疼痛，锻炼1周疼痛即有明显缓解，疗效可持续至治疗后2个月。

2. 治疗期间及治疗后组间肩关节疼痛评分对比

两组患者在同一观察时间点的肩关节疼痛评分随时间推移逐步下降，经统计学处理，差异有统计学意义（$P<0.05$）。两组患者在治疗期间的肩关节疼痛评分变化与时间的交互作用不具有统计学意义（$P>0.05$），说明两组患者观察得到的肩关节疼痛评分之间的差异不随观察时间的改变而改变。对两组患者在治疗第4周、治疗后1~2个月的肩关节疼痛评分的对比显示，治疗4周时，试验组患者肩关节疼痛评分较对照组显著降低，经统计学检验，$P<0.05$，差异具有统计学意义，提示治疗4周时试验组患者肩关节疼痛的改善优于对照组。在治疗后1~2个月时，两组患者肩关节疼痛评分之间的差异不具有统计学意义（$P>0.05$），提示随着功能锻炼的持续进行，常规功能锻炼在缓解患者肩关节疼痛方面最终可达到古本易筋经锻炼的效果。

3. 两组治疗前后日常生活活动能力评分组内对比

两组患者日常生活活动能力评分在治疗的第1~4周及治疗后的1~2个月较治疗前呈持续上升趋势，并在治疗1周后即有明显差异，经统计学处理，差异具有统计学意义（$P<0.01$），提示常规功能锻炼与古本易筋经锻炼均可显著改善乳腺癌术后患者的日常生活活动能力，锻炼1周即有明显改善，疗效可持续至治疗后2个月。

4. 治疗期间及治疗后组间日常生活活动能力评分对比

两组患者在同一观察时间点的日常生活活动能力评分随时间推移而逐步升高，经统计学处理，差异有统计学意义（$P<0.05$）。两组患者在治疗期间的日常生活活动能力评分变化与时间的交互作用不具有统计学意义（$P>0.05$），说明两组患者观察得到的日常生活活动能力评分之间的差异不随观察时间的改变而改变。对两组患者治疗第4周、治疗后1~2个月的日常生活活动能力评分差异进行对比显示，试验组治疗第4周的日常生活活动能力评分较对照组显著增加，差异具有统计学意义（$P<0.05$），提示治疗4周后，试验组在改善乳腺癌术后患者日常生活活动能力方面的疗效优于对照组。在治疗后的1~2个月，两组患者的日常生活活动能力评分对比未见显著性差异（$P>0.05$），提示常规功能锻炼在改善患者日常生活活动能力方面最终可达到古本易筋经锻炼的效果。

5. 两组患者治疗前后肩关节活动度评分组内对比

两组患者肩关节活动度评分在治疗的第1~4周及治疗后的1~2个月较治疗前呈持续上升趋势，并在治疗1周后即有明显差异，经统计学处理，差异具有统计学意义（$P<0.01$），提示常规功能锻炼与古本易筋经锻炼均可显著改善乳腺癌术后患者的肩关节活动度，锻炼1周即有明显改善，疗效可持续至治疗后2个月。

6. 治疗期间及治疗后组间肩关节活动度评分对比

两组患者在同一观察时间点的肩关节活动度评分随时间推移而逐步升高，差异有统计学意义（$P<0.05$）。两组患者在治疗期间的肩关节活动度评分变化与时间的交互作用具有统计学意义（$P<0.05$），说明两组患者观察得到的肩关节活动度评分之间的差异随观察时间的改变而改变。对两组患者不同观察时间点的肩关节活动度评分进行对比显示，在治疗1周及治疗后2个月，试验组的肩关节活动度评分均较对照组显著增加，差异均具有统计学意义（$P<0.05$），提示试验组患者肩关节活动度的改善显著优于对照组，且治疗1周即显示出优势，直至治疗后2个月。

7. 两组患者治疗前后肩关节功能总分组内对比

两组患者肩关节功能总分在治疗的第1~4周及治疗后的1~2个月较治疗前呈持续上升趋势，并在治疗1周后即有明显差异，经统计学处理，差异具有统计学意义（$P<0.01$），提示常规功能锻炼与古本易筋经锻炼均可显著改善乳腺癌术后患者的肩关节功能总分，锻炼1周即有明显改善，疗效可持续至治疗后2个月。

8. 治疗期间及治疗后组间肩关节功能总分对比

两组患者在同一观察时间点的肩关节功能总分随时间推移而逐步升高，差异有统计学意义（$P<0.05$）。两组患者在治疗期间的肩关节功能总分变化与时间的交互作用不具有统计学意义（$P>0.05$），说明两组患者观察得到的肩关节活功能总分之间的差异不随观察时间的改变而改变。两组患者治疗4周、治疗后1~2个月时的肩关节功能总分对比显示，试验组在治疗4周时的肩关节功能总分较对照组显著增加，差异具有统计学意义（$P<0.05$），提示试验组改善乳腺癌术后患者肩关节总体功能的疗效显著优于对照组，在治疗4周时体现出优势，直

至治疗后2个月。

9. 两组患者治疗前后肌力组内及组间对比

两组患者在治疗前后的肌力评分差值均为25.00±0.00，组内及组间比较，差异无统计学意义（$P>0.05$），提示乳腺癌术后患者经锻炼后在肌力方面无明显改变，两组之间的肌力差异亦不随时间变化而变化。

10. 两组患者治疗后肩关节功能改善总体疗效评价

由前述结果可知，随着功能锻炼时间的推移，乳腺癌术后患者肩关节功能的改善呈递增式变化。在治疗4周、治疗后1～2个月对两组患者肩关节功能改善总体疗效进行评估，结果显示，治疗4周，试验组治愈12人、显效11人、无效0人，对照组治愈7人、显效15人、无效0人，两组总有效率均为100%，两组之间疗效比较无统计学差异（$P>0.05$），治疗后1～2个月两组之间疗效比较亦无统计学差异（$P>0.05$），提示古本易筋经锻炼和常规功能锻炼在改善乳腺癌术后患者肩关节总体功能方面总有效率相当。但在治疗的第4周、治疗后的1～2个月，试验组的治愈率较对照组高，提示古本易筋经锻炼相对常规功能锻炼能更快地促进乳腺癌术后患者肩关节功能的恢复。

11. 两组患者治疗前后抑郁自评量表评分组内对比

两组患者在治疗4周、治疗后1～2个月的抑郁自评量表评分较治疗前均呈下降趋势，经统计学检验，试验组治疗前后的差异具有统计学意义（$P<0.05$），对照组则无（$P>0.05$），提示古本易筋经锻炼能有效地改善患者的抑郁心理状态，而常规功能锻炼则无此作用。

12. 治疗期间和治疗后组间抑郁自评量表评分比较

两组患者治疗4周的抑郁自评量表评分无明显差异（$P>0.05$），但在治疗后1～2个月时，试验组的抑郁自评量表评分较对照组明显下降，差异具有统计学意义（$P<0.05$），提示随着锻炼时间的延长，古本易筋经在改善患者抑郁心理状态方面优于常规功能锻炼，在治疗后1个月体现出优势，直至治疗后2个月。

13. 两组患者治疗前后焦虑自评量表评分组内对比

两组患者治疗4周、治疗后1～2个月的焦虑自评量表评分较治疗前均呈下降趋势，其中试验组在治疗第4周即表现出明显差异，经统计学检验，差异具有统计学意义（$P<0.05$），对照组的差异则无统计学意义（$P>0.05$），提示古本易筋经锻炼4周即可有效改善患者的焦虑心理状态，疗效可持续至治疗后2个月，而常规功能锻炼对患者的焦虑心理状态无明显改善。

14. 治疗期间和治疗后组间焦虑自评量表评分比较

两组患者治疗4周、治疗后1～2个月的焦虑自评量表评分对比显示，试验组在治疗4周及治疗后1个月的焦虑自评量表评分较对照组显著下降，差异具有统计学意义（$P<0.05$），而在治疗后2个月两组焦虑自评量表评分下降的差异无统计学意义（$P>0.05$），提示古本易筋经锻炼较常规功能锻炼，能更快地改善患者的焦虑心理状态，改善优势从治疗4周开始出现并可持续至治疗后1个月。

15. 两组患者治疗前后生活质量评分组内对比

两组患者治疗4周、治疗后1～2个月的生活质量评分较治疗前呈持续上升趋势，经统计学检验，差异具有统计学意义（$P<0.01$），提示常规功能锻炼和古本易筋经锻炼均能有效改善乳腺癌术后患者的生活质量，锻炼4周即有明显改善，直至治疗后2个月。

三、结论

（一）常规功能锻炼操可以有效促进乳腺癌术后患者肩关节功能的康复

对照组一共纳入了22例乳腺癌术后患者，其中行前哨淋巴结活检术的有13例，行腋窝淋巴清扫术的有9例，术后完成4周的康复锻炼后，治愈7人，显效15人，无效0人，总有效率为100%。在治疗的第1、第2、第3、第4周及治疗后的第1、第2个月，患者肩关节疼痛评分持续下降、肩关节活动度持续改善、肩关节功能总分持续升高、日常生活活动能力持续提升，差异均具有统计学意义（$P<0.01$），提示常规功能锻炼操可以有效促进乳腺癌术后患者肩关节功能的康复，且锻炼1周即有明显效果，疗效可持续至治疗后2个月。

常规功能锻炼操是广州中医药大学第一附属医院乳腺科参考国内研究，吸取八段锦等中医传统功法的动作，总结临床工作经验，结合科室特点所创制的，它作为乳腺癌术后患者功能康复锻炼的重要手段，取得了良好的临床疗效和社会效益。常规功能锻炼操的主要作用如下：

（1）改善患者的血液循环和淋巴循环。

（2）预防患肢术后淋巴水肿。

（3）预防患肢由于术后瘢痕挛缩等造成失用性萎缩及上肢功能障碍。

（4）恢复患者日常生活活动能力，提高生活质量，重塑自身形象。

乳腺癌术后常规功能锻炼操的动作设计以上肢动作为主，手腕、上臂、肩背可兼顾，可根据患者术后的情况从手腕锻炼开始，循序渐进，量力而行，既可以有效改善上肢功能，又能避免不当锻炼所导致的损伤，同时功能锻炼也可以促进受到手术影响的经络如手厥阴心包经等的功能恢复，值得临床推广应用。

（二）常规功能锻炼操可以部分改善患者情志状况，有效提高生活质量

对照组患者治疗4周、治疗后1～2个月的抑郁自评量表评分、焦虑自评量表评分与治疗前相比均呈持续下降趋势，但差异无统计学意义（$P>0.05$）；治疗4周、治疗后1～2个月的生活质量评分较治疗前呈持续上升趋势（$P<0.01$），提示常规功能锻炼能有效提高乳腺癌术后患者的生活质量，疗效可从治疗4周时持续至治疗后2个月。

（三）古本易筋经十二势导引法可有效促进乳腺癌术后患者肩关节功能康复

试验组一共纳入23例乳腺癌术后患者，在这些患者中有11例行腋窝淋巴清扫术、有12例行前哨淋巴结活检术。经过4周的康复锻炼，治愈12例，显效11例，无效0例，有效率为100%。随着时间的推移，患者肩关节功能持续改善，治愈率不断提高，至治疗后2个月有18例患者获得治愈。

与治疗前相比，试验组患者肩关节疼痛评分持续下降、肩关节活动度持续改善、肩关节功能总分及日常生活活动能力评分持续升高，差异均具有统计学意义（$P<0.01$），提示采用古本易筋经作为乳腺癌术后康复锻炼手段可以显著缓解乳腺癌术后患者肩关节疼痛，改善肩关节活动度及肩关节功能，提升日常生活活动能力，康复锻炼1周后即有明显效果，随着康复时间的延长，疗效持续提升。

（四）古本易筋经十二势导引法能显著改善患者情志状况、提高生活质量

1. 治疗前后自身对照

数据显示，试验组患者通过古本易筋经十二势导引法治疗的第4周及治疗后的1～2个月，抑郁自评量表评分、焦虑自评量表评分均明显下降，生活质量评分与治疗前相比呈持续上升趋势，差异均有统计学意义（$P<0.01$），提示乳腺癌患者术后行古本易筋经导引法康复锻炼能有效改善情志状况，提高生活质量。

2. 组间数据比较

试验组与对照组相比，能更有效地改善患者的情志状况，差异有统计学意义。而在提高生活质量方面两组相当，试验组未显示出统计学优势，但显示出获益更多的趋势。

身心共调一直是乳腺癌术后康复追求的最佳模式。情绪因素既是乳腺癌的致病因素，也会影响其康复和预后。通过功能锻炼操，患者可以有效调节手太阴肺经、手少阴心经等上肢经络，舒展任督二脉，改善脏腑功能及气血运行状态。

《黄帝内经》提出"肝主情志""心在志为喜""肺在志为忧"等观点，七情与脏腑相关，脏腑功能正常是良好情绪的内在基础，通过功能锻炼可以调经络、益脏腑、活气血，达到身心俱调的目的，从而提高患者的生活质量。

四、讨论

手术是乳腺癌治疗不可或缺的重要手段。目前越来越多的乳腺癌患者接受了保乳、保腋窝手术，虽然手术越做越小，但创伤仍不可避免。乳腺癌的手术部位主要位于胸壁及腋窝，与肩关节活动相关的胸大肌、胸小肌及臂丛神经等都分布在这一区域，手术对这些组织的损伤会导致肩关节功能受到影响，同时术后创面恢复又要求患者保持一定程度的肩关节制动，多种因素叠加使得相当一部分乳腺癌患者术后存在肩部酸胀、疼痛，肩关节功能受限等副反应。如何改善这些症状、促进患者肩关节功能的恢复是乳腺癌围术期康复非常重要的内容。

不良情志是乳腺癌重要的致病因素，患乳腺癌本身加上相关治疗会加重不良情绪，从而影响患者预后，因此关注乳腺癌患者情志状况，改善不良情绪也是乳腺癌康复的重要内容。乳腺癌术后康复所需要的是身心康复，其中的焦点就是肩关节功能的恢复及不良情绪状况的改善。广州中医药大学第一附属医院乳腺癌术后常规功能锻炼操可以有效促进乳腺癌患者术后肩关节功能的康复，在一定程度上改善不良情志，提高生活质量。

"易"者，改变也；"筋"者，泛指人体经络、筋经等系统；"经"者，通"径"，方法也。古本易筋经由易筋经演变而来，是我国古代中医导引术的重要组成部分，其流传已逾千年。它的理论特点是以人体十二经络为基础并结合了中医养生理论中理气养神的精髓。古本易筋经十二势导引法与人体十二经筋逐一相应，通过分筋导引来逐步调节人体十二经筋的气血运行，在导引过程中通过伸筋拔骨、吐故纳新、守中致和，达到强筋壮骨、固摄精气、濡养脏腑、涵养身心、改善机体脏腑气血功能、形神共调的效果。

古本易筋经十二势导引法的功法动作非常舒展。单纯就动作而言，其上肢功法动作往往是以肩关节为中心，多维度、多方位进行肩关节的屈曲、外展、内旋、外旋活动，达到伸筋拔骨、舒展肢体的效果。通过对胸大肌、大圆肌、肩胛下肌、三角肌群、背阔肌等多肌群的牵引锻炼，增强支配肩关节运动的核心肌群力量，松解粘连，改善疼痛症状及局部炎症，从而改善肩关节的功能。

本研究的结果表明古本易筋经十二势导引法能有效改善乳腺癌术后肩关节功

能障碍。同时，在施展导引法的过程中可以根据患者创面预后及引流量的变化循序渐进，避免运动损伤，因此没有记录到相关的不良事件。

除此之外，古本易筋经十二势导引法最大的特点就是通过分经导引来逐步调节人体十二经脉气血运行。乳腺癌手术区域有多条经络循行，手术会损伤循行于胸部、腋窝、上肢的经脉及其附属的经筋，包括手太阴肺经、手少阴心经、手厥阴心包经、足少阳胆经、足厥阴肝经、足阳明胃经及足少阴肾经等，造成疼痛、功能障碍等不良反应。古本易筋经十二势导引法可以通调诸经，恢复经络正常功能，其中韦陀献杵第一势、摘星换斗势及三盘落地势分别通过上肢的充分外展、上举，手向上探、向下压等动作，疏导手太阴肺经、手少阴心经、手厥阴心包经三条经脉。韦陀献杵第二势可以疏调三焦经，倒拽九牛尾势可疏导足阳明胃经，九鬼拔马刀势、打躬势通过脊柱的屈伸、左右扭转可以疏调足太阳膀胱经及足少阴肾经，出爪亮翅势可以疏调手阳明大肠经的经气，工尾势可以疏调手太阳小肠经的经气，收势可疏调足太阴脾经。由此可见，古本易筋经十二势导引法可疏调十二条经脉及任、督二脉气血运行，通过分经导引，使十二经脉通畅、气血运行调和，从而达到改善肩关节功能的效果，因此古本易筋经十二势导引法与常规功能锻炼法相比具有更快恢复肩关节功能的优点。

其他学者的研究也显示出类似的结果。陈维勇的研究将60例肩关节周围炎患者分为治疗组和对照组，在推拿的基础上，治疗组进行九鬼拔马刀势的锻炼，对照组进行蝎子爬墙功能锻炼。结果显示治疗组总有效率为100%，对照组总有效率为83.33%，治疗组在肩关节的活动度和疼痛的改善上均优于对照组。叶银燕的研究显示，易筋经功法锻炼可明显改善膝骨关节炎患者膝关节的稳定性，降低骨关节炎指数，缓解膝关节疼痛、僵硬的症状，增强膝关节的肌力。

目前有多个临床研究发现，古本易筋经十二势导引法对人体的调节是多方面、全方位的，涵盖了生理、病理、心理等维度，在防治运动系统、神经系统、免疫系统、呼吸系统、心血管系统疾病方面显示出疗效。房舒等的研究提示，易筋经功法锻炼能显著改善围绝经期女性的睡眠质量及抑郁症状；张敏等发现，易筋经锻炼能促进慢性阻塞性肺疾病患者肺功能的康复；胡伟民等通过研究发现，12周的易筋经站桩锻炼可显著增加老年人左心室短轴收缩率和左心室射血分数，改善左心室功能，提高血氧含量，增强心脏储备功能，有效预防心血管疾病。此外易筋经锻炼还可以增强免疫系统功能，提升CD4$^+$、CD8$^+$和NK细胞百分比，以及白介素–2（IL–2）、白介素–6（IL–6）和γ干扰素（IFN-γ）的水平，改善机体神经-内分泌系统功能，使体内5-羟色胺水平提高，增加脑血流量，提高内啡肽水平。

乳腺癌病因复杂，从现代医学的角度来看涉及遗传、环境因素、生活方式、内分泌系统、免疫系统等；从中医的角度来看，涉及肝、脾、胃、肾等脏腑及冲任等经络。因此，乳腺癌的防治必须有整体观，古本易筋经十二势导引法通过对12条经脉及任、督二脉气血运行的调理，从整体的角度防病治病，非常契合乳腺癌防治的要求。疏导手太阴肺经、手少阴心经、手厥阴心包经可调整心肺二脏，而心主血脉、主神志，肺朝百脉、主呼吸，疏导此3条经脉，可增强心肺二脏的作用，改善患者的心肺功能，促进身体机能的恢复；疏导足阳明胃经、足太阴脾经可促进患者脾胃功能的恢复，改善癌因性疲乏，治疗相关胃肠道反应，提高患者生活质量。

中医认为，情志因素与乳腺癌的发生、发展、预后密切相关，乳腺癌术后患者普遍存在不同程度的抑郁、焦虑等情绪，消极的情绪会影响乳腺癌患者的康复、治疗效果，甚至会增加疾病复发的风险。古本易筋经十二势导引法中的青龙探爪势、卧虎扑食势，其动作由形及神，通过身体的转动及前屈，使两肋交替松紧开合，又以仿生、仿神之法，怒目发声，目与肝相合，故可使肝气得以激发，从而起到疏肝解郁、调畅情志的作用，可改善抑郁、焦虑的情绪。积极的情绪还可促进患者术后康复，提高生活质量，降低疾病复发的风险。肾主骨、生髓，疏调足少阴肾经还可补肾强骨，增强体质，减轻骨关节症状，提高生活质量。

此外，与常规功能锻炼不同，古本易筋经十二势导引法锻炼时要求聚精、养气、存神，把握这3要素就能真正做到身心共济、形神共调，从而取得更好的临床疗效。

第五节　松筋理络法在乳腺癌术后患侧上肢功能障碍中的应用

一、松筋理络法概述

松筋理络法是广州中医药大学第一附属医院乳腺科在临床实践的基础上，针对乳腺癌术后患侧上肢功能障碍自创的一套中医推拿手法，是在腋窝、患侧胸壁等特定部位应用提拉、按、捏、揉、弹拨及牵引等手法，以松解局部肌肉，激发经络之气，改善血液和淋巴循环，从而达到通经活络、活血化瘀、解除肌肉痉挛、消除病灶疼痛、促进损伤组织周围的血液循环、加速组织修复的效果。

二、作用机制

从中医角度讲，乳腺癌术后患侧肢体多气血亏虚或筋伤络阻，经脉运行气血的功能难以正常运行，经筋连缀四肢关节、主司运动的功能受损，经筋受阻、血不荣筋则出现上肢疼痛和运动障碍等症状，属于筋伤的范畴。筋伤致痛则应以调筋止痛为法，经筋瘀阻则应以舒筋活络为要，这些都离不开经筋理论的指导。筋伤主要通过触诊来进行检查，《医宗金鉴》在论述摸法时曾谈到筋的体征差异："用手细细摸其所伤之处……筋强筋柔，筋歪筋正，筋断筋走，筋粗筋翻，筋寒筋热，以及表里虚实，并所患之新旧也。"若以手按压患处会出现压痛及形态、张力改变，有时会出现类似条索状的组织，按之会有酸麻胀痛的感觉。针对乳腺癌术后患者发生患肢功能障碍的病理机制，局部推拿疗法可疏经通络，解除肌肉痉挛，消除病灶疼痛，促进损伤组织周围的血液循环，从而起到祛瘀生新的作用。

松筋理络法主要由提捏法+弹拨法+仰卧压肘牵拉法组成。提捏法可加快局部组织血液的循环，改善局部组织肌肉的营养状态，调动人体调节机制，起到放松局部皮肤的作用；触诊到病变部位的筋结点或者类似条索状的组织时，可通过弹拨法加速局部的新陈代谢，缓解局部组织肌肉的痉挛状态，再通过仰卧压肘牵拉法促进腋窝粘连组织的拉伸。3种简单易行的按摩推拿方法治疗乳腺癌术后患侧上肢功能障碍，可促进其肌肉的粘连松解，从而促进功能恢复，安全有效，暂未见并发症发生。

三、临床应用

（一）适用人群

乳腺癌术后患侧肢体出现功能障碍，关节运动活动受限，肩关节僵硬，肌肉粘连、萎缩、疼痛、麻木、牵拉感、紧绷感，部分区域感觉异常或丧失、肌力下降等的患者。

（二）禁忌证

手术部位或肩背部有伤口或血肿、血清肿等；伤口未愈合，皮下积血积液，血小板减少，有出血倾向，以及晚期乳腺癌淋巴结转移；局部患有皮肤病及严重的感染性疾病。

（三）操作过程

作用部位：主要在胸壁切口周围、前胸部、腋窝部、肩背部、上臂外侧、前臂等区域。松筋理络法由3部分组成，具体方法如下。

1. 提捏法

提捏法是以向上提捏的手法作用于皮肤，以加快局部组织的血液循环，改善局部组织肌肉的营养状态，调动人体调节机制，起到放松局部皮肤的作用。提捏部位主要在患侧胸壁切口周围、前胸部、腋窝部、上臂内外侧等粘连紧绷的区域。

2. 弹拨法

先细细触诊，进行循筋查灶，病灶点为病变部位的筋结点或者类似条索状的组织，按之会有酸麻胀痛的感觉。查出阳性病灶点后，即对各病灶点实施点、按、揉、弹、拨等手法，使经筋从病理性的紧结、气血闭阻状态逆转为生理性的形态，从而加速局部的新陈代谢，缓解局部组织肌肉的痉挛状态。

3. 仰卧压肘牵拉法

患者取仰卧位，去枕平卧，双肘保持伸直状态，向上向后抬至最大限度，施术者站于患肢侧，以同侧手置于患肢肘关节处，对侧手握住患肢远端，协助患肢慢慢向上向后举，直至患肢出现牵拉疼痛感，保持数十秒，后协助患肢双手放松，至疼痛感消失后，再次进行仰卧压肘牵拉，共进行8～10次。

（四）治疗频率

松筋理络法实施1次为20min，实施后需指导患者配合功能锻炼以巩固效果，每2日1次，连续3次为1个疗程。

（五）注意事项

（1）操作中用力要均匀柔和，避免损伤体表皮肤。

（2）操作过程中要关注患者主观感受，观察局部皮肤有无破损红肿情况。

（3）为防止不适感，紧张、饥饿或饱食等情况下不宜进行推拿。

（4）注重个体化治疗，根据各个患者病情的侧重而选择不同的手法，手法轻重也是如此。

四、研究方法

（一）研究对象

为广州中医药大学第一附属医院乳腺科乳腺癌术后患侧上肢功能障碍、符合纳入和排除标准且知情同意的76例患者，将这些患者随机分为试验组和对照组。

1. 纳入标准

（1）患者均经病理活检确诊为单侧原发性乳腺癌，且已接受乳腺癌手术，术后伤口已经愈合且拆线，术后出现患侧肢体功能障碍。

（2）患者签署《知情同意书》，自愿参加本次研究，能够配合研究者需要，承诺接受研究治疗和安全观察以及随访。

（3）患者术前双上肢功能正常，无严重心脑肝肾基础疾病，如严重水肿、心力衰竭、肝肾功能衰竭等。

（4）患者神志清楚，无严重听力障碍，有一定理解能力和语言表达能力。

（5）患者年龄在20～70岁。

2. 排除标准

（1）复发转移性乳腺癌患者，有恶性肿瘤扩散或慢性感染造成的患肢活动障碍。

（2）患者手术部位或肩背部有伤口或血肿、血清肿等。

（3）术前同侧患肢有外伤史或手术史或肩周炎病史未痊愈者。

（4）患者和/或家属对本项研究高度敏感，难以解释与沟通，不接受中医外治法治疗。

（5）患有皮肤病及严重感染性疾病等全身性疾病或精神疾病者。

（6）认知和沟通功能障碍者，伴有严重心血管疾病和呼吸系统疾病者，妊娠或哺乳者。

（7）研究期间合并使用其他可能影响本试验疗效观察的治疗方法者。

3. 剔除标准

（1）未按规定治疗，无法判断疗效者。

（2）资料不全影响疗效或安全性评估者。

（3）治疗过程中发生意外不能坚持治疗者，出现严重不良反应导致中途中断治疗者。

（4）治疗过程中不配合者，未记录观察结果或结果记录不完整者。

4. 中止研究标准

（1）患者病情加重。

（2）出现严重不良事件。

（3）患者依从性差。

5. 诊断标准

临床表现为患侧上肢肩关节僵硬、肌肉粘连、肌肉萎缩、肩关节运动幅度受限、部分区域感觉异常或丧失、肌力低下、运动后迅速出现疲劳及精细运动功能障碍等。

（二）治疗方法

1. 对照组

应用常规功能锻炼方法，发放功能锻炼球及《乳腺癌功能锻炼指引》，对照指引对患者进行宣教，对术后出现功能障碍的原因、影响以及防治方法进行讲解，指导及督促患者按照流程进行功能锻炼。

2. 试验组

在对照组常规功能锻炼的基础上，应用松筋理络法+五味双柏散外敷。松筋理络法进行8~10次，然后在松解部位予中药五味双柏散外敷。治疗后指导患者配合功能锻炼巩固效果，每2日1次，连续治疗3次。

（三）评价时间点

两组分别于治疗前、治疗后、治疗后1周及治疗后1个月±1周进行指标测量及数据收集。

（四）评价指标与指标收集方法

1. 肩关节活动度（ROM）

应用360°电子量角器测量患者患侧肩关节外展、前屈、后伸的角度。

2. 肩关节功能评定

应用肩关节功能评价量表从疼痛（P）、ROM（R）、日常生活活动能力（A）、肌力（M）和关节局部形体（F）等5方面进行综合评估，总分为100分，分值越高，说明肩关节功能越好。

3. 肩关节功能评分

采用肩关节功能评分系统（CMS）进行评分，包括疼痛（15分）、日常生活活动（20分）、主动活动范围（40分）、肌力（25分）4方面，分值越高，说明肩关节功能越好。

4. 患肢局部疼痛评估

采用ID疼痛评估量表评估患侧肢体疼痛的程度，总分1～5分，分数越高说明病理性疼痛的可能性越大。

5. 局部麻木评分

局部麻木评分采用数字评分法，分值为0～10分，0分为无麻木，10分为最严重的麻木，根据患者的主诉评分。

（五）统计学方法

本研究使用SPSS 23.0进行统计分析，以$P < 0.05$为差异有统计学意义。

五、研究结果

治疗后两组患者的肩关节外展、前屈的角度、上肢抬高程度及局部麻木情况均明显改善，且试验组改善的程度优于对照组（$P < 0.05$）。治疗前后两组患者的肩关节后伸角度及疼痛程度差异无统计学意义（$P > 0.05$）。见图5-2至图5-7。

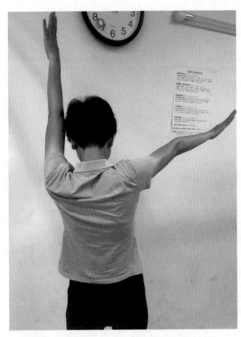

图5-2 治疗前左上肢不能完全外展

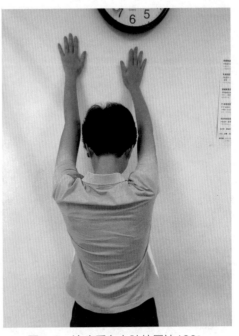

图5-3 治疗后左上肢外展达180°

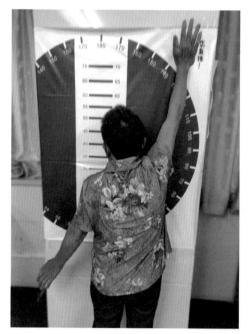

图5-4　治疗前左上肢不能前屈

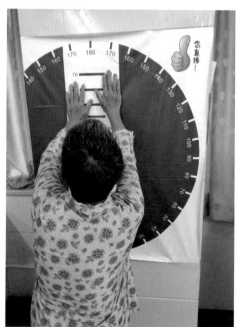

图5-5　治疗后左上肢能前屈

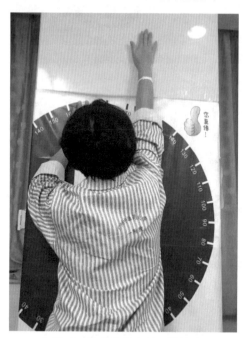

图5-6　治疗前左上肢不能抬高

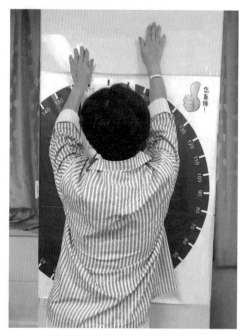

图5-7　治疗后左上肢能抬高

六、讨论

研究结果说明，乳腺癌术后患侧肢体功能障碍在两种干预方法下均较前得到改善。松筋理络+五味双柏散外敷的方法更能促进乳腺癌术后肩关节活动度的增加，且治疗后局部麻木的症状较前减轻，但两组患者肩关节后伸的角度及疼痛的变化不显著，考虑可能是因为正常人健肢后伸的角度本身也不会太大，乳腺癌手术引起的局部粘连对于肢体后伸的影响较小，大部分术后功能障碍的患者即使有外展及前屈的障碍，也不会感觉后伸有明显障碍。疼痛的变化不显著可能是由于患者乳腺癌术后的疼痛并非病理性疼痛，故疼痛分值不高，治疗前后的差别不显著；也可能是由于乳腺癌术后患侧肢体瘢痕粘连，经筋失其濡养，经筋的修复还需要一段时间气血津液的濡养，治疗时间短、频率不足、疗程不足导致疼痛变化不大，可以延长治疗时间再进行观察。

及早进行合理、有计划的功能锻炼是防治术后肩关节功能障碍的主要措施，本研究也证实常规功能康复训练能减轻术后患侧上肢功能障碍。而松筋理络法通过松解局部肌肉及经络，激发人的经络之气，改善血液和淋巴循环，可促进瘀血、组织渗出液的吸收及坏死物质的清除，配合具有活血化瘀作用的五味双柏散外敷，可起到通经活络、活血化瘀、加速组织修复的作用，故其治疗乳腺癌术后患侧肢体功能障碍具有更加显著的效果。松筋理络法对乳腺癌术后上肢功能障碍的主要作用为：促进周围血管扩张，改善循环障碍；引起局部经络反应，激发和调整经气，疏通经络，通过强筋骨而利关节，促进关节活动度的增加。在松筋理络法基础上予中药双柏散外敷，能起到舒筋通络化瘀的作用，进一步促进局部气血的运行，加速微循环，巩固经筋手法的作用。

本研究结果表明，松筋理络法联合中药外敷可有效改善乳腺癌术后肩关节活动度，减轻患侧上肢功能障碍的程度和麻木等症状，是乳腺癌患者术后康复的有效疗法，对提高患者舒适度与生活质量具有重要意义，值得临床推广应用。

第六节　易罐疗法在乳腺癌术后患侧上肢功能障碍中的应用

一、易罐疗法概述

易罐是以硅胶为材料的吸罐器具，能随意吸附在身体各部位上，具有吸附力强、可塑性强、吸附后可随身体活动而变形的特点。易罐是对中医传统拔罐疗法的传承和发展，其采用拔火罐的原理，但使用时不必点火或借用其他工具即可随意吸附在颈项、四肢关节或皮肤褶皱处，并且在关节运动时可以随之变形。其治疗部位在人体的经络经筋，相当于肌肉、筋膜、肌腱、关节韧带、腱鞘等软组织，可用于多种痛证及肌肉紧张等的治疗。

易罐除具有传统火罐的作用外，其吸附力还可用于提起表面软组织做牵拉皮肤的运动，以减轻神经、肌肉、韧带、血管和筋膜受到的压迫，刺激穴位，调节经络，帮助消除疲劳，舒缓病症带来的疼痛等不适。易罐操作简便、易于使用的特点使其在临床上得到广泛应用。

二、作用机制

易罐通过负压作用吸附于体表，可引起局部组织充血及皮下轻微的瘀血，从而对机体产生良性刺激，促进局部血液循环和物质交换，调节机体的疼痛中枢，提高痛阈。吸罐后进行的手法操作及肢体活动，可松解患处皮下肌筋膜组织粘连，增加组织间滑动，达到解痉止痛、降低末梢神经张力的效果。

易罐以经络腧穴为理论基础，其吸附在体表相关经络腧穴处，可激发经气，刺激穴位，开泄腠理，引邪外出，有疏通经络、祛湿逐寒、行气活血、舒筋活络、消肿止痛的作用。

现代医学研究发现，吸罐的作用机制主要与负压效应、促进局部血液循环、疼痛闸门控制、提高痛阈、调整机体免疫力等有关。崔帅等认为罐内负压是疗效产生的主要因素，负压效应能扩张血管、调节局部血流量、改善局部微循环、促进局部毛细血管和内皮细胞形态的修复以及细胞核增殖抗原的表达，从而促进机体恢复正常功能。唐晓等的研究显示，吸罐后罐斑局部组织血流加速，血流量增加，组织血流灌注压明显增高，故可促进局部组织的血液循环和新陈代谢，改善局部组织的营养，表现为一种特殊的局部理疗和组织营养作用。

三、临床应用

1. 适用人群

乳腺癌术后患侧肢体出现功能障碍，关节运动受限，肩关节僵硬，肌肉粘连、萎缩、疼痛、麻木、牵拉感、紧绷感，部分区域感觉异常或丧失、肌力下降等的患者。

2. 禁忌证

（1）血友病、白血病、恶性贫血、血小板减少等血液性疾病。

（2）活动性肺结核、血压过高、心脏病、心力衰竭、呼吸衰竭、过饥、过饱、过劳、皮肤过敏、创伤、溃疡、水肿等。

此外，外伤骨折部位、静脉曲张部位、瘢痕处、血管浅显处、前后二阴部位、孕妇及月经期妇女的腹部禁用易罐。

3. 操作流程

（1）评估患者病情。评估患者的主要症状、舌苔、脉象、既往史、过敏史、血液疾病史、意识、活动能力，有无感觉迟钝障碍，女性患者是否在经期、孕期，以及患者的体质、心理状态、对疼痛的耐受程度、对拔罐的接受程度，并查看拔罐处的皮肤情况。

（2）告知患者易罐的作用、目的、操作过程及注意事项。

（3）用物准备（图5-8）。易罐数个，75%的酒精棉球，万花油或其他润滑油，手消毒液，纸巾或纱块，大毛巾2条，必要时备屏风。

（4）实施。选用中等大小的易罐吸附于患侧肢体肩背部、上肢内外侧、腋窝部位（图5-9）及胸壁部位，必要时做环形有节奏的抖罐按摩1min，力量要均匀，手法要柔和，抖罐的力量、速度、幅度都要均匀，力度要深透达肌肉层，从而起到放松肌肉、缓解肌肉痉挛、消肿止痛的作用。吸罐时需根据患者耐受力及局部皮肤情况选择合适的力度。

负压法：先把易罐放在皮肤表面，用拇指按下，直至易罐中央接触到表皮后再放手。

中负压法：用双手把易罐捏扁后再接触到表皮。

高负压法：把易罐往内翻，使易罐中央接触到表皮后，再把易罐外翻，使易罐边缘紧贴皮肤后放手。

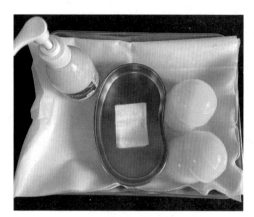

图5-8　用物准备（部分）

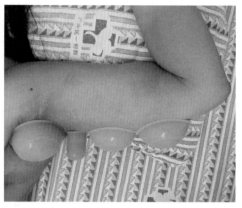

图5-9　易罐吸附于腋窝及上臂

4. 注意事项

（1）根据所要吸附部位的面积大小选择合适的易罐。

（2）初次使用时间应在1min左右，以后根据身体状况逐渐延长使用时间，但不宜超过5min。

（3）在做运动罐治疗时，动作宜缓慢、循序渐进，以患者不产生疼痛为准。

（4）由于负压吸引的作用，局部皮肤会出现与罐口大小相当的紫红色瘀斑，此为正常表现，数日后可消除。

（5）治疗中如有不适，应及时通知护士。

（6）夏季拔罐部位忌风扇或空调直吹。

（7）拔罐后，如有局部潮红、瘙痒，不可乱抓，数小时至数日后可自行消散。

（8）治疗后，若局部出现水疱、水珠、出血点、瘀血等，均属正常治疗反应。小水疱无须处理可自行吸收，大水疱应到医院进行相应处理。

（9）易罐使用后，用清水清洗干净，再用75%的酒精消毒。如果易罐被患者血液、体液污染，要先用清水冲洗干净，然后用消毒液浸泡后再使用。

（10）有的患者在精神紧张、饥饿、体位不当或拔罐吸引力过大时，会突然出现面色苍白、恶心欲吐、多汗心慌、四肢发冷、脉搏细数等状况，此为晕罐，应立即起罐，让患者平卧，注意保暖，一般休息片刻，饮一杯温开水后便可恢复。

（11）易罐吸附以后，应询问患者感受，如感觉过紧或灼痛，可能是吸力过大，应立即调整吸附力或换型号较小的罐。

5. 评价指标

通过观察患侧肩关节外展、前屈、后伸的角度判断肩关节活动度，通过观察治疗后患者疼痛情况、肩关节主动活动范围、日常生活活动能力等判断患侧上肢功能障碍的恢复情况。

6. 安全性管理

治疗时应采取合理体位，避开有水疱、瘢痕和伤口的位置拔罐；拔罐时，动作要稳、准、快，起罐时切勿强拉；吸附力度要视患者的皮肤情况而定，操作过程中应询问患者的感受，如有异常则进行相应的处理；操作过程中如患者出现晕罐，应立即起罐，让患者平卧，注意保暖，对症治疗。

7. 应用效果

易罐能有效减轻乳腺癌术后患侧上肢功能障碍，改善肢体功能活动，提高患者的生活质量，有助于早期康复。此方法简便、安全，宜在临床研究中加以验证。

第七节　乳腺癌术后上肢淋巴水肿的中西医结合护理措施

一、乳腺癌术后上肢淋巴水肿概述

乳腺癌相关淋巴水肿（breast cancer-related lymphedema，BCRL）是指淋巴管内高蛋白淋巴液回流受阻，在软组织中积聚引起上肢和/或腋窝肿胀，是乳腺癌根治术后的一种常见并发症，主要表现为上肢淋巴水肿。其轻者（图5-10）可随着侧支循环的建立而逐渐缓解，严重者（图5-11）可导致身体外观异常、乏力、疼痛、感觉异常、丹毒发作以及上肢功能障碍，严重危害患者的生活质量。乳腺癌患者BCRL发生率3年内为15%～54%，5年内为42%，且发病风险终身存在。淋巴水肿的潜伏期有可能很长，很多患者由于放射治疗、手术、手术后感染或其他因素如肥胖、不良生活习惯、肿瘤复发等引发。BCRL具有进行性发展、不可逆的特点，伴随有多种症状，严重影响患者的生理和心理健康。

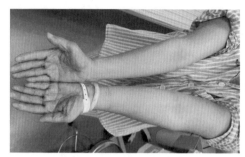
图5-10　上肢淋巴水肿轻症

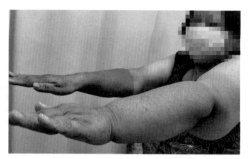
图5-11　上肢淋巴水肿重症

二、乳腺癌相关淋巴水肿发病机制

本病的发病机制为腋窝淋巴的清扫切断了上肢的淋巴回流通路，使上肢的淋巴不能充分引流，导致水肿、感染，而炎症会加重局部的浆液性及纤维素性渗出，使上肢组织出现肿胀加重及纤维化。

乳腺癌术后相关淋巴水肿属中医学"水肿""脉痹""痰瘀"等范畴。中医学认为乳腺癌手术必然损伤机体脉络，耗伤气血，致使气虚血瘀，日久影响津液的运行，导致络脉瘀阻，津液不循脉络运行，渗出脉外发为水肿，积聚于上肢引起上肢淋巴水肿。不通则痛，故本病常伴有疼痛不适。加之术后放化疗更加损伤正气，机体无力推动血行，日久导致血瘀、水湿、痰凝、气血亏虚、阴阳失调。《金匮要略》载："血不利则为水。"水湿停聚，水道不通，脉络阻塞，气血运行不畅，会进一步加重水肿，如此恶性循环，可使病情经久不愈，日渐加重。

三、乳腺癌相关淋巴水肿的分期

根据国际淋巴学会的淋巴水肿分期（ISL），可将本病分为以下4期：

0期：可逆的淋巴水肿凹陷性水肿。用手指按压水肿部位，会出现局部的凹陷，下午或傍晚最明显，休息一夜后，肿胀大部分会消退。

1期：水肿已不会自行消退。由于结缔组织开始增生，水肿区组织质地不再柔软，凹陷性水肿逐渐消退，组织变硬。

2期：肿胀肢体体积显著增大，组织由软变硬，纤维化明显。皮肤发生过度角化，生长出乳突状瘤。

3期：象皮肿，多见于下肢，为晚期下肢淋巴水肿的特征性表现，肢体异常增粗，皮肤增厚、角化、粗糙，呈大象腿样改变。

四、预防及保护措施

（1）避免用手术侧上肢提拎重物，背包宜用健侧。

（2）避免穿着过紧的内衣、外衣，以及戴过紧的手表和首饰。

（3）避免在术侧上肢做静脉注射。

（4）避免在患侧上肢测量血压。对于双侧上肢淋巴水肿者，应在下肢测量血压。

（5）避免做剧烈的运动。

（6）避免患侧上肢做重复性多的活动，如拖地板、搓衣物、切菜。因为酸痛会造成局部感染，增加淋巴系统的负担，引发淋巴水肿。

（7）避免暴露在严寒和酷暑中；淋浴时避免温度变化过大，避免桑拿或热浴或使用电动剃须刀除腋毛。

（8）保持理想的体重，饮食宜低盐低脂、高蛋白、易消化。

（9）注意保护患侧上肢的皮肤和指甲，避免蚊虫叮咬、刀割伤、刺伤及暴晒。

（10）出门旅游时，尽量避免搭乘飞机或登高山，必要时以弹力绷带缠绕患肢，并尽量在旅程中抬高患肢，因为高空的低气压是造成淋巴水肿的因素之一。

（11）佩戴合适重量的义乳或者贴身型义乳，以降低发生淋巴水肿的概率，选择没有托的文胸有助于淋巴回流。

（12）提高机体抵抗力，避免过度疲劳；出现任何的感染症状及体征，如皮疹、瘙痒、发红、疼痛、皮温升高或发热时要及时就医。

五、综合消肿疗法在乳腺癌相关淋巴水肿中的应用

对于本病，一般的物理治疗和药物治疗均达不到很好的治疗效果，甚至会发生严重的并发症。患者需要到有淋巴水肿专科门诊或有专业治疗师的医院进行系统的诊断和治疗。目前公认的效果较好的淋巴水肿治疗方法为综合消肿治疗（complex decongestion therapy，CDT）。CDT属于保守治疗方法，包括皮肤护理、手法淋巴引流、压力绷带包扎、功能锻炼4个步骤。压力治疗是CDT中关键的一部分，有效、安全的压力治疗，可以促进淋巴回流，减少淋巴形成，从而减轻患者肢体肿大，缓解组织的纤维化，改善皮肤粗糙等情况。建议患者每年系统进行CDT治疗1~2次，每次1个月左右。

（一）皮肤护理

淋巴水肿患者的皮肤是非常敏感的，且慢性淋巴水肿患者常伴有皮肤瘙痒。组织的慢性炎症可引起纤维蛋白和胶原蛋白沉积，使皮肤增厚、变硬、水肿，有利于细菌和真菌的生长。维护皮肤的完整性和细心处理慢性淋巴水肿皮肤出现的病变，能最大限度减少感染。可通过清洗并使用润肤剂来保护皮肤的屏障功能，最好使用酸碱度为中性的皂液，或液体敷料、马油等，含香精、防腐剂、矿物质、凡士林的护肤品应避免使用。

（二）手法淋巴引流

手法淋巴引流是一种兼有流动感和方向性的按摩治疗技术，具有增加淋巴管收缩力、改善淋巴循环、破坏组织纤维化的作用。正确使用手法淋巴引流可增加淋巴流量（约比正常流量大20倍），越早治疗越有效。

1. **手法淋巴引流的治疗作用**

（1）治疗水肿。通过对浅表淋巴系统的刺激，可以加速淋巴回流、减轻淋巴水肿。

（2）缩小瘢痕，加速组织痊愈。清除淋巴液可有效降低局部纤维化的发生率。在欧洲国家，患者通常在手术后接受淋巴引流按摩。临床证明淋巴引流按摩对减轻术后肢体的肿胀和粘连疗效肯定，并且可以提高患者淋巴水肿恢复的速度和质量。

（3）有效减轻疼痛。通过按摩加快淋巴的引流，可以减轻神经末梢周围的液体压力，使炎性物质快速被淋巴液带走，清除溶解在体液里并刺激痛觉感受器的化学物质和废物。

（4）提高机体免疫力。通过按摩可提高机体淋巴液的回流速度，改善淋巴管道的流通状况，加速机体自身废物的代谢和毒素的消除，长期坚持可以提高机体的免疫力。

2. **手法淋巴引流基本操作原则**

（1）按摩的方向要沿着淋巴回流的方向进行。

（2）每一次的按摩治疗应当包括休息期和工作期，从而让组织间的压力平稳上升，平稳下降。

（3）治疗时，每个部位操作5～7次，治疗时间约1.5h。

（4）治疗操作时所施加的按摩压力要适度，强压会导致淋巴管痉挛。

（5）首先治疗区域淋巴结，躯干部位先治疗近静脉角的部位，肢体从近心端开始治疗，然后再治疗远心端部位。

3. 上肢手法淋巴引流

（1）适应证：①外伤、手术引起的水肿及关节炎。②原发性和继发性淋巴水肿。

（2）操作步骤：①向着淋巴回流方向对整个肢体做轻柔按压。②对腋窝淋巴结做固定打圈。③双手从上臂内侧向腋窝做固定打圈。④双手从三角肌向腋窝淋巴结方向做固定打圈。⑤在上臂外侧使用泵送技术。⑥在肘部上髁的中间和侧面固定打圈，在肘淋巴结处固定打圈同时配合关节运动。⑦在前臂使用铲送技术、泵送技术或固定打圈。⑧依次在腕背、手背、手指和手掌沿着淋巴回流方向做固定打圈。

（三）压力绷带包扎

压力绷带包扎是指采用特定材质制作的特定尺寸压力绷带来治疗外周淋巴水肿，是淋巴水肿的重要治疗手段之一，具有降低毛细血管渗出压（毛细血管静水压），减少静脉血和淋巴液的反流，增强静脉泵的功能，促进回心血量的增加，增加、加速静脉和淋巴液的回流，增加淋巴液回流吸收的面积，巩固手法淋巴引流的治疗效果，减少纤维化，软化组织，缩小患肢体积等作用。

1. 上肢淋巴水肿压力绷带包扎流程

（1）皮肤护理。患肢均匀涂抹按摩油，以降低绷带包扎可能导致的损伤（图5-12）。

（2）在管状绷带的拇指处剪一个小裂口，给患者穿上（图5-13），并将管状袖套反折回手腕上。

（3）包扎手指绷带。从拇指开始，依次包扎食指、中指、无名指和小指（图5-14、图5-15）。手指包扎完成后再把管状袖套放下来穿好。

（4）包扎棉管状绷带。使用棉管状绷带包扎手掌部并延伸至腋下横纹，必要时插入内衬垫（图5-16、图5-17）。

（5）使用弹力绷带从手掌部往上包扎至手腕上方（图5-18）。

（6）使用弹力绷带包扎手掌部至整个上肢（图5-19）。

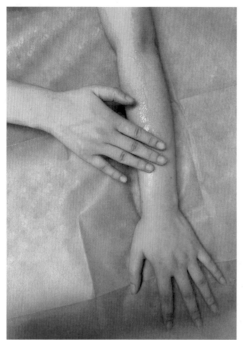

图5-12　皮肤护理

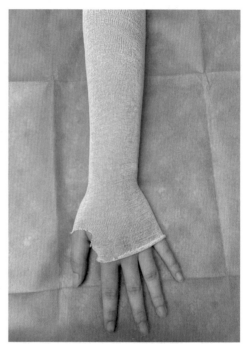

图5-13　管状绷带

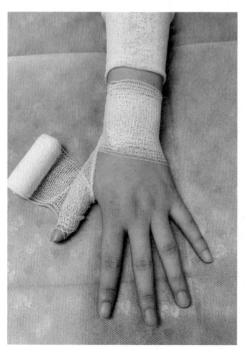

图5-14　手指绷带

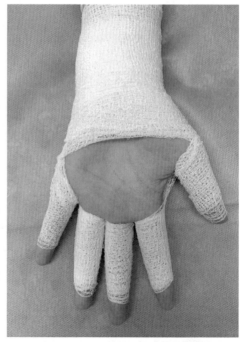

图5-15　手指绷带包扎完成图

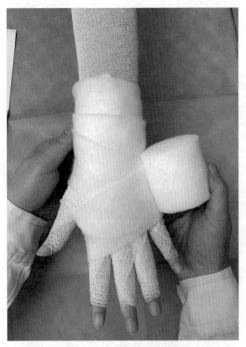

图5-16 棉管状绷带包扎

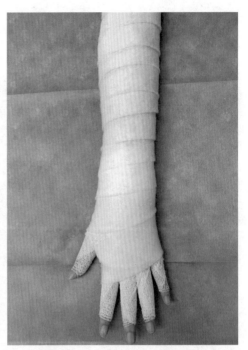

图5-17 棉管状绷带包扎完成图

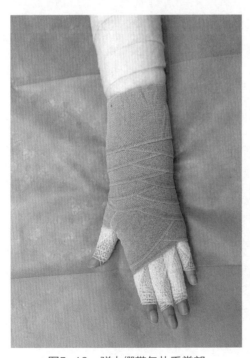

图5-18 弹力绷带包扎手掌部

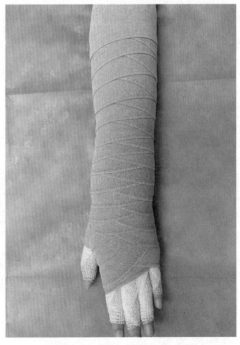

图5-19 弹力绷带包扎上肢

2. 压力绷带包扎注意事项

（1）在包扎过程中要注意松紧度。既要保证手臂的功能，又要足够牢固，在手臂活动时不易滑脱。

（2）压力绷带包扎时不能勒到任何部位的组织，以免导致局部压力增加。

（3）压力绷带包扎时产生的压力需要足够大才能保证束缚效果，同时不能导致疼痛和阻碍局部血液循环（尤其是静息状态下）。因此，长距拉伸绷带不适合消肿治疗。长距拉伸绷带在产生足够压力以满足淋巴水肿治疗时会快速限制血液循环。使用这类高弹性材料时，为了获得有效的工作压力，需要将绷带包裹得极为紧身，其产生的静息压力是患者难以承受的，相比之下，短距和中等距拉伸绷带可准确地调控压力的大小并获得理想压力。

（4）底层衬垫（如棉或泡棉橡胶材质）会增加包扎的舒适性。

（5）当绷带缠绕多层时，缠绕每一层时施加的拉力不宜太大，这样静息压力小，而运动压力大。要想达到所需的压力，应该均匀拉伸绷带再进行缠绕，使其紧密贴合皮肤表面，而不是大力拉扯（容易产生褶皱）。提示绷带可能过紧的表现包括疼痛、皮肤青紫以及手指发冷等，这些都是动静脉循环受阻的表现。

（6）理想的绷带压力不应高于人体平卧时的动脉舒张压（约80mmHg），但实际情况下应保证绷带不会导致疼痛，且有效压力每日能持续22h。

（7）连续包扎时，尽可能选择一个方向，顺时针或逆时针。包扎时要使关节处于功能位，避免运动时产生褶皱。

（8）建议每包扎完一条绷带都要检查绷带压力，这样才能迅速发现不恰当的压力面并及时纠正。

（9）由于手臂某些部位较细，为了防止这些部位局部压力过大影响液体引流，切忌减少缠绕的圈数或减小绷带拉力，可以在局部放置适量的泡棉橡胶，来增加局部手臂的周长。

（10）分层包扎被证明在门诊治疗和治疗初期尤为有效，每一层都用胶带单独固定，如果患者有不适感，就能自己逐层解开绷带，同时保持末端压迫。

（11）绷带褶皱就像瘢痕，压力材料每一处的不必要褶皱都会阻塞淋巴引流，而这类阻塞通过适当添加衬垫可以完全避免。

（12）压力绷带有使用期限，为延长使用期，建议用中性肥皂清洗，避免在阳光下曝晒，不要随意剪切。

（四）功能锻炼

功能锻炼是淋巴水肿综合治疗重要的一部分，能增加毛细淋巴管的摄取，加强表面和深层收集器的抽吸能力，增加受影响肢体的活动度和活动范围。注意必须在压力绷带包扎的情况下锻炼。

1. 呼吸训练

双手放在腹部，缓慢吸气，腹部鼓起后再缓慢呼气，腹部放松，此动作重复4次，即腹式呼吸4次（图5-20）。

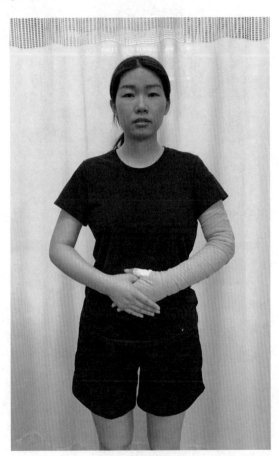

图5-20　呼吸训练

2. 肩关节运动

双手自然下垂，双肩关节向上耸起，靠近头部，然后缓慢放下，此动作重复4次，双肩关节再沿顺时针方向做旋转运动4次，后沿逆时针方向做旋转运动4次（图5-21）。

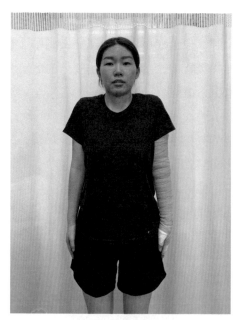

图5-21　肩关节运动

3. 扩胸运动

屈肘，双臂侧平举至90°，分别向左右两侧打开，手心向上，后回到原位，此动作重复4次（图5-22）。

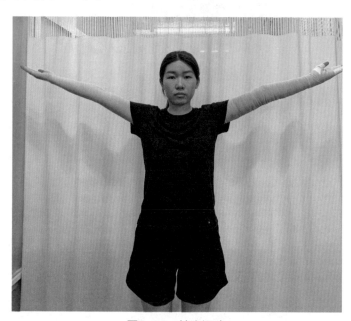

图5-22　扩胸运动

4. 肩肘关节运动

双手自然下垂，双臂向前平举至90°，屈肘握拳，再伸肘放松手部，此动作重复4次后放下双臂（图5-23）。

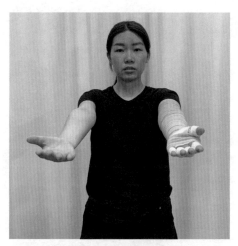

图5-23　肩肘关节运动

5. 双手直臂抬高

双手自然下垂，掌心相对，然后伸直抬高到头顶，先握拳再松开，然后自然放下手臂，放松，此动作重复4次（图5-24）。

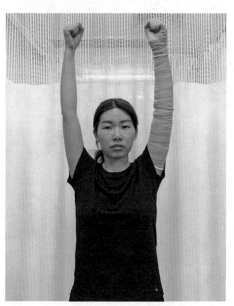

图5-24　双手直臂抬高

6. 手掌对压

把手掌相对放一起，吸气时按手，呼气时放松双手，此动作重复4次（图5-25）。

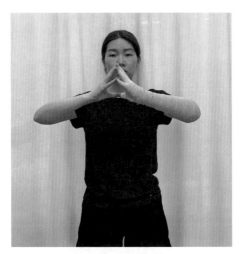

图5-25　手掌对压

7. 手臂拉伸

一侧手臂屈肘，另一侧手臂放于其肘关节上，身体向后旋转90°后回到原位，此动作重复4次，后换另一侧手臂做相同动作，亦重复4次（图5-26）。

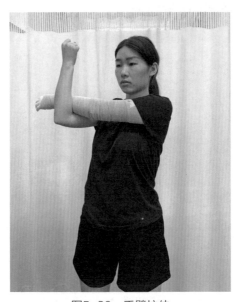

图5-26　手臂拉伸

8. 上臂反转运动

双臂上举，屈肘，握拳，拳头相对，顺时针旋转拳头，带动手臂一起旋转4次，然后逆时针旋转拳头，带动手臂一起旋转4次（图5-27）。

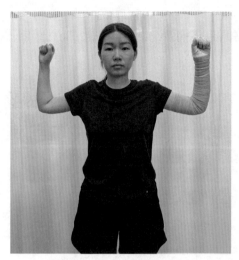

图5-27　上臂反转运动

（五）淋巴水肿综合消肿治疗的注意事项

（1）早发现早治疗。

（2）本病治疗周期长，需要患者及家属的积极配合，患者要坚持终身自我锻炼。

（3）需要在医护人员的指导下治疗，注意避免禁忌证；压力治疗需要注意保证绷带的平整，掌握一定的压力，从下到上压力递减，要注意观察指甲的颜色，如有发紫且活动后没有恢复，或出现下肢发麻等症状，需要重新调整压力大小。

（4）功能锻炼至关重要，但要注意只有在压力治疗的情况下才能实施功能锻炼，每日累计锻炼时间至少要达到1h。

（5）治疗周期根据患者的水肿严重程度及淋巴系统功能情况而定。

（6）维持治疗期间需坚持定期复查，防止复发，一旦复发需及时到医院就诊。

（六）淋巴水肿的饮食调护

（1）避免摄入可增加渴感和引起水分滞留的食物，如生冷之品。

（2）在缓解期，药膳疗法通常以补益肺、脾、肾为主，不宜进食鲤鱼、虾、蟹等"发物"。

（3）在急性感染期，饮食宜清淡、富含营养，戒辛辣、燥热之品。

（4）红豆、冬瓜、赤小豆、黑大豆、绿豆、西瓜皮、黄瓜等是日常生活中不错的利水消肿的食物。此外，消除水肿还宜吃鲢鱼、荠菜、荸荠、菊花、山药、西瓜、白扁豆、白茅根等。

（5）根据个人体质及疾病情况，在医护人员的指导下选择合适的饮食。

第八节　乳腺舒筋松解操在乳腺癌术后患侧上肢功能障碍中的应用

一、乳腺舒筋松解操概述

乳腺舒筋松解操是广州中医药大学第一附属医院乳腺科依据多年的临床实践，结合中医传统理论，在八段锦、六字诀及五行音乐疗法的基础上改良而来的。

乳腺舒筋松解操糅合了经筋理论、八段锦、六字诀以及五行音乐疗法等的精髓，具有松解粘连、舒筋活络的功能，可以改善乳腺癌术后患侧肢体因手术损伤、粘连、瘢痕挛缩等引起的疼痛及功能障碍，促进患侧肢体血液循环及淋巴循环，预防术后淋巴水肿的发生，有助于保持肢体的良好形态；同时可以疏解肝郁，宽胸理气，恢复肝的疏泄功能，解除郁积，促进情志舒畅。

二、作用机制

（一）从经筋论治，以八段锦为基础

乳腺癌手术治疗过程难免会损伤正常血管、神经及肌肉，尤其是根治术或腋窝淋巴结清扫，需要大面积切除患病乳腺及其周围组织，容易导致部分患者出现肩关节僵硬、肌肉萎缩、肌肉粘连等并发症，从而造成患者术后患侧上肢功能障碍，严重影响患者的日常工作及生活质量。

经筋理论是中医传统理论的重要组成部分，经筋是脏腑经络连接四肢百骸的重要枢纽，是经络系统不可或缺的重要组成部分。乳腺癌术后上肢功能障碍，多由气血亏虚或上肢筋伤络阻，经筋功能受损，从而发展为经筋病，通常表现为与感觉或运动相关的功能障碍，如疼痛、无力、紧张、关节活动度差、神经麻痹、运动模式或肌肉改变，或肩膀、手臂和/或患侧胸部肿胀等。治当调筋止痛，舒筋活络。乳腺舒筋松解操包括拉伸筋脉、拍打穴位、松动关节、循经按摩等动作，可以舒筋通络、松筋解节、松解软组织粘连、增强肌力，从而达到缓解经筋病的临床症状、改善术后患侧肢体功能障碍的目的。

八段锦是一套独立而完整的健身功法，其动作舒展优美，编排精致。相关研究结果提示，渐进练习八段锦前四式可提高早期乳腺癌改良根治术后患者的肩关节活动度，改善上肢功能，缓解疼痛，对早期乳腺癌改良根治术后患者的上肢功能具有促进作用。乳腺舒筋松解操就是在临床实践的基础上，结合患者术后特点，从八段锦中改良而来。

（二）五行音乐疗法以"角"音为主调

《黄帝内经》说："天有五音，人有五脏；天有六律，人有六腑。"又说："角为木音通于肝，徵为火音通于心，宫为土音通于脾，商为金音通于肺，羽为水音通于肾。"五音、五脏和气的运动存在内在联系。根据中医的养生理论，五行音乐可以带动身体能量，帮助人体达到"阴平阳秘，精神乃治"的平衡状态。

女子乳头属肝、乳房属胃，乳房疾病的发生与情志抑郁具有密切联系。当人处于愤怒、压抑的状态时，或遭遇挫折而情绪极度恶劣时，或出现肝胆郁结的症状，如失眠、焦虑、高血压、头痛、偏头痛、便秘时，可用木音系列疏肝理气、平抑肝阳。木音属肝的音阶，大部分由旋律优美、曲调温馨、充满生机活力犹如大地回春、万物萌生的角调音乐所构成，具有木的通达和舒展特性，可入肝。"角为木音通于肝"，故角音可疏导肝经。角音相当于简谱中的"mi"，由古箫、竹笛、木鱼等演奏，其风格舒展、悠扬、深远，好似枯木逢春，万物萌生，具有木的特性，因此可以入肝胆之经。乳腺舒筋松解操选用《桥边姑娘》作为配乐，该音乐具有角音，曲调亲切爽朗、温馨优美，有生机盎然的旋律，让人有平衡、舒缓、松弛的感觉，可疏肝解郁，强化人的肝胆系统，促进肠胃蠕动（防便秘），提高肝脏解毒功能（协助肝胆排毒）。

（三）六字诀以"嘘"字诀疏肝理气

六字诀养生法是我国古代流传下来的一种养生方法，为吐纳法。它是通过呬、呵、呼、嘘、吹、嘻6个字的不同发音口型，利用唇齿喉舌的不同用力，牵动不同的脏腑经络气血的运行，又通过呼吸导引，充分诱发和调动脏腑的潜在能力来抵抗疾病的侵袭。乳腺舒筋松解操采用的是六字诀中的"嘘"字诀。"嘘"字诀可平肝气，口型为两唇微合，有横绷之力，舌尖向前并向内微缩，上下齿有微缝，对治疗目疾、肝大、胸胁胀闷、食欲不振、两目干涩、头目眩晕等症有帮助。

三、临床应用

（一）适用人群

乳腺癌术后局部紧绷牵拉、患侧肢体功能障碍的患者，乳腺癌术后淋巴水肿的患者、心情抑郁不舒的患者。

（二）练操流程

1. 预备式

两足开立，与肩同宽，头正颈直，含胸拔背，全身放松，调息意守，情志平和。

2. 呼吸法

腹式呼吸，先呼后吸，呼长时可发"嘘"音，同时提肛缩肾。

3. 动作要领

（1）第一节：攒拳屈肘增气力（图5-28）。

动作要点：双肩自然下垂，屈肘握拳，伸肘松拳。

作用：促进上肢血液循环，防治术后肢体乏力及肘、腕功能障碍，防治手指麻木。

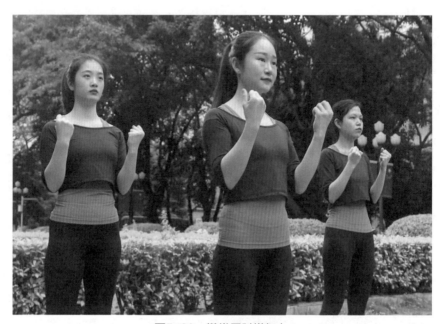

图5-28　攒拳屈肘增气力

（2）第二节：旋肘转腕理关节（图5-29）。

动作要点：双手握拳，肩关节、肘关节及腕关节同时行360°旋转。

作用：增加肘关节及腕关节的活动及血液循环，减轻患肢肘关节及腕关节的功能障碍。

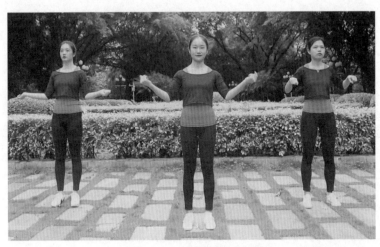

图5-29　旋肘转腕理关节

（3）第三节：穴位拍打促循环（图5-30）。

动作要点：一侧手臂向前伸直，与身体垂直，另一手呈空心掌拍打内关、曲池、肩髎、肩井四穴，双手交替进行。

作用：疏通经络，激活穴位及淋巴结功能，促进淋巴及血液循环。

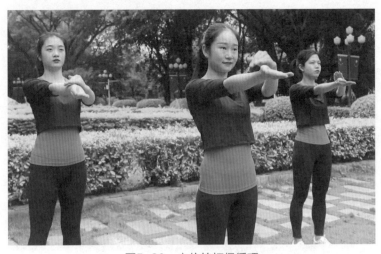

图5-30　穴位拍打促循环

（4）第四节：拉肘转体松经络（图5-31）。

动作要点：一侧上肢曲肘，托于另一侧上肢体肘关节处，身体跟手臂一起向身后旋转90°为1次，双臂交替进行。

作用：拉伸手臂肌肉及肩部肌肉，舒缓经络。

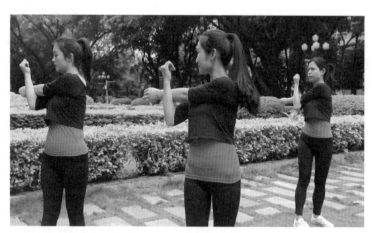

图5-31　拉肘转体松经络

（5）第五节：背手转头解肩颈（图5-32）。

动作要点：双手背伸，十指交叉，挺胸抬头，腰背伸直，头颈带动脊柱缓缓向左拧转，眼看后方，同时配合吸气，呼气时发"嘘"字声，头颈回正为1次。头颈分别向左、右、上、下4个方向活动。

作用：拉伸手臂及肩颈部肌肉，舒筋活络、宽胸理气，增强肌肉的耐受程度。

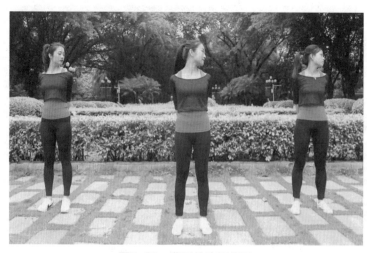

图5-32　背手转头解肩颈

（6）第六节：抱颈张弛调气机（图5-33）。

动作要点：手指于腹前交叉互握，肘部伸直，双臂缓慢抬高于头顶，双掌交叉抱项，双肩后张，吸气头后仰，挺直腰部收缩臀部，呼气时发"嘘"音，双手放下，放松全身。

作用：最大限度活动肩关节，减轻肩关节的僵硬程度，拉伸肩颈脊柱关节及肌肉，调理气机。

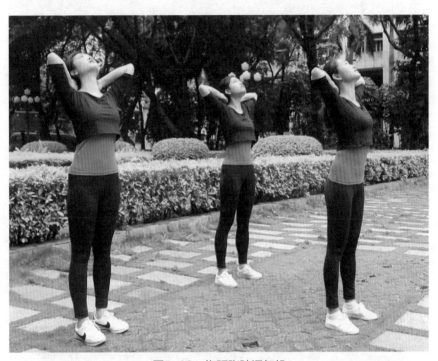

图5-33　抱颈张弛调气机

（7）第七节：循经轻抚引回流（图5-34）。

动作要点：将一侧手臂抬高于头顶，另一手掌由远心端向近心端循手三阳经、手三阴经轻抚，双手交替进行。

作用：疏通经络，舒缓淋巴压力，促进表浅淋巴回流，防治淋巴水肿。

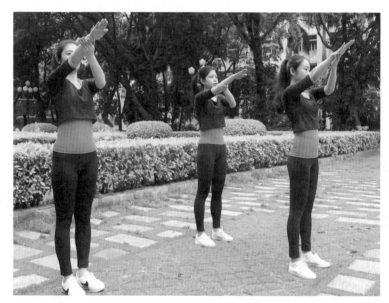

图5-34　循经轻抚引回流

（8）第八节：开合虚掌升肝阳（图5-35）。

动作要点：手臂自然伸直放于身体两侧，十指并拢，两臂自身侧上举过头，同时深呼吸，踮起脚后跟，呼气时下落，双侧手臂缓慢放下，脚后跟着地，同时发出"嘘"字声，放松全身。

作用：通过肢体导引及踮脚，将"浊气"自头向涌泉引之，排出体外；同时通过向上导引及嘘字诀作用，疏肝理气，升发肝阳。

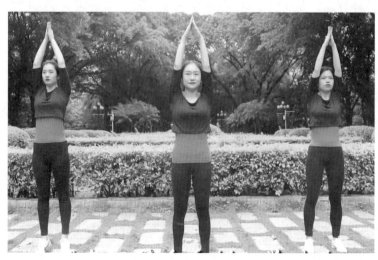

图5-35　开合虚掌升肝阳

（三）习练要领

1. 准确灵活

练操时姿势与方法要正确，但动作幅度的大小、姿势的高低、用力的大小、习练的数量、意念的运用、呼吸的调整等可根据个体情况灵活掌握。

2. 练养相兼

练操时需保持心情舒畅，全身心放松，将形体运动、呼吸调整与心理调节有机结合，使身体处于轻松舒适、呼吸柔和、意守绵绵的静养状态。

3. 循序渐进

乳腺舒筋松解操只有经过一段时间和数量的习练，才会做到呼吸与姿势相配，动作的连贯性与控制能力才能提高；刚开始应注意避免过度疲劳，应循序渐进，可根据自身情况每日锻炼1～3次，对有特殊情况的患者，应酌情减少锻炼时间，但不可停止练习。

（四）评价指标

可通过观察患侧肩关节外展、前屈、后伸的角度来判断肩关节活动度，通过观察做操后患者的疼痛情况、肩关节主动活动范围、日常生活活动能力来判断患侧上肢功能障碍的恢复情况。

（五）安全性管理

乳腺癌术后患者应在拔除伤口引流管后，在伤口愈合良好，无积血积液，伤口无出血、无皮瓣坏死等并发症的情况下开始进行锻炼。锻炼时应循序渐进，不可操之过急。如有过饥或过饱、头晕、站立不稳等不适时不宜进行锻炼。做操后患侧肢体出现少许酸痛为正常现象，如疼痛剧烈、明显，且腋窝及伤口局部出现肿胀、积液等情况时应停止练习，并告知医护人员。

（六）应用效果

乳腺舒筋松解操可以有效提高乳腺癌患者术后肢体功能康复效果，患者术侧上肢内旋、外旋、后伸、外展、前屈功能幅度均能得到较大的改善。其动作具有松解粘连、舒筋活络的功能，可以改善乳腺癌术后患侧肢体因手术损伤、粘连、瘢痕挛缩等引起的疼痛及功能障碍，促进患侧肢体血液循环及淋巴循环，预防术后淋巴水肿的发生，有助于患者术后肢体功能的恢复。

第六章 结 语

手术治疗是乳腺癌综合治疗中的重要手段，乳腺癌围手术期及术后的康复直接影响乳腺癌患者的预后和生存。出于对疾病的恐惧，大多数患者会出现焦虑、抑郁情绪或者睡眠障碍等情志问题，而手术损伤还会导致患者术后出现皮瓣积液、上肢淋巴水肿、肩关节功能障碍等并发症，这些都严重影响着患者的术后生活质量。因此，如何减少患者的术后并发症，缓解患者的不良情绪，提高患者的身体机能和生活质量，成为乳腺癌围手术期及术后康复的关注重点。中医药疗法对乳腺癌围手术期的康复有巨大的作用，并能全程参与其中。

对于乳腺癌术后出现肩关节功能障碍的患者，电针疗法能改善术后肩关节的活动范围，提高其好转率，并对术后肩关节的疼痛具有良好的治疗作用，而且安全性良好。

在功能锻炼的基础上联合推拿和外敷五味双柏散的中医综合外治法相较于单纯功能锻炼，能有效改善乳腺癌术后的肩关节功能障碍，并能减轻肩关节疼痛，改善肩关节活动度及患者的日常生活活动能力。对于乳腺癌术后2个月以上的患者及进行腋窝淋巴结清扫的患者，在功能锻炼的基础上联合推拿和外敷五味双柏散可明显改善肩关节功能，最佳疗程为3周以上。

乳腺癌患者术后康复除了身体康复，也要关注心理健康。术后肩关节功能的恢复情况，直接影响患者术后的日常生活及情绪健康。乳腺癌术后进行古本易筋经十二势导引法锻炼，可以有效促进患者肩关节功能的康复，改善患者的血液循环和淋巴循环，预防患肢术后淋巴水肿，预防患肢由于术后瘢痕挛缩等造成的失用性萎缩及上肢功能障碍，并且可以在一定程度上改善患者的情志状况，提高其生活质量，重塑自身形象。

易罐疗法应用于乳腺癌术后患侧上肢功能障碍的患者，能有效改善患侧肢体的活动功能，提高患者的生活质量，有助于术后早期康复。易罐操作方法简便、安全，在临床上得到广泛使用。另外，运用综合消肿治疗联合上肢自我绷带包扎方法，配合上肢淋巴水肿的功能锻炼，相比于一般的物理治疗和药物治疗，对乳腺癌术后上肢淋巴水肿的患者具有更好的治疗效果。

松筋理络法是针对乳腺癌术后患侧肢体功能锻炼所创的一套中医推拿手法。大量临床研究数据显示，松筋理络法通过在特定部位进行提拉、按、捏、揉、弹拨及牵引等手法，能松解局部肌肉及经络，改善血液和淋巴循环，达到通经活络、活血化瘀、消除病灶疼痛、解除肌肉痉挛、减轻瘢痕组织形成、促进损伤组织周围的血液循环、加速组织修复的目的，具有良好的临床疗效和可操作性。

乳腺舒筋松解操是结合中医传统理论和临床实践，在八段锦、六字诀及五行音乐疗法的基础上改良而来的。乳腺癌术后进行乳腺舒筋松解操锻炼，可以有效改善患者术后患侧上肢的功能障碍，其动作具有松解粘连、舒筋活络的功能，可以改善乳腺癌术后患侧肢体因手术损伤、粘连、瘢痕挛缩等引起的疼痛及功能障碍，促进患侧肢体的血液循环及淋巴循环，预防术后淋巴水肿的发生，有助于患者术后肢体功能的恢复。

除此之外，在乳腺癌围手术期还可以配合中药熏洗沐足、耳穴压豆、穴位敷贴等中医外治法，预防和缓解乳腺癌围手术期对患者带来的不适，提高患者对治疗的依从性，使治疗能够更安全顺利地进行。

第三篇
乳腺癌围化疗期康复篇

第七章 乳腺癌化疗相关毒副反应

乳腺癌是女性最常见的恶性肿瘤之一，2020年全球癌症登记数据显示：全球新发乳腺癌约230万，占女性所有恶性肿瘤的24.5%，全球乳腺癌粗发病率为58.5/10万，年龄标准化发病率（ASIR）为47.8/10万，全球乳腺癌死亡约68.5万，占女性恶性肿瘤死亡的15.5%。乳腺癌被认为是一种全身性疾病，即早期可发生肿瘤细胞的全身转移。目前，乳腺癌的治疗方法包括手术治疗、化学治疗（化疗）、放射治疗（放疗）、靶向治疗、内分泌治疗、免疫治疗和中医药治疗等。

化疗作为乳腺癌综合治疗中的一种全身性治疗方法，可以为乳腺癌患者带来提高生存接近30%的临床获益，有着不可取代的地位。20世纪70年代以来，乳腺癌的化疗药物不断更替，乳腺癌的化疗方案不断完善，使得乳腺癌患者的客观疗效得到了极大提高，生存期得到了很大延长。

化疗就是利用化学药物，也就是细胞毒性药物来杀死肿瘤细胞，抑制肿瘤细胞生长繁殖的一种方法。化疗的给药途径包括口服、静脉及体腔等。化疗具有抗癌针对性强、杀灭癌细胞效果好等优点，但是化疗药物在抑制肿瘤细胞生长的同时，也不可避免地损伤人体增殖活跃的正常组织细胞，如造血细胞、口腔及胃肠道黏膜上皮细胞、毛囊细胞及生殖细胞，造成机体造血系统、消化系统、神经系统及心肝肾等多脏器功能的损伤。化疗相关毒副作用不仅抑制了机体免疫功能，增加感染机会，还会降低患者的生存质量，给患者造成痛苦，甚至在一定程度上打击患者治疗的信心。

临床上最常见的化疗不良反应有如下这些。骨髓抑制，如全血细胞降低，以白细胞变化最明显，临床表现为疲乏、发热等。消化道反应，急性期为化疗药物注射后24h，主要表现为恶心、呕吐；急性期后迟发性胃肠道反应主要表现为恶心及食欲下降、胃胀满疼痛、泄泻或便秘、口腔溃疡等。化疗药物神经毒，如周围神经病变及化疗相关认知功能障碍等，主要表现为手脚麻木、疼痛、记忆力下降等。因此，如何预防和减轻乳腺癌化疗患者不良反应成为大家普遍关注的问题，也是乳腺癌康复治疗的重要组成部分。

乳腺癌属中医"乳岩"之范畴，乳岩由情志失调、饮食失节、冲任不调或先天禀赋不足引起机体阴阳平衡失调、脏腑失和而发病。手术后元气大伤，正气不足，气血虚弱，加之化疗药物对于人体来讲，乃药毒也，药毒之邪侵袭，使正气受损，脾肾功能衰退，气血乏源，血不能荣养，则见头晕、乏力、食欲不振、腰膝酸软等症。因此，脾胃失调，升降失常，气血虚弱是乳腺癌化疗期间的关键病机。

中医药在乳腺癌的辅助治疗中发挥减毒增效的作用。乳腺癌围化疗期的中医治疗的主要目的是减轻化疗的毒副作用，提高患者的生活质量，让患者能够顺利完成化疗。同时有部分研究显示中医药配合化疗，可以增强化疗药物的疗效。常用的中药包括中药材提取的主要成分、中成药制剂和辨证分型所用的中药汤剂、膏方等，还包括中医外治疗法，如艾灸、穴位贴敷、按摩、中药封包、刮痧、中药沐足等具有中医特色的疗法，均取得了良好的效果。

第一节 骨 髓 抑 制

骨髓抑制是化疗的限制性不良反应，主要表现为白细胞减少。白细胞主要由淋巴细胞、粒细胞、单核细胞等组成。白细胞减少症指外周血白细胞绝对计数持续低于4.0×10^9/L。中性粒细胞是白细胞的主要成分，白细胞减少尤以中性粒细胞下降最有代表意义，故临床常以中性粒细胞水平作为化疗后骨髓抑制的评估指标。外周血中性粒细胞绝对计数低于2.0×10^9/L即可称为中性粒细胞减少，严重者低于0.5×10^9/L称为粒细胞缺乏症。粒细胞减少常导致机体免疫功能下降，出现乏力、气短等临床症状，严重影响患者的生活质量。而且，严重的粒细胞减少，会使既定的化疗不能如期进行，大大影响了化疗的疗效。

一、发病机制

肿瘤细胞在体内的生长和增殖不受控制，化疗药物主要是针对快速分裂的细胞，但其缺乏对肿瘤细胞选择的特异性，故在杀灭肿瘤细胞的同时，不能识别增殖较快的正常组织细胞及免疫细胞，对其同样起到杀灭作用。化疗药物难以维持机体细胞成熟与细胞衰老之间的平衡，从而出现外周血白细胞、红细胞、血小板三系不同程度的降低，其中以白细胞减少尤为多见。

二、西医治疗方法

（一）造血细胞集落刺激因子

造血细胞集落刺激因子主要作用于粒祖细胞，促进其增殖、分化，并维持其功能和存活。它可迅速提高骨髓功能，抑制嗜中性粒细胞。且此类药物很容易加速耗竭造血干细胞，大量长期使用会导致血液疾病等发病风险，并刺激某些肿瘤细胞生长并转移、抑制细胞免疫功能。

（二）成分输血

化疗中最常见的是白细胞和血小板减少，严重时可导致感染和出血。因此，必要时输注浓缩的白细胞和血小板成分血，以防出现严重的感染和出血。

（三）骨髓移植、外周血干细胞移植

实体瘤化疗采用自体骨髓移植是在高强度化疗前征得患者同意后先抽出患者骨髓，低温保存或经动员后采集志愿者外周血的造血干细胞低温保存，化疗后再将其回输，这样可使部分造血干细胞免受抗癌药物的损害，并有利于造血功能的恢复。

（四）升白细胞药物

升白细胞药物主要包括鲨肝醇、利血生、肌苷等。鲨肝醇广泛分布于骨髓中的造血组织，可能为体内的一种造血因子，具有增加粒细胞作用。利血生可改善造血系统功能、增强机体单核巨噬细胞系统，提高白细胞数量。肌苷升高白细胞数量主要在于其能参加体内能量代谢及蛋白质合成。上述药物可以促进造血功能，刺激白细胞生成，但作用均较缓慢，疗效欠满意。

（五）糖皮质激素

糖皮质激素如地塞米松，但疗效不可靠，副反应大，而且可能刺激肿瘤进展，因此限制了在临床上的使用。

三、中医药治疗方法

（一）病因病机

乳腺癌化疗致白细胞减少症属于中医虚劳范畴，脾失健运、生化乏源是其发生的先决条件。脾胃为后天之本，生化乏源，病久及肾，导致肾精受损、髓失所养是白细胞减少症发生的关键因素。

（一）辨证分型

目前乳腺癌化疗相关性白细胞减少尚无统一辨证分型，肾为先天之本，主藏

精，精血同源，肾气受损则机体造血功能降低；脾为后天之本，气血生化之源，脾失运化则气血生化乏源。故将其辩证分为气血不足、脾肾亏虚两个证型。

（三）治疗

刘晓雁等认为补肾中药加味龟鹿二仙汤能明显改善乳腺癌患者化疗后骨髓造血功能，尤以按时辰用药效果显著。众多学者研究中西医结合治疗骨髓抑制亦取得了一定的疗效。粒细胞集落刺激因子、益气养血中药、抗生素等治疗重度骨髓抑制研究中，益气养血中药能促进骨髓功能恢复，减轻化疗药物的副作用，提高患者的生活质量。钟莉等将80例白细胞减少患者随机分为两组，艾灸组在化疗后1周内艾灸气海、关元和足三里穴，对照组根据粒细胞下降情况在化疗后24～48h后使用粒细胞集落刺激因子注射液。结果显示穴位艾灸疗法效果肯定，与粒细胞集落刺激因子注射液有等同功效。

第二节　恶心呕吐

化疗相关性恶心呕吐（chemotherapy-induced nausea and vomiting，CINV）是指与使用化学细胞毒性药物治疗相关的恶心和/或呕吐证候，是化疗药物引起的最常见的消化道反应之一。乳腺癌CINV发生率为60%～80%。

一、发生机制

呕吐的发生机制非常复杂，至今仍未彻底阐明。目前一般认为化疗后恶心呕吐主要通过以下途径引起：其一是化疗药物直接刺激胃肠道，通过嗜铬细胞释放神经递质与相应受体结合产生的神经冲动，兴奋延髓的呕吐中枢，导致呕吐的发生；其二是化疗药物及其代谢产物直接作用于大脑第四脑室的催吐化学感受区，进而传递至呕吐中枢引发呕吐；其三是感觉、精神因子直接刺激大脑皮质通路导致呕吐，神经递质及其受体在产生呕吐反应的神经信号传递中发挥了至关重要的作用。导致呕吐的神经递质主要有乙酰胆碱、多巴胺、组胺等物质。

二、西医治疗方法

目前临床上常使用5-羟色胺受体阻断剂、多巴胺受体阻断剂、抗胆碱药、抗组胺药等止吐，有研究证明，多药联合应用效果明显优于单一用药。这些药物本身均有其不良反应，5-羟色胺受体阻断剂（格拉司琼等）的不良反应主要有头痛、头晕、腹泻、发热等；多巴胺受体阻断剂（甲氧氯普胺等）的不良反应主要有倦怠、嗜睡、头晕等，且甲氧氯普胺不适宜用于乳腺癌患者。

三、中医药治疗方法

（一）病因病机

化疗所致恶心呕吐，属中医学"呕吐"的范畴，病机为胃气上逆。《诸病源候论·呕吐候》曰："呕吐之病者，由脾胃有邪，谷气不治所为也，胃受邪，气逆则呕。"乳腺癌化疗后，机体处于邪去正衰阶段，气阴耗伤，气血亏虚，脾胃为后天之本，气血生化之源，脾胃虚弱，不能运化水湿，湿邪困脾，脾困则清阳不升，浊阴不降，胃气上逆作呕。

（二）辨证治疗

周宜强将乳腺癌化疗期间的患者分为两型治疗：脾胃湿热型，治以清胃降逆止呕，方用橘皮竹茹汤加减；脾胃虚寒型，治以温脾健胃散寒，方用二陈汤加味。唐汉钧认为乳腺癌化疗后恶心呕吐，舌苔厚腻，是由于脾胃受损，升降失调，运化失职，治疗应以和胃降逆、止呕为法，药用旋覆花、代赭石、姜半夏、姜竹茹、佩兰、砂仁、厚朴等，取得很好疗效。胡永春等应用六君子汤加味（党参、白术、茯苓、甘草、半夏、陈皮、旋覆花、灵芝）治疗化疗所致的恶心呕吐有确切的作用，治疗组有效率达90%，疗效明显优于对照组（$P<0.05$）。

（三）中医外治疗法

防治化疗相关性恶心呕吐的中医外治法包括针刺、穴位注射、艾灸、耳穴、穴位敷贴、穴位按摩等。陆亚静将乳腺恶性肿瘤化疗患者随机分为观察组和对照组。对照组化疗前予静脉注射止吐药，观察组在对照组治疗基础上加用耳穴压豆。结果显示观察组化疗后呕吐总有效控制率，与对照组比较有显著性差异。陈志坚观察雷火灸对含铂类药物化疗所致恶心呕吐的疗效，治疗组在香砂六君子汤为主的中药汤剂及5-羟色胺受体阻断剂药物治疗的基础上加用雷火灸灸中脘、足三里（双侧）、内关（双侧），结果显示，治疗组恶心呕吐疗效的总有效率高于对照组，两组比较，差异有显著性意义。闫江华等采用足三里、内关、中脘穴电针刺激，能有效改善铂类化疗患者恶心不适感，提高了患者生活质量。

第三节　口腔黏膜炎

化疗性口腔黏膜炎是指应用化学疗法致口腔黏膜及软组织的炎症反应，好发于颊、嘴唇、舌头、牙龈等处。一般于化疗后4～5日出现口腔黏膜充血、水肿、疼痛；于化疗后7～10日出现口腔糜烂、假膜覆盖、烧灼感、疼痛加剧；进而影响进食及言语功能，多数在1～2周自愈。这会影响患者营养状态，加重患者的负面情绪，甚至影响化疗的进行，严重者会造成重症感染。标准剂量化疗后口腔黏膜炎发生率约占40%，密集型化疗后发生率约占76%。中重度口腔黏膜炎会影响患者的生活质量和化疗耐受性，致使化疗药物减量或停药，最终影响治疗效果。

一、发病机制

（一）化疗对口腔黏膜的损伤

口腔黏膜上皮细胞主要由增殖迅速的角化鳞状上皮细胞构成。化疗药物在抗肿瘤的同时也容易损伤生长迅速的正常细胞。有研究表明，化疗药物抑制口腔上皮细胞的核糖核酸与维生素的生成和利用，导致胶原蛋白合成受阻，口腔黏膜的胶原蛋白起到屏障作用，其功能丧失会导致感染机会增加。化疗性口腔黏膜炎的形成与化疗药物破坏上皮细胞正常结构有关。

（二）化疗后骨髓抑制

化疗后骨髓抑制会导致白细胞与中性粒细胞数量减少，削弱患者的抵抗力，增加口腔感染的风险。相关研究指出，当中性粒细胞计数低于0.5×10^9/L时，口腔黏膜炎的发生率高达85%。

（三）化疗导致口腔微环境的改变

因化疗后胃肠道反应使患者饮水次数减少，导致口腔自洁能力减弱、微环境改变。加之在化疗前及化疗期间常规予激素以减少化疗引起的消化道及过敏反应，但容易导致口腔菌群失衡，诱发口腔感染。

（四）化疗性口腔黏膜炎相关危险因素

化疗药物类型、周期、次数、用量以及口腔固有疾患均是口腔黏膜炎的危险因素。氨甲蝶呤、5-氟尿嘧啶最易损伤口腔黏膜，并且化疗的剂量越大、次数越多，对骨髓的抑制作用也越强，口腔黏膜炎的风险增加，口腔固有疾患会成为口腔黏膜感染的根源。

二、西医治疗方法

（一）药物治疗

1. 细胞因子及生长因子类

（1）白介素。白介素Ⅱ是一种升血小板药，可通过刺激表皮生长因子的活性，起到预防黏膜损伤、加速黏膜细胞修复并调节机体免疫状态的作用，临床可用于治疗化疗性口腔黏膜炎。

（2）生长因子。目前应用于放化疗后口腔黏膜炎的生长因子主要有重组人角质化细胞生长因子、重组表皮生长因子、转移生长因子β、碱性成纤维细胞生长因子等。

（3）集落刺激因子。粒细胞集落刺激因子（G-CSF）及巨噬细胞集落刺激因子（M-CSF）是一种多功能细胞因子。其参与生长因子的生成，从而促进口腔黏膜上皮细胞的数目增多与分化成熟，加速口腔黏膜修复；其能刺激骨髓前体细胞形成粒细胞和巨噬细胞，介导免疫反应，清除病原菌。

2. 维生素

维生素缺乏与口腔黏膜炎发生关系密切。维生素B族均是辅酶，参与机体糖、蛋白质和脂肪的代谢。其中维生素B_2参与细胞再生，可消除口、眼和外生殖器部位的炎症；维生素B_6参与机体蛋白质、脂质、碳水化合物的代谢反应，并且维生素B_6能促进白细胞的产生，提高机体免疫力；维生素B_{12}通过促进叶酸的利用，进而促进机体新陈代谢代谢，故能促进黏膜修复。维生素E可抗氧化，抑制自由基的形成，并且可促进毛细血管的生成，改善血液循环，有利于溃疡愈合。维生素C参与氧化还原反应，抗脂质过氧化，保护细胞膜，且维生素C可促进胶原蛋白合成，加速组织生长修复。

3. 抗生素

抗生素可抑制病原菌增殖，可用于预防及治疗口腔黏膜炎。赵厚明等调研了2011—2013年上海交大附属第九医院口腔科抗菌药物的使用情况，发现用于口腔黏膜炎的抗菌药物主要为β-内酰胺类、头孢类及硝基咪唑类。

4. 激素

激素能减轻炎性物质渗出，降低组织对炎症的反应，抑制组胺形成与释放，起到抗炎和抗过敏的作用。目前市面上有地塞米松贴片，贴于溃疡处，使用方便，改善局部症状作用明显。

5. 常用漱口水

复方氯己定含漱液用于治疗口腔常见炎症，其利用电荷原理吸附于溃疡面使药效持续发挥作用，可抑制甚至杀灭常见的革兰阳性及阴性菌。化疗后，约一半的患者口腔pH值呈酸性，酸性环境促进真菌繁殖，碳酸氢钠可以溶解黏蛋白，调整口腔至中性环境而抑菌。

（二）物理疗法

1. 冷冻疗法

冰水含漱可收缩口腔周围血管，减慢血液流动，减少化疗药物蓄积于口腔黏膜，并且减轻口腔黏膜的灼热感和疼痛感。

2. 激光疗法

2007年多中心肿瘤护理支持协会防治口腔黏膜炎的指南中指出弱激光疗法的可行性。

3. 紫外线疗法

短波紫外线治疗仪适用于局部病灶，其有促进局部血液循环及炎症吸收的作用。杨泉等对比常规方法与在此基础上加用短波紫外线照射，治疗白血病患儿化疗后口腔黏膜炎的效果，发现加用短波紫外线可使黏膜炎短时间内愈合并快速缓解疼痛。

三、中医药治疗方法

（一）病因病机

化疗性口腔黏膜炎属于中医学"口疮""口糜"范畴。口为脾之窍，心为舌之苗，肾脉连咽系舌本，从经络循行来看，与脾胃、心、肾的关系最为密切。化疗药物为药毒，药毒内蕴可导致心脾积热上灼口舌，同时可以耗伤气阴导致虚火上越。化疗药物亦可伤及脾肾，致元阳受损，阳虚不潜，虚火上越或清阳不升，浊阴上干，寒湿困口。故化疗性口腔黏膜炎主要分为心脾积热型、阴虚火旺型、脾肾阳虚型。

（二）中医治疗

1. 辨证治疗

根据病性虚实及脏腑部位之不同选择不同的治法方药。如对于溃疡以唇、舌、齿龈部位为主，红肿疼痛明显，辨证为心脾积热证者，治疗以清心泻脾为法，方可选用泻心汤、导赤散等。对于口疮反复发作，溃疡四周隆起不明显，色红不甚，辨证为阴虚火旺证者，治宜养阴生津，滋阴降火，选方常用知柏地黄汤加味。而对于疮面色白暗淡，周边淡红，辨证为脾胃气虚证者，治以益气健脾为法，方可选用四君子汤、补中益气汤等加减。

2. **中医外治疗法**

（1）局部外用。包括外用中草药或外用中成药。其中外用中草药有用中药单方或复方煎汤含漱者，也有将新鲜中草药咀嚼后直接作用于溃疡创面者。外用中成药以散剂、霜剂、膏剂为主，将药物直接作用于口腔黏膜病变局部，作用更具针对性。临床常用西瓜霜、锡类散、云南白药等市面可直接购买到的非处方用药，取其清热解毒，消肿生肌之效。

（2）针灸疗法与穴位敷贴。针灸疗法多用于火热属实者，其基本治法为清热泻火止痛，选穴以阳明经穴为主，多以廉泉、地仓、合谷为主穴，根据口疮部位及证型之不同选择配穴。此外尚可通过耳针刺激心、口、脾、胃、三焦，三棱针挑刺大椎穴，或穴位注射法治疗。张建勋等人研究发现艾灸神阙穴可有效治疗口腔溃疡，其基本原理为：神阙穴位于脐中，为人体气血阴阳汇聚之地，对机体有宏观调控的功能，可调节全身气血阴阳，提高人体正气，增强抗邪能力，从而达到治疗疾病的目的。除艾灸神阙外，亦有关于细辛敷脐治疗口腔溃疡的报道，疗效均满意。临床穴位敷贴法治疗口腔溃疡尚可选择涌泉、合谷等穴，效果亦佳。

第四节　癌因性疲乏

癌因性疲乏是癌症患者出现的主观疲乏感受，通常在癌症治疗过程中出现，临床主要表现为精神疲惫、理解记忆能力下降、抑郁、无法胜任日常工作与活动、无法通过休息或睡眠缓解等。癌因性疲乏（cancer-related fatigue，CRF）被美国国家综合癌症网络（National Comprehensive Cancer Network，NCCN）在2012年定义为一种与癌症和/或癌症治疗相关的身体、情感和/或认知疲劳或疲惫的痛苦的、持续的、主观的感觉，与最近的活动不成比例，并干扰正常功能。从这个定义上我们可以看出，癌因性疲乏具有存在时间长、影响深、破坏大的特点。它严重影响癌症患者的生活质量甚至中断抗癌治疗。

一、发病机制

许多因素与癌因性疲乏的发生及加重有关，包括癌症治疗相关的因素、癌症治疗的并发症、心理社会因素等。癌症治疗相关的因素包括手术、放疗、化疗和靶向治疗等。肿瘤治疗的合并症，如疼痛、感染、食欲下降、贫血、睡眠障碍等，都能加重疲乏的程度。心理社会因素，癌症患者往往容易出现焦虑、恐惧、抑郁等负面心理，这些负面消极心理反过来又会加剧疲乏。

癌因性疲乏的确切机制尚不清楚，它可能是多种因素混杂的，包括相关的细胞因子、肌肉、神经递质和神经内分泌的改变。潜在的机制包括下丘脑垂体-肾上腺轴紊乱、血清素、ATP释放功能障碍、细胞因子失调、昼夜节律紊乱。

二、西医治疗方法

（一）促红细胞生成药物

目前西药治疗方面暂无特效药，一般针对病因治疗，如贫血，临床上较常用的有促红细胞生成药物，应用重组人促红细胞生成素可促进血色素生产，纠正贫血，改善患者疲乏状态。如果血红蛋白低于70g/L，可考虑输全血或成分输血。

（二）中枢兴奋药物

临床上较常用的有哌醋甲酯和莫达非尼，两种药物皆为中枢神经系统兴奋剂，国外相关研究发现，哌醋甲酯一定程度上可以缓解癌因性疲乏，但仅对年轻患者和重度疲乏患者有显著疗效。莫达非尼治疗癌因性疲乏经验有限。

（三）孕酮类药物

可促进食欲，改善癌症患者的厌食，从而提高患者的生活质量，增强对治疗的耐受能力，常用药物如甲地孕酮。

（四）激素类药物

给予晚期肿瘤癌因性疲乏患者应用地塞米松，结果表明短期地塞米松治疗可以显著改善患者疲劳、疼痛、睡眠障碍、抑郁等症状，提高生活质量。

三、中医药治疗方法

（一）病因病机

中医认为根据癌因性疲乏症状及临床表现，可将其归为"虚劳"范畴。虚劳主要以先天禀赋不足为内因，以烦劳过度、饮食不节、失治误治、久病失养为外因，内外因相互作用，导致气血阴阳亏虚、五脏虚损，最终演变成虚劳。虚劳的病理本质为本虚标实，病变涉及五脏，主要以脾肾为主。中医学认为脾为后天之本，气血生化之源，肾为先天之本，为生命本源。脾脏受损则运化失司，气血生化乏源，无以充养先天肾精，肾精不足，髓海空虚，筋骨不健，二者相亏相损，又因五脏有相生和制约的整体关系，病程日久终将累及他脏，最终发展为全身气血阴阳亏虚。由此可知，疲乏的产生与脾肾的关系最为密切。

（二）辨证分型

目前对于癌因性疲乏的辨证分型尚未统一，大多数医家根据自身临床经验总结进行辨证论治。研究发现乳腺癌癌因性疲乏患者常见证型为肝郁、脾虚、肾虚、血瘀、阴虚，其中脾肾两虚型占到半数以上。

（三）中医对癌因性疲乏的治疗

1. 中医内治法

治病求本，根据"虚则补之，损者益之"的原理，虚劳当以补益为基本原则。

（1）补脾益气。中医学认为脾为后天之本，脾主四肢肌肉，脾运化水谷精微，化生气血津液，濡养周身。脾虚则气血生化无源，四肢肌肉、脏腑失于濡养，日久形成虚劳。因此健脾益气法在癌因性疲乏的治疗中有着重要作用。主要的代表方是补中益气汤。李军等运用补中益气丸治疗45例乳腺癌患者，治疗组和对照组有效率分别为78.2%、50%（$P<0.05$）。补中益气丸对改善化疗引起的胃肠道毒性也有一定作用（$P<0.05$）。

（2）补肾填精。《素问·灵兰秘典论》曰："肾者，作强之官，伎巧出焉。"肾为先天之本，寓元阴元阳，为生命本源，肾藏精，肾气充，则精充体健；肾精亏损，髓海不足则精神萎靡，腰膝酸软。因此，治疗癌因性疲乏应重视补肾益精。林丽珠教授擅以脾肾同调的理念治疗放化疗后造血系统反应引起的癌因性疲乏，主方选用龟鹿二仙胶加减以大补肝脾肾、益气养血，从而激发骨髓造血功能。

（3）补气生血。气血是人体生命活动所需的基本物质，关系着脏腑功能的正常运行。虚劳的病因病机与气血亏虚密切相关。因此补益气血亦为治疗癌因性疲乏的一种方法。贞芪扶正颗粒是以女贞子和黄芪为主要成分的制剂，女贞子滋补肝肾，黄芪益气固表，两药合用起到扶正益气的作用。

2. 中医外治法

（1）针刺及艾灸疗法。针刺与艾灸是目前缓解癌因性疲乏较常用的中医外治法之一，具有操作简便和疗效显著等优势。针灸可温经活络，温阳补虚，扶正固本，平衡阴阳。现代针灸在改善乳腺癌患者癌因性疲乏的临床表现上有一定的疗效。荀春燕等运用艾灸温灸背部督脉、膀胱经改善疲劳综合征，取得一定疗效。覃霄燕等对乳腺癌疲乏患者施行腹部温针灸，发现其疲乏症状及生活质量得到改善。

（2）耳穴压豆法。耳穴压豆法与针刺的机制相似，《黄帝内经》中提到："耳者，宗脉之所聚。"阐明了人体主要的经脉循行都聚会于耳，与全身脏腑的生理功能有一定的联系，通过刺激耳穴可以起到调理脏腑功能的作用。

四、非药物治疗

主要通过运动、心理干预、睡眠治疗及营养疗法缓解疲乏。

（一）合理运动

在2007年美国癌症治疗协会的一项研究中，积极运动是有证据证实的癌因性疲乏唯一有效的干预措施。运动疗法主要为有氧运动，可以减轻患者疲乏和缓解心理压力。

（二）心理干预

疲乏是一种情绪模式，减轻压力和增加社会心理支持可减轻疲乏，有利于患者维持良好的身心状态。

其他疗法如加强营养支持、改善睡眠、放松患者身心等亦可降低疲乏的发生。总之，由于许多潜在的影响因素及发病机制，如何更有效安全地治疗癌因性疲乏仍有待深入研究。

第五节　周围神经病变

化疗所致周围神经病变（chemotherapy-induced peripheral neuropathy，CIPN）是化疗药物对周围神经功能造成的损伤，以及产生的一系列神经功能紊乱症状和体征。典型的症状包括感觉异常、感觉迟钝、麻木、灼热和射击或电击感，感觉症状呈"丝袜和手套"分布，首先出现于足部和手部，影响上肢和下肢，并进展到身体的近端区域。然而，在最严重的情况下，它可以进展为感觉知觉丧失，运动缺陷和自主神经功能障碍。随着持续给药，这些症状的严重程度会增加并且可能持续数年。CIPN的发生严重影响了患者的健康相关生活质量（health-related quality of life，HRQOL），在部分患者中，会导致化疗剂量延迟或减少，影响药物治疗效果。

一、发病机制

目前化疗导致周围神经毒的机制暂未明确，可能与微管蛋白结构的改变、神经元线粒体的损伤和氧化应激、离子通道等有关。越来越多的证据表明CIPN的发生与神经炎症有关。虽然大多数化疗药物不能通过血脑屏障，但它们容易穿透血-神经屏障，结合并聚集在背根神经节和外周轴突中。除直接的神经毒性作用外，环磷酰胺可通过激活免疫和免疫样神经胶质细胞诱导神经炎症。

二、西医治疗方法

（一）药物治疗

我国《紫杉类药物相关周围神经病变规范化管理专家共识》指出，1级或2级周围神经病变一般无须调整剂量，3级或4级周围神经病变主要管理方法为降低化疗药物剂量和/或延长用药间隔周期。感觉异常周围神经病可使用的药物包括B族维生素（维生素B_1、B_6、B_{12}和复合维生素B）、叶酸和烟酰胺。神经病理性疼痛可使用的药物包括三环类抗抑郁药（阿米替林）、5-羟色胺和去甲肾上腺素再摄取抑制剂（度洛西汀和文拉法辛）和钙通道阻滞剂（加巴喷丁和普瑞巴林）。

虽然多个随机试验评估了多种药物干预治疗CIPN，但只有度洛西汀在Ⅲ期研究中显示了明显的疗效（根据美国临床肿瘤学会临床实践指南适度推荐）。度洛西汀是一种用于抑郁症和糖尿病性神经病变的选择性5-羟色胺和去甲肾上腺素再摄取抑制剂，可能有助于改善CIPN患者的神经性疼痛，但也可能导致度洛西汀引起的不良事件（例如体重减轻、厌食、恶心、疲劳、头痛等）。

（二）非药物治疗

口服药物防治CIPN疗效有限，故目前有许多学者在外治法上开展了一系列研究，常用的外治法有冷冻疗法、压迫疗法、运动疗法及药物外涂。READ试验入组了1 725例采用多西紫杉醇化疗的患者，通过使用冰冻手套及长袜可减少周围神经病变的发生。低温可能通过减少紫杉醇的摄入、减慢神经传导来改善

CIPN。压迫疗法指采用手术手套、自制长袜等工具，在化疗期间，局部压迫四肢肢端，持续约90min，通过减慢局部微血管血流，来减少化疗药物在周围神经的浓度，从而降低周围神经病变的发生。

三、中医治疗方法

（一）病因病机

中医古籍没有周围神经毒性的相关记载，但根据周围神经毒性的相关临床症状和体征，可以将其归为中医"血痹""痹证""麻木""络病"等范畴。《素问·痹论》记载："其不痛不仁者，病久入深，荣卫之行涩，经络时疏，故不通，皮肤不营，故为不仁。"肿瘤患者本就因正气不足而癌毒内生，本虚标实贯穿始终。中医认为化疗药物多属热毒炽盛或寒凉之品，用久伤及气阴，阴虚经脉失濡，气虚推动无力，血液运行不畅而成瘀血，故可出现麻木疼痛等症状。导致本病的因素不外乎毒、瘀、痰、虚，周围神经病变的病机属于本虚标实，即气虚为本，血瘀为标。因此，气阴两虚、血脉瘀阻是化疗药物所致的周围神经病变的主要病理基础。

（二）治疗

1. 辨证论治

目前尚未形成统一的化疗相关神经病变辨证分型，但综上所述，导致本病的因素不外乎毒、瘀、痰、虚，周围神经病变的病机属于本虚标实，即气虚为本，血瘀为标。常以益气温经、和血通痹、活血通络为法，常用当归四逆汤、补阳还五汤、黄芪桂枝五物汤加减治疗化疗相关周围神经病变。霍介格等通过实验研究表明黄芪桂枝五物汤可以通过下调大鼠L4-6脊髓中*NR2B*的表达，以及上调背根神经节中pNF-H蛋白水平改善化疗致大鼠周围神经毒性。胡莹通过实验发现当归四逆汤可致慢性周围神经毒性大鼠脊髓背角与背根神经节*NR2B*表达减少，并使*pNF-H*表达增加，进而证实当归四逆汤可减少周围神经毒性的发生率。

2. 中医外治

（1）针灸治疗。现代医学认为化疗药物耗气伤血，气血乏源则血行不畅，瘀滞经脉，引起四肢麻木、疼痛不适，而针刺有疏通经络、调和气血、改善微循环功效。阳明经为多气多血之经，针刺治疗CIPN常取足三里、关元、合谷、气海、曲池、手三里、三阴交、阳陵泉等。田艳萍等将21天的针灸疗程与妥乐平对于周围神经毒性的改善作用进行临床观察，选取手足阳明经上多个配穴，施以泻法后留针，再选取特定穴位施以温针灸，可显著降低神经毒性分级，提高患者生活质量。韦海霞等选取60例肿瘤患者使用电针艾箱灸治疗周围神经病变，认为其可减轻紫杉醇化疗副作用，且为治疗增效。

（2）中药熏洗。诸多学者以温经通络、活血化瘀、温阳散寒为治则，采用经典或自拟中药泡洗方治疗CIPN，减轻患者的周围神经麻木、疼痛等症状，提高患者化疗期间及化疗后的生活质量。范津生将50例化疗后周围神经毒性患者随机分为治疗组（黄芪桂枝五物汤+温经通络汤熏洗）和对照组（口服甲钴胺）各25例，治疗组与对照组治疗有效率分别为96%和76%，表明中医药治疗效果较佳（$P<0.05$）。

第六节 认 知 障 碍

化疗相关认知障碍（chemotherapy-related cognitive impairment，CRCI），亦称"化疗脑"（chemo brain）、"化疗雾"（chemofog），是癌症患者在化疗中或化疗后出现的记忆力、学习力、注意力、推理能力、执行功能、信息加工速度和视觉空间功能等认知功能的损害。主要表现为从轻度、中度到重度的各个阶段认知功能缺陷。根据回顾性调查结果，乳腺癌CRCI的发生率在14%～85%。

一、发病机制

目前对于接受化疗的肿瘤患者发生认知受损的机制尚不十分清楚，其发生与化疗药物的直接神经毒性、DNA损伤、氧化应激、细胞因子、压力感受、糖皮质激素、雌激素、癌症本身及海马神经等密切相关。其病因复杂，可能是通过一些相互作用的机制而对患者的中枢神经系统或认知能力产生直接或间接的影响。

二、西医治疗方法

由于目前的研究仍未阐明CRCI发生的具体机制，临床上尚无预防和治疗CRCI的特定方法。基于对改善认知障碍常用途径的认识，临床针对CRCI的防治主要集中在行为学干预、体育锻炼和药物疗法3个方面。

（一）行为学干预

行为学干预主要包括系统的认知康复训练和基于电脑游戏的认知训练。认知康复训练指患者在临床专业人员指导下完成，旨在改善认知功能障碍的治疗计划。认知训练主要基于电脑游戏，针对特定的认知领域，通过分散的、适应性练习改善并维持认知能力，依据患者的不同能力可以调节游戏的难易程度，使患者具有更好的依从性。一般通过累计10小时的分散训练就能加强患者的执行功能、记忆力、处理速度，缓解其焦虑和抑郁情绪，同时改善睡眠质量、心理压力和疲乏。

（二）体育锻炼

体育锻炼有助于预防或改善CRCI，并提高患者生活质量，其对认知功能的改善作用主要表现为增强患者的执行功能，但是在记忆和其他认知能力方面的有利作用仍需进一步确证。用于改善CRCI的体育锻炼有哈他瑜伽、气功和太极等。研究发现，体育锻炼可以促进神经元再生和脑血管改变，增加神经递质和神经营养因子，调节涉及神经保护的通路，减轻炎症等。

（三）药物疗法

迄今为止还未发现对化疗后认知障碍的治疗明确有效的药物。近年来已有多种药物应用于化疗脑研究，如莫达非尼、哌醋甲酯、多奈哌齐、虾青素、银杏叶制剂、白藜芦醇和儿茶素等。

1. 莫达非尼

莫达非尼是一种新型兴奋α1受体激动剂，可改善化疗后认知功能障碍患者的记忆力和注意力。目前对其机制研究多集中在肾上腺素、多巴胺、组胺和Orexin能神经元及其相互作用方面，但莫达非尼确切作用的分子靶点仍未确定。

2. 哌醋甲酯

哌醋甲酯在注意缺陷多动障碍（attention deficit and hyperactive disorder，ADHD）动物模型中能一定程度上改善ADHD前额叶皮质层细胞的凋亡，从而改善ADHD症状。因此，有研究将哌醋甲酯应用于化疗脑的治疗。

3. 多奈哌齐

多奈哌齐作为一种乙酰胆碱酯酶抑制药，在临床上用于阿尔茨海默病的治疗。研究表明接受多奈哌齐治疗的认知障碍患者在治疗后注意力及意识运动功能均有所改善。

4. 虾青素

虾青素是一种天然的类胡萝卜素，其抗氧化、抗炎、抗凋亡的活性较好。虾青素通过恢复海马组织病理学结构，停止诱导氧化和炎性损伤，减轻乙酰胆碱酯酶活性的增加，为化疗脑的患者提供神经保护。

5. 银杏叶制剂

银杏叶制剂主要含有黄酮苷、银杏苦内酯，具有扩张脑血管的作用，能改善微循环，促进心、脑组织代谢，保护神经细胞。研究表明银杏叶制剂可以改善认知障碍患者的注意力、执行能力和长期记忆力。

6. 白藜芦醇

白藜芦醇是一种天然的多酚，在小鼠实验中有预防化疗脑及与细胞因子调节和神经保护方面的作用。

7. 儿茶素

儿茶素在氧化应激、乙酰胆碱酯酶和多巴胺诱导的毒性模型的治疗中，使海马和大脑皮质的神经炎症下降，改善了化疗引起的认知障碍，从而提高癌症幸存者的生活质量。

三、中医治疗方法

（一）病因病机

在中医学中并没有认知障碍这一病名，根据其临床表现和转归等特征，将其归属于中医学中"神志"疾病的范畴，在现有的中医古籍文献中大致相当于"痴呆""呆病""健忘"等，以患者的智力低下、呆傻愚笨、善忘为主要临床表现。其病位在脑，主要与心、肾、肝等脏腑密切相关，病性本虚标实，临床治疗也多从相应的脏腑入手，针对"虚""瘀""痰"等病理因素进行治疗。

（二）辨证治疗

治疗化疗相关认知障碍可通过分为益气健脾、滋阴补肾、疏肝解郁等，以达到养神和恢复认知功能的目的。有研究提示疏肝益肾方对肿瘤患者化疗后出现轻度认知障碍有一定的帮助，该方由逍遥散和理冲汤加减而成，具有疏肝化瘀、调理冲任的作用。

（三）针刺治疗

针灸作为中国传统医学的一种治疗方法，从古至今一直应用于痴呆的治疗，有其特有的优势。智力是中医理论中神的重要组成部分，中医认为脑为元神之府，脑有主宰神志、思维、记忆和情感等功能。大量研究结果提示针刺可改善认知功能，提高患者的生活质量。乳腺癌患者出现CRCI，一则因患者素体本虚，肾精亏虚，髓海不充；二则为乳腺恶性肿瘤之实，常为肝失疏泄，肝经病变。根据治则，针灸亦可通过疏肝益肾法选择腧穴处方治疗乳腺癌CRCI，结合具有健脑益智功效的头脑局部腧穴，疗效可能更佳。

（四）头部刮痧

刮痧是中医外治特色疗法之一。头部刮痧通过刺激头皮部穴位，直接刺激相应大脑皮层，促进其血液循环与代谢，改善脑细胞的营养供应，从而改善化疗相关认知障碍。

第八章
中医药防治乳腺癌化疗相关毒副反应

第一节　补肾健脾方对乳腺癌CE（A）T化疗所致
白细胞减少症的临床疗效观察

根据"虚则补之""损者益之"的理论，化疗后骨髓抑制气血两虚、脾肾双亏的病机特点，治疗上主要以益气、养血、健脾、益肾的中药或中成药为主。广州中医药大学第一附属医院乳腺科针对化疗后所致的白细胞减少症，中药常选用补肾健脾方药加减，取得了很好的疗效。

一、研究方法

（一）研究对象

纳入病例均为广州中医药大学第一附属医院乳腺科2009年9月至2010年4月住院或门诊患者，共30例。均为女性，年龄36～55岁，平均（43.97±5.35）岁，其中40岁以下10例，40～49岁17例，50～55岁3例。病理分型：浸润性导管癌为29例，浸润性小叶癌1例。将30例患者随机分为2组，每组各15例。治疗组平均年龄为（42.67±4.56）岁、对照组为（45.27±5.91）岁，两者之间没有统计学差异。两组治疗前在肿瘤病理分化程度，病理分期，化疗疗程及白细胞减少分度差异均没有统计学意义。

1. 纳入标准

（1）女性。

（2）确诊乳腺癌，有病理学确诊依据（不受肿瘤类型限制）。

（3）进行CET或CAT化疗方案。

（4）KPS评分≥60分。

（5）治疗组患者愿意服用中药，从化疗当天服至化疗第20日。

（6）患者意识清醒，能够配合采集临床资料者。

2. **排除标准**

（1）孕妇、哺乳期妇女。

（2）有严重的全身性疾患或精神疾病患者。

（3）存在原发性贫血或其他血液系统疾病病史。

（4）存在第二恶性肿瘤。

（5）对中药、欣粒生、化疗药物过敏者。

（6）研究期间服用研究所用药物以外、对白细胞计数有影响的药物或食物。

（二）治疗方案

将受试者根据各项标准纳入研究后，随机分为两组，治疗组进行化疗，同时服用补肾健脾方对照组进行化疗，不服用补肾健脾方及不使用补气血的其他方法。

补肾健脾方：黄芪30g、党参30g、鸡血藤15g、熟地黄15g、菟丝子15g、鹿角胶10g、补骨脂15g、白术15g、当归10g、女贞子15g。呕吐者加半夏10g、竹茹10g；呃逆者加代赭石20g、沉香6g；纳差者加山楂10g、麦芽30g、陈皮6g；失眠者加夜交藤20g、远志10g、茯神15g、五味子10g、酸枣仁10g；余有不适可随症辨证加减，但加减药物≤3味。中药每日1剂，水煎服，分2次服用，从化疗当天服至化疗第20日。中药均来自本院中药房。

（三）观察指标

观察内容及时间在两组患者化疗的各疗程中第7、第14及第20日进行血液分析，详细记录白细胞计数的水平。1个化疗周期（即21日）为1个疗程。

（四）疗效评价

白细胞减少症疗效标准，根据《血液病诊断及疗效标准》。

（1）显效。1个疗程后血白细胞计数恢复至正常值（≥4.0×10⁹/L），临床症状明显改善。

（2）有效。1个疗程后白细胞计数虽未恢复正常，但较前提高100%或上升至3.0×10⁹/L以上，临床症状改善。

（3）无效。治疗1个疗程后白细胞计数无明显升高，临床症状无改善。

（五）统计分析方法

采用SPSS13.0统计软件，计量资料采用t检验（方差不齐用秩和检验），计数资料采用卡方检验。

二、研究结果

（一）治疗组白细胞计数在治疗的不同阶段的变化

本次研究共纳入病例30例，经治疗后，治疗组白细胞计数治疗第7日、第14日与第20日比较有显著性差异（$P<0.05$），完成一疗程后白细胞计数上升明显，结果有显著性差异（$P=0.00$）（表8-1）。

表8-1　治疗组白细胞计数治疗后比较表

	第7日（$\times 10^9$/L）	第14日（$\times 10^9$/L）	T值	P值
治疗组	2.12 ± 1.65	3.98 ± 1.47	-3.55	0.03
	第14日（$\times 10^9$/L）	第20日（$\times 10^9$/L）		
	3.98 ± 1.47	6.04 ± 1.89	-4.24	0.01
	第7日（$\times 10^9$/L）	第20日（$\times 10^9$/L）		
	2.12 ± 1.65	6.04 ± 1.89	-8.40	0.00

（二）对照组白细胞计数在治疗的不同阶段的变化

对照组治疗后白细胞计数第7日与第14日比较无显著性差异，且第14日数值较第7日有所下降。第14日与第20日及第7日与第20日比较结果存在显著性差异（表8-2）。

表8-2　对照组白细胞计数治疗后比较表

	第7日（$\times 10^9$/L）	第14日（$\times 10^9$/L）	T值	P值
对照组	2.76 ± 1.03	1.96 ± 0.78	3.20	0.06
	第14日（$\times 10^9$/L）	第20日（$\times 10^9$/L）		
	1.96 ± 0.78	5.20 ± 2.27	-4.88	0.00
	第7日（$\times 10^9$/L）	第20日（$\times 10^9$/L）		
	2.76 ± 1.03	5.20 ± 2.27	-3.63	0.00

（三）组间各指标在治疗的不同阶段的变化

两组比较结果第7日时治疗组白细胞数值低于对照组，但结果无显著性差异。第14日治疗组数值明显高于对照组，具有显著性差异；第20日治疗组数值稍高于对照组，结果无显著性差异（表8-3）。

表8-3　两组白细胞计数治疗后比较表

	第7日（×10⁹/L）	T值	P值
治疗组	2.12 ± 1.65	−1.26	0.21
对照组	2.76 ± 1.03		
	第14日（×10⁹/L）	T值	P值
治疗组	3.98 ± 1.47	4.68	0.00
对照组	1.96 ± 0.78		
	第20日（×10⁹/L）	T值	P值
治疗组	6.04 ± 1.89	1.09	0.28
对照组	5.20 ± 2.27		

三、结论

补肾健脾方用于治疗乳腺癌化疗所致白细胞减少症具有较好疗效，能够明显提高白细胞计数水平，且治疗过程中白细胞计数水平上升稳定，疗效稳定。使用补肾健脾方的患者其重组人粒细胞集落刺激因子使用率明显低于对照组，且无明显发热、出血等症状，由此说明使用补肾健脾方进行治疗，副反应少，病情平稳，患者不适感减轻。化疗疗程与白细胞减少症分度及疗效分布的比较上结果无显著性差异。

四、讨论

乳腺癌化疗所致白细胞减少症属于中医"虚劳"范畴，病因为肿瘤之病致劳、化疗之毒致虚，病位累及脾胃、肾，临床可见气血阴阳亏虚之象。脾胃为后天之本，脾失健运、生化乏源是其发生的先决条件。病久及肾，导致肾精受损、髓失所养是白细胞减少症发生的关键因素。治宜补肾健脾。根据"虚则补之""损者益之"的理论，以补益为基本原则。

化疗后提升白细胞计数的关键时间：治疗组与对照组比较来看，治疗组白细胞计数水平经治疗后能够保持稳步上升的过程，且治疗组的最低峰值仍然高于对照组的最低峰值，经治疗一个疗程后治疗组白细胞计数基本能恢复至正常水平，且其数值明显高于对照组。此外亦可发现，化疗后治疗白细胞减少最主要的时间可以认为是第7～第14日，在此期间坚持服用补肾健脾方治疗，能够使白细胞计数水平稳步上升。因此，补肾健脾方在提升白细胞计数方面具有良好疗效。尤其是在第7～第14日坚持使用显得尤为重要，它能够稳定升高白细胞计数，白细胞水平不容易反弹，疗效持续而稳定。不过，我们不能因此而忽略或缩减临床治疗时间，因为从治疗组第14日白细胞计数水平可知，其值为$3.98 \pm 1.47 \times 10^9$/L，仍未达到临床检验的正常值水平，所以乳腺癌患者化疗后应该按照化疗疗程，坚持服用补肾健脾方，以使白细胞计数能够稳步提升，保证化疗的顺利进行。

补肾健脾方提升白细胞计数的稳定性高于重组人粒细胞：集落刺激因子，前者作用稳定而持续，这可能与补肾健脾方能够很好地调节人体全身功能有关。中医理论认为，肾为先天之本，主骨生髓，化精为血；脾为后天之本，气血生化之源，脾肾充盛，精气充沛，则生血旺盛。肾亦有"先天之精"，为脏腑阴阳之本，和"后天之精"，来源于摄入的饮食物，通过脾胃运化功能而生成的水谷之精气经过代谢平衡后而蕴藏于肾脏，肾充盈，脏腑功能生化不息，气血旺盛，进而补骨生髓。因此服用补肾健脾方后能够持续地改善骨髓功能，改善人体机能，持续产生成熟的血液细胞作用于人体。而后者在提升白细胞计数方面呈明显的双峰现象，这与重组人粒细胞集落刺激因子能迅速动员骨髓中的幼稚细胞入血有关，第一个高峰即为动员成熟粒细胞进入外周血，引起短暂的外周血粒细胞升高，后因化疗所致逐渐下降，由于促进骨髓粒细胞增生出现第二个高峰。由此可见，使用重组人集落刺激因子后白细胞计数水平在迅速上升之后会出现明显下降的情况，其提升白细胞计数的疗效不够稳定。因此，补肾健脾方比重组人粒细胞刺激因子有更稳定的提升白细胞的作用，具有较高的临床运用价值。

第二节　中药联合艾灸治疗乳腺癌化疗相关
白细胞减少症的临床研究

艾灸属于温热疗法，是我国传统医学的外治法之一。艾灸之法，具有温通经络、行气活血、祛湿逐寒、回阳救逆及防病养生保健的功效，能够补益和激发人体正气。基于对白细胞减少症病机为脾肾虚损、气血虚弱的认识，艾灸疗法取穴多以足太阴脾经、足少阴肾经及任督二脉的腧穴为主，重在调补脾胃、补益气血阴阳。本研究采用中药联合艾灸治疗乳腺癌化疗相关白细胞减少，取得了良好的临床疗效。

一、研究方法

（一）研究对象

纳入广州中医药大学第一附属医院乳腺科2016年12月至2017年11月，64例符合条件的进行含蒽环类药物化疗方案治疗的乳腺癌患者，治疗组和对照组分别纳入32例患者。年龄上，治疗组年龄分布范围为34～62岁，平均年龄为（47±7.36）岁；对照组年龄分布范围为28～69岁，平均年龄为（48.47±10.51）岁。TNM分期上，治疗组Ⅰ期3例，Ⅱ期19例，Ⅲ期10例；对照组Ⅰ期2例，Ⅱ期17例，Ⅲ期13例。

1. 纳入标准

（1）所有病例均是广州中医药大学第一附属医院乳腺科住院部患者，经病理组织确诊为乳腺癌，接受含蒽环类药物化疗方案治疗的患者。

（2）18～70岁女性患者。

（3）符合脾肾两虚型的中医辨证标准。

（4）自愿参与研究，签署知情同意书。

2. 排除标准

（1）合并精神疾病患者。

（2）合并有心脑血管、肝脏、肾脏和造血系统等严重原发性疾病。

（3）妊娠妇女。

（4）先天性骨髓功能异常者。

（二）治疗方案

化疗方案：治疗组使用EC方案27例，使用CEF方案5例；对照组使用EC方案29例，使用CEF方案3例。

方法：治疗组在化疗后第1～14日艾灸加服健脾补肾方，对照组则在化疗后第1～14日仅服用健脾补肾方。

艾灸：患者取坐位，标记艾灸穴位（关元、气海、足三里、中脘），点燃艾条于标注的穴位上进行施灸治疗，当患者感觉到局部皮肤温热舒服时可固定艾条至穴位的距离，艾灸过程中根据热度随时调整艾灸至穴位的距离，艾灸30min/次，注意观察患者局部皮肤，出现红晕即可，每日1次，连续治疗14日为一个疗程，一个疗程后统计疗效。化疗后第1日由试验设计者亲自指导患者并完成艾灸，确保患者完全掌握艾灸，第2～14日由患者自行艾灸。

化疗后第1～14日服用健脾补肾方，具体组方如下：

五指毛桃30g、黄芪30g、酒黄精30g、盐菟丝子15g、桑寄生30g、阿胶10g、知母15g、玄参15g、白术15g、法半夏15g、陈皮5g、黑枣15g、炙甘草10g。

中药每日1剂，水煎服，分2次服用，从化疗后第1日服至化疗后第14日。中药均来自医院中药房。

（三）观察时间及指标

（1）化疗后第7日、第9日、第11日中性粒细胞水平变化。

（2）化疗后第1日、第20日中医症状评分。

（3）化疗后第20日记录重组人粒细胞集落刺激因子使用情况。

（4）治疗的不良反应。

二、研究结果

（一）基本情况

本次研究共纳入病例64例，治疗组与对照组各32例。两组在年龄、肿瘤类型、病理分型、TNM分期、病理分化、分子分型、化疗方案、化疗疗程上无差异（$P>0.05$）。在化疗前中性粒细胞水平及化疗后第1日脾肾两虚症状评分上无差异（$P>0.05$）。

（二）两组发生中性粒细胞减少情况比较

两组在化疗后不同时期中性粒细胞下降程度分度对比上无明显差异（$P>0.05$），在整个化疗疗程中，Ⅰ、Ⅱ度中性粒细胞下降分度对比，两者无显著差异（$P=0.06$）（表8-4）；Ⅲ、Ⅳ度中性粒细胞下降分度对比，治疗组Ⅲ度及Ⅳ度中性粒细胞减少发生率约为22%，对照组发生率约为41%，显著高于治疗组，差异无统计学意义（$P=0.42$）（表8-5）。

表8-4 两组发生Ⅰ度、Ⅱ度中性粒细胞减少情况比较

组别	Ⅰ度	Ⅱ度	c^2	P值
治疗组	18	4	3.46	0.06
对照组	8	7		

表8–5 两组发生Ⅲ、Ⅳ度中性粒细胞减少情况比较

组别	Ⅲ度	Ⅳ度	c^2	P值
治疗组	6	1	0.66	0.42
对照组	9	4		

（三）组间比较中性粒细胞水平恢复正常用时方面比较

在出现粒细胞减少至恢复正常用时方面比较，化疗后第7日治疗组仅出现Ⅰ度及Ⅱ度中性粒细胞减少，与对照组对比，恢复正常用时快于对照组，差异有统计学意义（$P=0.03$）；化疗后第11日，两组均有1例患者出现Ⅳ度中性粒细胞减少，但治疗组Ⅰ度及Ⅱ度中性粒细胞恢复正常用时短于对照组，差异有统计学意义（$P=0.00$）；化疗后第9日，两者在恢复正常时间方面治疗组快于对照组，差异无统计学意义（$P=0.31$）（表8–6）。

表8–6 组间比较中性粒细胞水平恢复正常用时

	粒细胞恢复正常用时/d（Ⅰ度+Ⅱ度）		t值	P值
	治疗组	对照组		
第7日	2.75 ± 0.50	4.60 ± 1.34	2.84	0.03
第9日	3.63 ± 0.52	4.17 ± 1.33	1.06	0.31
第11日	1.90 ± 0.74	3.5 ± 0.58	3.86	0.00

（四）两组患者改善脾肾两虚症状疗效比较

在脾肾两虚症状积分方面，治疗组的显效率高于对照组，差异有统计学意义（$P=0.03$）（表8–7）。显示艾灸加健脾补肾中药比单纯中药能更显著改善患者临床不适症状，尤其是显著改善神疲乏力、少气懒言、食少纳差、腰膝酸软（$P<0.05$）（表8–8）。

表8–7 两组患者改善脾肾两虚症状疗效比较

组别	显效	有效	无效	P值
治疗组	15（46.87%）	17（53.12%）	0（0）	0.03
对照组	7（21.87%）	25（78.12%）	0（0）	

表8-8　化疗后第20日脾肾两虚症状比较

症状	组别	例数	平均秩数	Z值	P值
神疲乏力	治疗组	17	28.42	1.96	0.05
	对照组	24	36.58		
少气懒言	治疗组	16	28.38	2.04	0.04
	对照组	24	36.63		
自汗	治疗组	13	30.00	1.24	0.22
	对照组	18	35.00		
食少纳差	治疗组	22	28.70	1.97	0.04
	对照组	27	36.30		
腰膝酸软	治疗组	21	28.44	2.04	0.04
	对照组	26	36.56		
畏寒怯冷	治疗组	14	32.06	0.22	0.83
	对照组	14	32.94		

三、讨论

艾灸是中医学特色的治疗方法，艾叶是一种菊科植物，入肝、脾、肾经，性温，味辛、苦，具有温经散寒止血之功效。文献报道，艾灸治疗化疗后白细胞减少症的总有效率高达85%左右。艾灸的温热刺激可使穴位所在皮肤毛细血管扩张，增加局部血液循环，加快新陈代谢，产生正向生物效应，达到治疗疾病的目的。同时有研究表明连续施灸可激活体内某些酶的活性，这些酶对升高血液中白细胞、红细胞及淋巴细胞的数量起促进作用，并有利于保持白细胞呈持续上升状态，进而达到增强机体免疫力的作用。

临床上常用于治疗化疗相关白细胞减少症的穴位主要有：关元、气海、足三里、中脘、神阙、背俞穴等。足三里为足阳明胃经的要穴，胃腑的下合穴，根据"合治内府"理论，可直接调理脾胃功能，促进脾胃运化水谷精微，补中益气，可以后天补先天。中脘位于任脉上，是胃的募穴，艾灸中脘可以鼓舞胃气，促进脾胃运化，以助气血化生。气海为元气聚集之处，具有益气助阳固本的功效，主治气虚乏力、脏器衰惫等症。关元，足三阴经与任脉交会于此，为小肠之募穴，肝所藏之血、脾所统之血及肾所藏之精均经于此穴，具有温阳补肾、培补元气、通调冲任的功效。现代研究同样证实，艾灸神阙能够全方位地改善人体的免疫功能，其在体液免疫和细胞免疫中均发挥着重要作用。以上穴位配伍，可起健脾补肾、益气养血之效。

乳腺癌化疗致骨髓抑制，临床上常表现为疲倦乏力、少气懒言、食欲不振或食后腹胀、泄泻、完谷不化、形寒肢冷、腰膝酸软等症，因脾为后天之本，血之生成依赖脾胃的健运，肾为先天之本，血依赖肾精的化生，两者共为气血生化之源，欲补益气血，首当补脾益肾。健脾益肾方既补先天，又补后天，脾肾并补，对预防乳腺癌化疗后骨髓抑制有着重要的意义。健脾补肾方中黄芪、酒黄精共为君药，黄芪甘温，补脾益气，酒黄精补气养阴、健脾益肾；臣以五指毛桃、白术增强补气健脾之功，菟丝子益精养血、滋补肾阳，桑寄生补肝肾强筋骨，阿胶甘平质润为补血要药，并可养阴以滋肾水，与君药合用气血阴阳双补；玄参、知母滋阴清热，补中有清，陈皮、法半夏理气健脾，防补益药滋腻碍胃为使药；甘草、黑枣调和诸药。君臣有序，佐使分明，配伍合理，其中气血阴阳并补，使脾胃得养，肾气得充，并能在补阴药中佐以补阳之品，取阳中求阴之意，达到补脾益肾、益气填精之效。

从本研究结果可以看出，健脾补肾方联合艾灸组患者出现骨髓抑制多以Ⅰ度及Ⅱ度中性粒细胞下降为主，并且Ⅲ度及Ⅳ度骨髓抑制发生概率低于单纯中药组。联合艾灸治疗可显著改善患者脾肾两虚相关不适症状，尤其是神疲乏力、少气懒言、食少纳差及腰膝酸软。本实验选取的穴位是足三里、中脘、关元、气海。已有临床试验证实艾灸足三里可以显著升高患者血液中NK细胞活性、白介素2含量，提高慢性疲劳综合征患者的免疫功能，从而改善患者神疲乏力、少气懒言等症状。亦有动物实验证实艾灸关元、气海通过神经–内分泌–免疫调节网络调节体内动态平衡，使内环境趋于稳定，可以改善气虚证小鼠的运动耐力和贫血状态。

第三节　雷火灸在乳腺癌化疗后粒细胞缺乏中的应用

一、雷火灸概述

雷火灸始见于明代李时珍《本草纲目·卷六》，20世纪90年代在"雷火神针"的基础上，根据中医辨证施治的原则，改革配方和用法创新发展出雷火灸灸法。目前国内临床最常用的雷火灸药艾条为赵时碧主任医师（重庆赵氏雷火灸传统医药研究所所长）研制而成，取名赵氏雷火灸（以下简称雷火灸）。雷火灸从灸材、灸具等方面革新，加入乳香、沉香、人工麝香、木香、穿山甲（现已禁用）等中药，由手工制作而成，药艾条长10cm，直径3cm，每支重达25g。雷火灸操作方式灵活，常用灸盒摆阵及特殊手法操作，使得施灸部位较广。雷火灸的特点是药力峻、火力猛、渗透力强、灸疗面广，具有通经活络、活血化瘀、消肿止痛、追风除湿、散瘿散瘤、扶正祛邪等作用，且较其他灸的功效更强。

二、作用机制

雷火灸是一种特殊的灸疗方法，利用芳香走窜药物做引经药，可通过穴位通达经络，同时通过药物燃烧产生热力，达到治疗效果。雷火灸的灸治原理主要体现在以下两个方面：

（一）火热力及红外辐射力

强大的火热力和红外辐射力作用于人体的面（病灶周围）、位（病灶位）、穴，达到循经感传、通导经络和调节微循环的作用。同时燃烧的热辐射力可把红外线渗透到人体骨骼、神经、淋巴、血液循环、内分泌等系统，促进各系统生理活动的能力，增强人体的抗体作用。

（二）高浓药区

雷火灸条采用艾绒、乳香、木香、沉香、羌活、黄芪、独活、防风、细辛、茵陈、干姜、少许穿山甲（现已禁用）和人工麝香等多种药物配制而成。与传统艾灸相比，雷火灸以强大的火热力和红外效应，作用于施灸部位，达到循经感传、通导经络和调节微循环的作用，在用灸区域的面、位、穴形成高药浓区，在热力的作用下渗透到组织深部，达到祛风散寒、活血化瘀、散瘿散瘤等疗效。

三、临床应用

（一）适用人群

雷火灸应用范围广，可用于乳腺癌化疗后出现或可能出现粒细胞缺乏的患者。

（二）禁忌证

（1）眼外伤，青光眼眼底有明显出血、充血症状时禁灸。

（2）组织损伤急性期、各种疾病出血期、有出血倾向的部位禁灸。

（3）高血压并发症、心衰、发热等患者忌用，女性月经期慎灸。

（4）中医辨证阴虚火旺者禁用。

（三）操作流程

（1）评估。主要症状，既往史，是否妊娠，有无出血病史及出血倾向，有无艾绒过敏史或哮喘史，患者体质，施灸部位皮肤情况。

（2）告知。雷火灸治疗的作用，简单的操作方法及局部感觉。施灸过程中如出现头昏、眼花、恶心、颜面苍白、心慌出汗等不适现象，及时告知护士。

（3）物品准备。雷火灸条、雷火灸盒、打火机、酒精灯或酒精棉球、弯盆、刮灰匙，必要时备屏风、手柄、大毛巾、计时器、万花油。（图8-1）

（4）患者准备。协助患者取合适体位，充分暴露治疗部位，注意保暖。

（5）操作。截取出大小适当灸条，用酒精灯或酒精棉球点燃灸条一端（图8-2），将点燃的雷火灸条投入灸盒中，放在相应施灸部位，根据部位选合适摆阵法（图8-3），并盖上大毛巾，或用点燃的雷火灸条在施灸部位进行手法施灸（图8-4），及时将灸灰弹入灸灰桶，防止灼伤皮肤。施灸过程中询问患者有无不适，观察患者皮肤情况，如有灸灰，用纱布清洁。施灸结束，立即将灸条投入广口瓶，熄灭灸火。

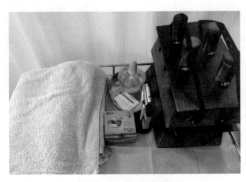

图8-1　物品准备

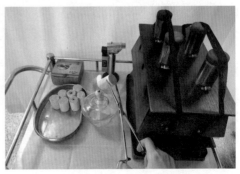

图8-2　点燃灸条

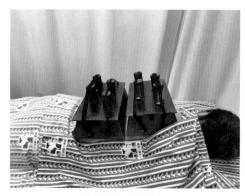
图8-3　摆阵法

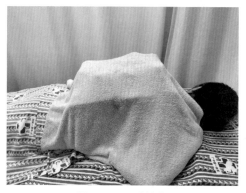
图8-4　手法施灸

（6）宣教。叮嘱治疗后注意保暖，饮食清淡，治疗后4h内不宜洗澡，不宜吹风。

（7）整理。协助患者整理着衣，取舒适卧位，整理床单位，开窗通风，处理用物。

（8）记录。记录治疗时间、部位、患者皮肤情况等，评价治疗效果。

（四）治疗部位及穴位选择

针对粒细胞减少，雷火灸摆阵法部位选择从第7颈椎至第12胸椎、大椎、肾俞、命门、双足三里穴。灸第7颈椎至第12胸椎，疏通脊椎经络气血，以使髓腑得以温煦而柔和，阴阳调和，功能恢复；脾俞、肺俞、肝俞均得以治疗，五脏皆得以活络，经络舒畅，气血内生，输布有序。

（五）治疗频率

化疗后第3日开始，隔日1次，3次为1疗程，每3日查血分析1次，灸至中性粒细胞绝对值倾向正常。

（六）注意事项

（1）哮喘患者避免吸入烟雾，在通风良好处使用。

（2）对年老体弱、糖尿病患者施灸时间缩短，温度不宜过高。

（3）保持用灸距离，避免烫伤。

（4）治疗过程中注意对患者其他暴露部位保暖（尤其春秋冬季节更要注意保暖）。

（5）施灸后，4h内勿洗澡、勿食生冷、勿吹风受凉。

（6）灸后多喝热水，或喝淡盐水。

（七）安全性管理

本技术可能会导致局部皮肤水肿、水泡、化脓等不良反应，治疗过程中注意观察，如有不良反应，及时停止治疗。如局部出现小水泡，无须处理，自行吸收；水泡较大，可用无菌注射器抽吸泡液，用无菌纱布覆盖。

（八）评价指标

通过患者血液分析中白细胞、粒细胞计数评价雷火灸摆阵法的有效性，参考《血液病诊断及疗效标准》及《中药新药临床研究指导原则》拟定。

（1）显效。治疗后实验室检查结果提示白细胞总数升至＞4.0×10^9/L，此水平在疗程中能维持至化疗药物停药1周，头晕、乏力、疲倦等症状减轻或者消失。

（2）有效。白细胞总数＜4.0×10^9/L，维持在3.0×10^9/L，或较前上升（$0.5 \sim 1.0$）$\times 10^9$/L，此水平在疗程中能维持至化疗药物停药1周，患者临床症状好转。

（3）无效。治疗后检查结果提示白细胞总数上升＜0.5×10^9/L，患者临床症状无明显改善。

（九）应用效果

多项研究表明，雷火灸治疗粒细胞缺乏总有效率在80%以上，大部分患者表示雷火灸治疗时较为舒适，且治疗后患者体力状况及生活质量有明显提高，疗效安全可靠，值得在临床应用及推广。

第四节　雷火灸在防治乳腺癌化疗相关性恶心呕吐中的应用

一、作用机制

化疗相关性恶心呕吐（chemotherapy induced nausea and vomiting，CINV），是指与使用化学细胞毒性药物治疗相关的恶心和/或呕吐证候，是最常见的化疗不良反应，易造成代谢紊乱、营养失调及体重减轻，对患者的情感、社会和体力功能都会产生明显的负面影响。中医认为，化疗药物作为一种药毒，属寒湿之邪，进入人体后，对五脏六腑均可造成损伤。当损及脾胃时，形成脾胃皆虚的状态，脾虚则失健运，水谷失于运化，停滞胃脘致胃虚失于和降，胃气上逆而致恶心、呕吐等不适。化疗相关性恶心呕吐属于中医学中"呕吐"范畴。目前雷火灸在临床上广泛应用，且疗效明显，对防治胃肠道疾病具有一定疗效。

在防治乳腺癌CINV中，雷火灸具温中散寒，消痰除湿，补益脾胃之功效，腹部行雷火灸摆阵法，通过药灸条对腹部穴位悬灸刺激，使药物效果可以直达穴位，达到"以面罩位带穴"的效果，起到和脾胃、调中焦、降呕逆的作用，可用于恶心呕吐、食欲不振的患者。

二、临床应用

（一）适用人群

雷火灸适用范围广，常用于乳腺癌化疗相关性恶心呕吐需要预防或治疗的患者。

禁忌证、操作流程同本章第三节"禁忌证"与"操作流程"。

（二）治疗部位及穴位选择

化疗药物性寒，易损伤脾胃，脾胃气机升降失调则脾胃不和，易致恶心呕吐，故可以在胃脘部及腹部摆两个双孔雷火灸盒横阵，或一个四孔雷火灸盒。选穴取中脘、神阙、双足三里。中脘为胃之募穴，又为八会穴之腑会，善治胃腑病症，其穴位下正好是胃体的中部，可加强调理脾胃、化湿降逆的功效；神阙为经络之总枢，经气之汇海，是人体任脉上的要穴，起到温阳救逆、利水固脱之功效；胃之合穴足三里，是治疗胃病的要穴。在这几个穴位上应用雷火灸可达到温中散寒、行气化滞、升清降浊、健脾胃止呕的作用。

（三）治疗频率

如为预防乳腺癌化疗相关性恶心呕吐，可在拟行化疗前1日9：00—11：00开始予腹部及相应穴位行雷火灸摆阵法（两孔式摆阵盒，盒中放点燃的雷火灸条）30min，每日1次，连续治疗3日。若化疗过程中出现相关性恶心呕吐可随时于胃脘部、腹部及相应穴位行雷火灸治疗。

（四）注意事项

（1）保持用灸距离，避免烫伤，对年老体弱、糖尿病患者施灸时间缩短，温度不宜过高。

（2）治疗过程中注意对患者其他暴露部位保暖（尤其注意春秋冬季节保暖）。

（3）施灸后，4h内勿洗澡、勿食生冷、勿吹风受凉。

（4）灸后多喝热水，或喝淡盐水。

（5）哮喘患者避免吸入烟雾，在通风良好处使用。

（五）评价指标

在化疗前、化疗后第12h、第24h、第48h对患者进行评价，主要评价指标是恶心、呕吐及食欲分级和临床疗效。

（六）安全性管理

本技术可能会出现局部皮肤水肿、烫伤等不良反应，治疗过程中观察患者不良反应，如有不良反应，及时停止治疗。如局部出现小水泡，无须处理，自行吸收；水泡较大，可用无菌注射器抽吸泡液，用无菌纱布覆盖，定期换药。

（七）应用效果

临床实践表明，雷火灸治疗防治乳腺癌化疗相关性恶心呕吐效果显著，大部分患者反映雷火灸治疗舒适，当天即能见到效果，雷火灸治疗安全无创、操作简便，疗效安全可靠，值得在临床应用及推广。

第五节　腕踝针在乳腺癌化疗相关性恶心呕吐中的应用

一、腕踝针概述

腕踝针是一种只在腕踝部特定的针刺点、循着肢体纵轴用针灸针行皮下浅刺治病的针刺疗法，又称微针针刺。腕踝针疗法是在20世纪六七十年代由张心曙教授在电刺激疗法治疗神经症的经验基础上，以生物进化、胚胎发育、传统经络学说、耳针、穴位及针刺法等为理论基础，从实践中逐步发展起来，临床上常用于治疗运动损伤、疼痛、精神疾病、神经系统疾病等。

二、作用机制

化疗相关性恶心呕吐是最常见的化疗不良反应。腕踝针刺区为十二皮部所在，十二经脉功能活动反映于体表的相应皮部，也是络脉之气散布的区域，与十二经脉的本部、根部相对应，针刺腕踝部特定部位，调整相应经脉之气及与之相联属脏腑的功能，针刺皮肤后产生电信号沿神经纤维反馈进大脑皮层，激活机体自身的体液调节系统，改善内环境，从而达到止吐效果。

三、临床应用

（一）适用人群

腕踝针可用于乳腺癌化疗期间恶心呕吐的防治。

（二）禁忌证

一般无绝对禁忌证，妇女月经期、妊娠期在3个月内者不宜针下1区域。

（三）操作流程

（1）评估。评估患者主要症状；既往史；是否妊娠；对疼痛的耐受程度；有无出血病史或出血倾向；是否有胶布过敏史；有无晕针史；取区部位皮肤情况。

（2）告知。告知腕踝针操作的目的、方法、过程。留针期间患者局部无不适感，若有出现疼痛或其他异常应及时告知。留针期间不影响其正常活动，但必须避免剧烈运动。留针期间施针部位不可湿水。取针后局部少许出血或局部瘀血属正常现象，不用紧张，可予按压，必要时予马铃薯片或活血化瘀的中药外敷即可。

（3）用物准备。1寸不锈钢毫针、棉签、消毒液、止血贴、治疗盘。必要时备大毛巾或屏风。

（4）实施。按照患者症状所在区确定施针区取穴，充分暴露施针部位，安尔碘顺时针、逆时针消毒皮肤2遍，待干，绷紧皮肤进针，角度取15°～30°进针（图8-5），进入皮下后，放平针柄，将针沿皮下平行送至所需位置，患者无酸、麻、胀痛等不适，用输液贴固定针栓（图8-6），必要时可用透明敷料固定，防止进水。

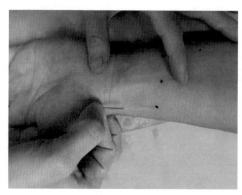 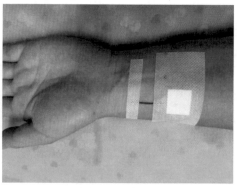

图8-5　施针　　　　　　　　　　图8-6　固定针栓

（5）观察及询问。询问患者局部感觉，如有酸、麻、胀痛等不适，及时调针，注意观察患者有无晕针、滞针等情况。

（四）进针区域选择

针对恶心呕吐，取穴为上1及下1区穴或双上1区穴即可。

（五）治疗频率

化疗当天，可于化疗前30min行腕踝针以预防恶心呕吐等消化道症状，如患者出现恶心呕吐亦可随时进行腕踝针治疗。留针30min，最长留针不超过24h。

（六）注意事项

（1）针体通过的皮下较粗的血管或针尖刺入的皮肤处有显著疼痛时，进针点要沿纵线方向适当移位。

（2）针刺方向一般向上，如果病症在手足部位时，针刺方向朝下（手足方向）。

（3）针刺时，以操作者针下松软，患者无任何特殊感觉为宜。若针下有阻力或患者出现酸、麻、胀、痛等感觉，则表示针刺较深，应将针退出，重新刺入更表浅的部位。

（4）留针时，一般不做提插或捻转等行针手法。

（七）评价指标

在化疗前、化疗后第12h、第24h、第48h对患者进行评价，主要评价指标是恶心、呕吐及食欲分级及临床疗效。

（八）安全性管理

本技术可能出现的不良反应为皮下出血和晕针，对于皮下出血者，取针后按压3～5min，少量出血无须处理，几天后可自行吸收。局部见瘀斑者可指导患者用马铃薯片或双柏散外敷。对于晕针的患者，应及时停止治疗，密切观察，应避免在患者情绪较紧张或过饥过饱时操作。

（九）应用效果

相关文献报道腕踝针所治病症、留针时间、干预措施、选穴特点、治疗频次及疗程等方面还存在差异。广州中医药大学第一附属医院乳腺科现采用取双上1区防治乳腺癌化疗相关性恶心呕吐，留针30min至24h，反馈效果良好，安全有效，可进一步进行探讨。

第六节　火龙罐综合灸在乳腺癌化疗相关性恶心呕吐中的应用

一、火龙罐综合灸疗法概述

火龙罐综合灸疗法是由玄石加紫砂混合，烧制成适合尺寸的罐体，罐体内点燃道地药材蕲艾制成的艾炷，因此取名"火龙罐"。火龙罐综合灸属艾灸治疗中的一种，以刘伟承老师的中医整体自然疗法理论作为基础，集"推拿–刮痧–艾灸"于一体的中医特种治疗工具，除可减轻操作者体能消耗外，能数倍提升疗效，有驱寒、除湿、化瘀的功效。

火龙罐综合灸疗法有机结合艾灸、推拿、刮痧等，该疗法避免了刮痧及负压走罐的疼痛感，以及传统火罐造成血瘀栓塞的副作用，又有温热按摩的舒适感，痧点即刮即化即消，患者普遍反映舒适度高，是一种治疗性和舒适性并存、无副作用且高效能的新技术。

二、作用机制

火龙罐罐底有一个小针孔，艾罐内放置点燃后的艾炷，随穴而灸，具有调和气血、温中散寒的作用。火龙罐是以独特设计的刮口来走罐，兼以艾灸的近红外光辐射的电磁波和光电的化学作用，在运罐过程中大小鱼际在施治部位进行推拿按摩。其最具代表性的四大功效为：温，以火攻邪、祛寒、散滞，促进血液循环；通，通经活络，打通经络，改善心脑供血；调，平衡脏腑气机，调节神经机能，暖宫调经；补，扶正祛邪，补益强身，激活免疫系统功能。

三、临床应用

（一）适用人群

火龙罐适用范围广，可用于防治乳腺癌化疗相关性恶心呕吐的患者。

（二）禁忌证

（1）接触性过敏或艾烟过敏者慎用。

（2）不明原因内出血者慎用。

（3）孕妇腹部和腰骶部慎用。

（4）糖尿病末梢神经损伤者慎用。

（5）严重外伤未缝合伤口局部者慎用。

（6）传染性疾病患者禁用。

（7）情绪激动、精神疾病患者、醉酒者、吸毒人员禁用。

（三）操作流程

（1）评估。主要症状、既往史、有无出血病史及出血倾向、艾绒过敏史或哮喘史，是否妊娠，患者体质及实施部位皮肤情况。

（2）告知。火龙罐的作用，简单的操作方法及局部感觉，以取得患者配合。

（3）用物准备（图8-7）。火龙罐（中罐）、打火机、中号艾炷、洗手液、大毛巾、按摩膏、纸巾、屏风等。治疗前在火龙罐罐体内轻插装填艾条（图8-8），防止破碎。点燃艾条制作火龙罐（图8-9），火焰对准艾炷圆边和中心，防止火焰过大烧到罐口。操作时注意一摸二测三观察：一摸罐口有无破裂，二测罐口温度是否过高，三看艾炷燃烧升温是否均匀，升温是否正常。

（4）患者准备。协助患者取合适体位、充分暴露治疗部位，注意保暖，局部抹上按摩膏。

（5）实施。双手捧罐，在患者胃脘部皮肤上轻轻滑动，待患者适应后，以神阙为中心向外辐射，来回推罐约15min，并重点在中脘穴、双足三里穴进行火龙罐灸疗。患者取俯卧位，暴露后背部皮肤并涂抹按摩膏，将火龙罐罐口外侧沿足太阳膀胱经来回推脾俞、胃俞等穴约15min，以皮肤红润、汗出为度。（图8-10）

（6）观察及询问。观察患者局部皮肤，询问患者有无不适。

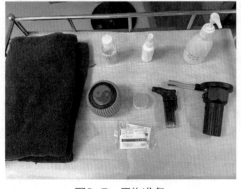
图8-7　用物准备

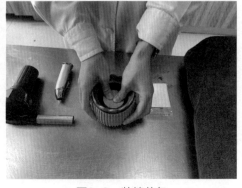
图8-8　装填艾条

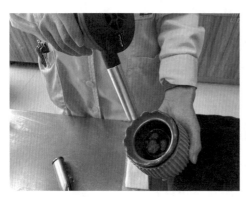

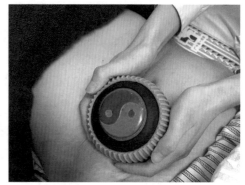

图8-9　制作火龙罐　　　　　　图8-10　实施火龙罐综合灸

（7）告知。治疗后注意保暖，饮食清淡，治疗后4h内不宜洗澡，不宜吹风。

（8）整理。协助患者着衣，取舒适卧位，整理床单位，处理用物，开窗通风。

（9）记录。记录治疗时间，部位，患者皮肤情况，评价治疗效果。

（四）作用部位及穴位选择

火龙罐综合灸疗法防治乳腺癌化疗相关恶心呕吐，主要选用神阙、中脘、脾俞、胃俞、双足三里等穴，有调达脏腑气机、健脾和胃之效，可有效缓解恶心呕吐、胃部胀满等不适症状。脾俞具有健脾和胃、利湿升清之功能。胃俞为胃之背俞穴，具有和胃健脾、理中降逆之功能。中脘为胃之募穴，又为八会穴之腑会，善治胃腑病症，其穴位下正好是胃体的中部，可加强调理脾胃、化湿降逆的功效。神阙为经络之总枢，是人体任脉上的要穴，起到温阳救逆、利水固脱之功效。胃之合穴足三里，是治疗胃病的要穴，可合治内脏，具有升清降浊、培补后天、益气升阳的功效。

（五）注意事项

（1）点火时避免烧到罐口，如罐口太热可以扣在放有湿纸巾的罐托上等待片刻，迅速降温。

（2）必须不断运罐，不能停留在同一部位过久，操作者小鱼际要时刻感受肤温做出调整。

（3）操作过程中注意把控罐温，注意施灸量和火候，避免过度和不正规晃动，以免艾条脱落或艾灰脱落，引起烫伤。

（六）评价指标

在化疗前、化疗后第12h、第24h、第48h对患者进行评价，主要评价指标是恶心、呕吐及食欲分级和临床疗效。

（七）安全性管理

本技术治疗过程中可能会出现烫伤的风险，治疗过程中注意询问患者感觉，操作者小鱼际要时刻感受肤温做出调整。若患者已发生烫伤症状，则根据烫伤程度给予对症治疗。

（八）应用效果

临床实践表明，火龙罐综合灸疗法防治乳腺癌化疗相关性恶心呕吐效果显著，大部分患者反应火龙罐治疗舒适，当天即能见到效果。该项技术是一种在刮痧、拔罐、艾灸的基础上改良研制的特殊罐法，安全无创、操作简便，疗效安全可靠，值得在临床应用及推广。

第七节　中药热罨包在乳腺癌化疗相关性恶心呕吐中的应用

一、中药热罨包治疗概述

中药热罨包治疗是辨证调配药物，将药物加热后，迅速用布包裹，置于患病部位或穴位上，通过热罨包的药效和温热作用使局部的毛细血管扩张、血液循环加快，达到温经通络、调和气血、祛湿驱寒目的的一种外治疗法。

二、作用机制

用于防治化疗相关性恶心呕吐的中药热罨包可由陈皮、肉桂、香附、干姜等中药组成，具有降逆止呕、理气和胃、豁痰利气、散结消肿的功效。在中医经络理论的指导下，以中脘、神阙、气海、天枢穴等治疗胃病要穴为切入点，借助温热之力，将药性由表达里，通过皮毛腠理，内达脏腑，达到温经通络、祛湿散寒、调和气血的目的，可使药力直达病所，迅速缓解胃部不适，改善恶心呕吐症状，达到"内病外治"的目的。

三、临床应用

（一）适用人群

适用于乳腺癌化疗CINV患者，及腹部胀满、疼痛、腰背部疼痛不适的乳腺癌化疗患者。

（二）禁忌证

（1）对中草药过敏者。

（2）组织损伤急性期、各种疾病出血期、出血倾向的部位及孕妇。

（3）皮肤感觉障碍及腹部皮肤破损者。

（4）局部急性炎症。

（5）急性扭挫伤（24h以内）。

（6）急腹症未明确诊断前。

（三）操作流程

（1）评估。询问主要症状、临床表现、既往史、腹部皮肤情况及过敏史等。患者对热的敏感性和耐受性，有无感觉迟钝、障碍等。

（2）告知。告知患者中药热罨包的作用、简单的操作方法及局部感觉。治疗过程中皮肤有温热舒适的感觉，如出现烧灼、热烫感，立即停止治疗。

（3）中药热罨包的制作。将陈皮、肉桂、香附、干姜等用中药粉碎机加工成药粉或药渣，将加工后的中药均匀放置于帆布袋里面（图8-11），然后将帆布袋口密封制作成药包（图8-12）。使用前将制作好的中药热罨包放置于50～70℃的恒温箱里面加热备用（图8-13）。

（4）实施。中药热罨包药包加热，携至床边，做好解释。患者取合适体位，暴露局部皮肤，注意保暖。热罨包外套上一次性无纺隔离垫，敷药初，先轻提药袋，使其间断接触皮肤，询问患者感觉，可接受后将药袋均匀热敷于患处，使药包与皮肤充分接触（图8-14）。必要时掀开中药热罨包，观察局部皮肤情况，防止烫伤。

（5）整理与记录。治疗完毕，取下药包，观察局部皮肤情况。协助患者整理衣着，安置舒适体位，整理床单位。清理用物，做好记录并签名。

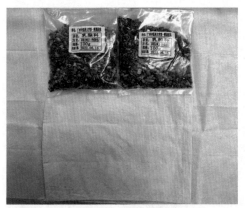

图8-11 物品准备

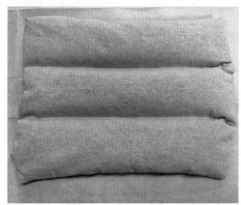

图8-12 制作中药热罨包

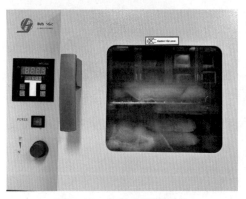

图8-13 加热中药热罨包

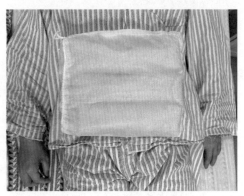

图8-14 外敷中药热罨包

（四）治疗部位及穴位选择

中医学认为，乳腺癌患者化疗后因脾胃受损，胃气不降，而气逆于上，出现恶心呕吐，治疗多从调理脾胃入手。中药热罨包防治化疗相关性恶心呕吐可以选择胃脘部，以及中脘、神阙、气海、天枢等穴。中脘为六腑会穴、胃之募穴，有通调上下气机、行气祛瘀、和胃气等功效。《针灸甲乙经》称神阙为"脐中"，脐为先天之结蒂、后天之气舍，介于中、下焦之间，又是肾间动气之处，故神阙与脾、胃、肾关系最为密切。气海为先天元气汇聚之处，《铜人腧穴针灸图经》曰："脏气虚惫，真气不足，一切气疾，久不差。"因此，气海是治疗一切"气"病的要穴，它具有培补元气、补益虚损和疏利气机的功效。天枢属足阳明胃经，在脐旁，与中焦相通，有理气健脾、行气消胀的作用。在中脘、神阙、气海、天枢外敷温热的中药热罨包，利用中药的药性及皮肤穴位的渗透作用，达到调理脾胃、温通经络、和胃止吐的功效。

（五）治疗频率

化疗前30min使用，每次治疗20min，每日1次。当患者出现化疗后恶心欲呕、腹胀等不适时，可随时给予中药热罨包治疗。

（六）注意事项

（1）温度适宜，使用前治疗者需试温，再让患者试温，温度合适后再将中药热罨包置于治疗部位，与皮肤必须充分接触。

（2）如局部皮肤出现红疹、瘙痒、水泡等立刻停止治疗，做好相应处理。

（七）评价指标

在化疗前、化疗后对患者进行评价，主要评价指标是恶心、呕吐和食欲分级及临床疗效。

（八）安全性管理

（1）注意观察过敏的症状及体征，一旦出现皮肤过敏，立即停用中药热罨包，使用温水清洗药物残留，动作轻柔。必要时遵医嘱使用抗过敏药物。

（2）预防烫伤，从细节做起，评估患者是否有皮肤感觉障碍。加强巡视，询问患者感觉，并再次试温。肥胖患者做腰背部热罨包时，根据患者病情和接受度，取侧卧位或俯卧位，减少受热面积以预防烫伤。

（九）应用效果

本科临床实践中，大部分患者经中药热罨包治疗后，化疗相关恶心、呕吐症状明显减轻，生活质量提高，表明中药热罨包热敷防治化疗相关性恶心呕吐具有疗效显著、无明显不良反应等优点，操作简便，局部用药患者心理上更易认同，增加了患者的依从性，提高了临床疗效。

第八节　穴位贴敷在乳腺癌化疗相关性恶心呕吐中的应用

一、穴位贴敷概述

穴位贴敷是将药物制成一定剂型，敷贴到人体穴位，通过刺激穴位，激发经气，达到通经活络、清热解毒、活血化瘀、消肿止痛、行气消痞、扶正强身作用的一种操作方法。

二、作用机制

穴位贴敷作用机制，目前认为有3个。其一：穴位的刺激与调节作用。穴位循序分布于十四经脉之上，为经气游行出入体表之所在，穴位贴敷疗法是将药物敷在特定的穴位之上，药气速到经脉，摄于体内而达到病所，从而达到调节脏腑气血阴阳之效，祛邪外出之功。因此，药物贴敷于特殊经穴，能迅速在相应组织器官产生较强的药理效应，起到单相或双相调节作用。其二：贴敷药物的药效作用。敷贴药物，切近皮肤，能将药之气味透过皮肤直到经脉，摄于体内，融化于津液之中，中药通过表皮和真皮被血管吸收进入人体血液循环，产生全身作用。基于以上两点，穴位贴敷疗法可达到穴效、药效的双重效应。其三：绕过胃肠屏障而直达病灶。与口服药相比较，穴位贴敷疗法用药绕过胃肠屏障而直达病灶，用药量小；对身体其他部位几乎无毒副作用，肝、肾解排毒负担小。

三、临床应用

（一）适用人群

本技术适用于预防和治疗乳腺癌化疗相关性恶心呕吐。

（二）禁忌证

（1）既往有粘胶类敷料过敏史。

（2）既往有穴位贴敷中药物过敏史。

（3）贴敷部位的皮肤破溃。

（4）孕妇的脐部、腹部、腰骶部及某些敏感穴位，如合谷、三阴交等处都不宜。

（三）操作流程

（1）评估。主要症状、临床表现、既往史、皮肤情况及过敏史等。

（2）告知。穴位贴敷的作用、操作方法及可能出现的反应。

（3）和胃止呕穴位贴敷药粉制备。附子800g、肉桂800g、炮姜800g、丁香800g、吴茱萸800g，将上述药物研细末过筛，制成密闭包装的穴位贴敷药粉制剂备用（图8-15）。

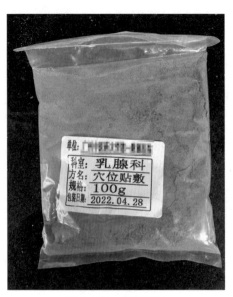

图8-15　药粉制备

（4）实施。取适量上述穴位贴敷药粉制剂加水、蜂蜜等调匀，制成约为0.8cm×0.8cm的正方形药丸（图8-16）。用防过敏透气胶布将药丸贴敷于穴位（图8-17），每次贴敷前应进行皮肤清洁。贴敷后向患者交代若发生皮肤瘙痒、起水泡等过敏反应应立即告知医护人员并进一步处理。

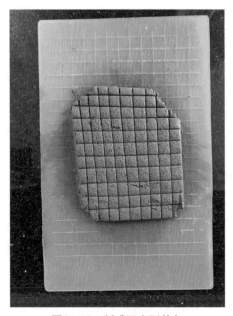

图8-16　制成正方形药丸

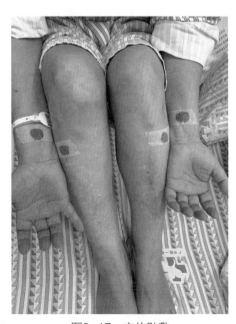

图8-17　穴位贴敷

（5）整理及记录。治疗完毕，取下贴敷药物，观察局部皮肤情况，做好记录。

（四）治疗穴位选择

本科穴位贴敷防治乳腺癌化疗相关性恶心呕吐选择的主要穴位是双足三里、双内关。足三里为足阳明胃经下合穴，是扶正固本之要穴，有"合治内府"之功，可调理脾胃，主治胃肠病症；内关穴为"历络三焦"之手厥阴心包经的络穴，能宣通三焦气机，使中焦脾胃之气机"升降相宜"。

（五）治疗频率

每日1次，每次贴敷2～4h。

（六）注意事项

（1）孕妇的脐部、腹部、腰骶部及某些敏感穴位，如合谷、三阴交等处都不宜敷贴，以免局部刺激引起流产。

（2）药物应均匀涂抹于绵纸或胶布中央，厚薄一般以0.2～0.5cm为宜，覆盖敷料大小适宜。

（3）敷贴部位应交替使用，不宜单个部位连续敷贴。

（4）患处有红肿或溃烂时不宜敷贴药物，以免发生化脓性感染。

（5）对于残留在皮肤上的药物不宜采用肥皂或刺激性物品擦洗。

（6）使用敷药后，如出现红疹、瘙痒、水泡等过敏现象，应暂停使用，报告医师，配合处理。

（七）评价指标

在化疗前、化疗后对患者进行评价，主要评价指标是恶心、呕吐及食欲分级及临床疗效。

（八）安全性管理

本技术可能出现皮肤由于胶布、药物原因引起的过敏、破溃、红肿热痛、皮肤瘙痒等不良反应，应及时停止治疗，并进行消毒，密切观察。

（九）应用效果

临床实践表明，穴位贴敷可以有效预防及治疗乳腺癌化疗相关性恶心呕吐的症状，而且该治疗方法的不良反应发生率低，可以有效提高患者治疗依从性及主动性，减少化疗副作用，提高患者的生活质量。

第九节　中药沐足在乳腺癌化疗相关性恶心呕吐中的应用

一、中药沐足概述

中药沐足属于中药熏洗治疗的一种，是利用药物煎汁的温热蒸汽熏蒸患处，待温度下降后再以药液淋洗或浸泡患部的外治方法。本法借助药力和热力，促进腠理疏通、脉络调和、气血运行，从而达到治疗疾病的作用。中药沐足主要作用于双足部，先进行双足的熏蒸，再进行足部浸泡、洗浴，避免胃肠道酶解作用和肝脏的首过效应，降低药物的毒副作用。具有给药方便、作用时间长等优点。

二、作用机制

足部是足三阴经和足三阳经循行之处，有第二心脏之称，按照全息论的观点，足部是全身的缩影，它分布着全身相应组织、器官的穴位，为经气产生的根本，膝关节以下分布着大量的特定穴，易于激发经气，是治疗疾病的重要部位。

沐足可促使药物透皮吸收，直接改善动脉血管壁的弹性，解除细小动脉的痉挛状态，使阻力血管扩张，从而增加药物吸收浓度。透皮给药后的药物吸收过程均不经过肝脏的"首过效应"和胃肠道的破坏，不受胃肠道酶、消化液、pH值等诸多因素的影响，降低药物毒性和副作用，维持稳定而持久的血药浓度，提高疗效，具有超越一般给药方法的独特优势。除药物通过皮肤吸收发挥药理作用外，热水本身也可刺激皮肤神经末梢感受器，起调节内脏器官功能的作用。

三、临床应用

（一）适用人群

乳腺癌化疗后出现恶心呕吐或化疗前预防化疗后恶心呕吐的患者。

（二）禁忌证

（1）妇女妊娠期间或月经期。

（2）足部皮肤有皮肤病，如足部皮肤上的脓疱、溃疡或未愈合的伤口等。

（3）有出血性或出血倾向的疾病如尿血、呕血、便血等或白血病、血小板减少等。

（4）患有重度心脏病出现心力衰竭者，肾脏病出现肾功能衰竭者，心脑等疾病出现昏迷者。

（5）极度虚弱者、精神极度紧张者、皮肤高度敏感者、精神疾病患者（尤其是处于兴奋和躁狂状态时）。

（6）各种急、慢性传染病如活动性肺结核、梅毒等。

（三）操作流程

（1）评估。主要症状、临床表现、既往史、足部皮肤情况及过敏史、对温度的耐受度及有无皮肤感觉障碍等。

（2）告知。告知患者中药沐足的作用、操作方法及可能出现的反应。

（3）和胃方沐足药粉制备（图8-18）。干姜30g、肉桂6g、醋香附15g、陈皮20g，其中干姜温中止呕，肉桂温中散寒，醋香附行气止痛，陈皮健脾行气化湿，全方共奏温中止呕、健脾行气之效，能改善CINV患者恶心呕吐、脘腹冷痛等症状。将上述药物研细末过筛，制成密闭包装的穴位贴敷药粉备用。使用前将中药粉融入温热水中，搅匀，测量温度备用。

（4）实施。协助患者取合理、舒适体位，暴露熏洗部位，将合适温度的药液倒入容器内，对准熏蒸部位，并用大毛巾覆盖（图8-19）。待温度下降至38～41℃，再将双足浸泡入中药中（图8-20）。随时观察患者病情及局部皮肤变化情况，询问患者感受并及时调整药液温度。

（5）整理及记录。治疗结束观察并清洁患者皮肤，协助患者整理着衣，取舒适体位，及时记录。

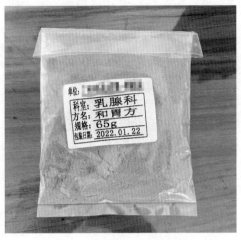

图8-18　和胃方沐足药粉

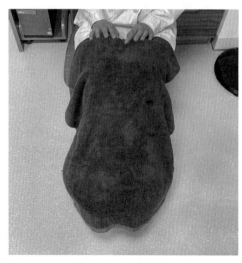
图8-19　中药熏蒸

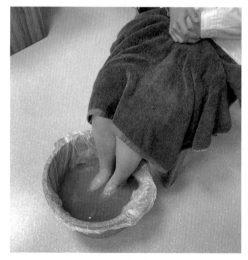
图8-20　中药沐足

（四）治疗频率

每次20min，每日1次，每周2～3次。

（五）注意事项

（1）饭前、饭后30min不宜沐足。

（2）熏洗药液温度适宜，以防烫伤，熏蒸时一般以50～70℃为宜；浸泡时，一般控制在38～41℃。肢体动脉闭塞性疾病、糖尿病足、肢体干性坏疽者，熏蒸时药液温度不可超过38℃。操作中应随时询问患者感觉，老年人、小儿熏洗温度宜稍低。

（3）局部熏蒸时，局部应与药液保持适当的距离，以温热舒适，不烫伤皮肤为度。局部有伤口者，按无菌操作进行。

（4）患者出现心慌、气促、面色赤红或苍白、出大汗等情况应立即停止该操作，并做对症处理。

（5）熏洗过程注意室内避风，冬季注意保暖，洗毕应及时擦干药液和汗液，暴露部位尽量加盖衣被。

（6）所用物品需清洁消毒，用具一人一份一消毒，避免交叉感染。治疗中如发现患者有过敏现象或治疗无效时，应及时与医生联系，调整治疗方案。

（六）评价指标

可通过询问患者恶心呕吐的情况及感受，或者运用量表评分评价治疗效果，其余指标同前。

（七）安全性管理

本技术可能出现的不良反应为足部皮肤由于药液温度过高或者其他原因引起的烫伤、破溃、过敏、红肿热痛、皮肤瘙痒等，出现不良反应时应及时停止治疗，并进行对症处理，密切观察。

（八）应用效果

临床实践表明，和胃方中药沐足能有效降低乳腺癌化疗后恶心呕吐的发生，大部分患者反应足部舒适，当晚即能见到效果，是一种操作简便、疗效安全可靠的中医外治法，值得在临床应用及推广。

第十节　引火归原法治疗虚阳上越型乳腺癌化疗相关口腔黏膜炎的临床应用

化疗相关口腔黏膜炎是化疗常见的一种副反应。基于患者脾肾阳气不足、虚阳上越的基本病机，着重探讨引火归原法对乳腺癌化疗相关口腔黏膜炎局部症状的改善作用。同时中医是一种全身性的治疗，在研究对局部发挥作用的同时，探讨对全身症状的改善，旨在为临床治疗化疗相关口腔黏膜炎提供一条新思路。

一、研究方法

（一）研究对象

2013年2月至2014年3月广州中医药大学第一附属医院乳腺科住院部或门诊就诊的乳腺癌患者。按随机数字表法，选取随机数字表上相邻41个随机数字，按奇偶数分为两组，将41例符合研究标准的患者随机分为试验组和对照组，试验组21例，对照组20例。

1. **纳入标准**

（1）符合化疗相关口腔黏膜炎诊断标准及中医虚阳上越证的辨证标准。

（2）发病后未使用镇痛药、维生素制剂；发病前3日内未使用抗生素。

（3）KPS评分≥80，化疗后未出现明显肝肾功能损害（ALT<100U/L，AST<80U/L）。

（4）年龄>18岁，女性患者。

（5）知情并同意参加本研究。

2. 排除标准

（1）服用庆大霉素曾出现过敏者。

（2）合并白塞氏病、复发性坏死性黏膜炎及单纯疱疹性口炎等已证实可引起口腔黏膜红斑和/或溃疡疾病的患者，除化疗以外的其他原因致口腔黏膜炎者。

（3）平时有烟酒不良嗜好者。

（4）有精神疾病，或有智力障碍，自身判断疼痛强度困难者。

（二）治疗方案

1. 试验组

予中药引火归原，选方潜阳封髓丹加味。具体方药如下：

附子15g、砂仁10g、龟板10g、干姜20g、黄柏10g、甘草6g。

加减法：失眠多梦、心悸不安者可加酸枣仁15g、茯神15g；脉浮大者可加生龙骨15g、生牡蛎15g；腰膝酸冷者可加杜仲15g、益智仁15g。

2. 对照组

予庆大霉素含漱液及维生素B_2片。维生素B_2片每次10mg，每日3次，口服。将庆大霉素24万U加入0.9%生理盐水250mL配成漱口液。每次含漱不少于3min，含漱后30min内暂禁饮食。每日于晨起、三餐后及睡前使用，共5次，连续用药5日。

（三）观察指标

1. 局部疗效评价指标

主要通过以下3个指标评价局部治疗效果：

（1）平均溃疡期。参照复发性阿弗他溃疡局部治疗疗效评价标准，平均溃疡期为评价时段各溃疡持续时间总和除以溃疡总数。记录每位患者在5日用药期间内各溃疡持续时间总和、溃疡总数。

（2）疼痛评分。采用视觉模拟评分法（VSA）进行评价。

（3）口腔黏膜炎分级。参照WHO抗癌药急性及亚急性毒性反应分度标准中口腔黏膜反应的标准，将化疗后出现的口腔黏膜炎分为0～Ⅳ度。0度：无异常；Ⅰ度：口腔黏膜出现红斑、疼痛；Ⅱ度：口腔黏膜出现红斑、溃疡，但能进食；Ⅲ度：口腔黏膜溃疡，但能进流质饮食；Ⅳ度：口腔黏膜溃疡不能进食。

2. 全身疗效评价指标

以疲倦乏力、睡眠障碍、头痛、发热、畏寒肢冷、口干不欲饮或喜热饮、小便频数7个症状为主要临床观察指标。治疗前每症状存在者赋值1分，症状不存在赋值0分；治疗后原症状消失者均赋值0分，原症状改善者赋值0.5分，原症状无明显改善或新出现症状者赋值1分。

3. 疗效评定标准

参照中华口腔医学会黏膜病专业委员会关于复发性阿弗他溃疡疗效评价试行标准拟定。痊愈：口腔溃疡面消失，疼痛消失。显效：溃疡面消退，疼痛明显减轻。无效：溃疡面无消退或蔓延，或疼痛无变化或加重。总有效率＝（痊愈+显效）/总例数×100%。

（四）统计学分析

使用医学统计软件SPSS 19.0软件包进行分析，计数资料组间比较采用卡方检验、等级资料采用秩和检验，计量资料采用$\bar{x} \pm s$表示。$P < 0.05$认为差异有统计学意义。

二、研究结果

（一）治疗前口腔黏膜炎分级比较

治疗前，对照组20例患者中，口腔黏膜炎分级为Ⅰ级的有2个，分级为Ⅱ级的有12个，分级为Ⅲ级的有6个，分级为0级和Ⅳ级的均为0个。试验组21例患者中，口腔黏膜炎分级为Ⅰ级的有2例，分级为Ⅱ级的有13例，分级为Ⅲ级的有5例，分级为Ⅳ级的有1例，分级为0级的为0例。经统计学分析，$P = 0.98$，$P > 0.05$，差异无统计学意义（表8-9）。

表8-9 治疗前两组口腔黏膜炎分级的比较

组别	例数	0	Ⅰ	Ⅱ	Ⅲ	Ⅳ	P
对照组	20	0	2	12	6	0	0.16
试验组	21	0	2	13	5	1	

注：秩和检验。

（二）治疗前局部疼痛、全身症状评分比较

治疗前，对照组疼痛评分为2.90 ± 0.75，试验组疼痛评分为2.92 ± 1.20。经统计学处理，$P = 0.93$，$P > 0.05$，差别无统计学意义。治疗前，对两组全身症状进行评分，对照组评分为3.05 ± 0.94，试验组评分为3.24 ± 1.09。经统计学分析，$P = 0.56$，$P > 0.05$，差异无统计学意义（表8-10）。

表8-10　治疗前疼痛评分及全身症状评分比较

组别	例数	疼痛评分	全身症状评分
对照组	20	2.90 ± 0.75	3.05 ± 0.94
试验组	21	2.92 ± 1.20	3.24 ± 1.09

注：两组方差齐，运用独立样本t检验。

（三）治疗后两组局部疗效比较

1. 两组平均溃疡期、疼痛评分比较

经统计，对照组平均溃疡期为4.18 ± 0.90日，试验组平均溃疡期为4.23 ± 0.69日。经统计学分析，$P=0.86$，$P>0.05$，差异无统计学意义，说明两组的平均溃疡期无明显差别。治疗后对照组疼痛评分为0.57 ± 0.57，试验组疼痛评分为0.49 ± 0.75。经统计学分析，$P=0.71$，$P>0.05$，差异无统计学意义。说明治疗后两组疼痛评分无明显差别（表8-11）。

表8-11　两组平均溃疡期及治疗后疼痛评分比较

组别	例数	平均溃疡期	疼痛评分
对照组	20	4.18 ± 0.90	0.57 ± 0.57
试验组	21	4.23 ± 0.69	0.49 ± 0.75

注：两组方差齐，运用独立样本t检验。

2. 治疗后口腔黏膜炎分级比较

治疗后，对照组20例患者中有8例口腔黏膜炎分级为0级，有12例分级为Ⅱ级，分级为Ⅰ级、Ⅲ级和Ⅳ级的均为0例。试验组21例患者中有12例分级为0级，有9例分级为Ⅱ级，分级为Ⅰ级、Ⅲ级和Ⅳ级的均为0例。经统计学分析，$P=0.16$，$P>0.05$（表8-12），差异无统计学意义，可认为治疗后两组口腔黏膜炎分级相同。

表8-12　治疗后两组口腔黏膜炎分级的比较

组别	例数	0	Ⅰ	Ⅱ	Ⅲ	Ⅳ	P
对照组	20	8	0	12	0	0	0.16
试验组	21	12	0	9	0	0	

注：秩和检验。

3. 两组局部疗效评定

治疗后对溃疡局部疗效进行评价，对照组20例患者中有8例痊愈，12例显效，无效例数为0，总有效率为100%。试验组21例患者中有12例痊愈，9例显效，无效例数为0，总有效率为100%。经过统计学处理，$P=0.28$，$P>0.05$，说明两组局部疗效无明显差别。

比较治疗后两组的治愈率，对照组20例患者中有8例痊愈，治愈率为40%，试验组21例患者中有12例痊愈，治愈率为57.14%（表8-13）。经过统计学处理，$P=0.27$，$P>0.05$，说明两组治愈率亦无明显差别。

表8-13 两组局部疗效的比较

组别	例数	痊愈	显效	无效	有效率	治愈率
对照组	20	8	12	0	100%	40%
试验组	21	12	9	0	100%	57.14%

注：比较局部疗效用等级资料秩和检验，比较痊愈率用卡方检验。

综上，说明治疗后两组在平均溃疡期、疼痛评分、口腔黏膜炎分级及局部疗效上均无明显差别。

4. 治疗后两组全身症状评分比较

治疗后，对两组全身症状进行评分，对照组评分为1.50 ± 0.99，试验组评分为0.88 ± 0.85。经统计学处理，$P=0.04$，$P<0.05$，差异有统计学意义，可认为治疗后试验组全身症状较对照组轻微（表8-14）。

表8-14 治疗后两组全身症状评分比较

组别	例数	全身症状评分	P
对照组	20	1.50 ± 0.99	0.04
试验组	21	0.88 ± 0.85	

注：两组方差齐，运用独立样本t检验。

三、讨论

中医认为人是一个整体，局部症状只是全身阴阳平衡失调的一个表象。化疗后患者出现口腔黏膜炎是患者脾肾阳虚、虚阳上越病机的其中一个表现。中医治病求本，通过恢复阴阳原本的和谐状态来治疗疾病。对于化疗后出现口腔黏膜炎证属虚阳上越者，若通过中药或针灸、穴位贴敷等传统中医方法调理，使下焦阳气得充，上焦浮越的虚阳回归本位，口腔局部症状自然消失。该法即引火归原法。

引火归原法又名导龙入海，是治疗元阳浮越，肾火上升的方法。即通过补肾潜阳、引火归根的方法，使真阳得充，浮阳潜藏，疾病得愈，主要用于脾肾阳虚、虚阳上越的患者，其代表方为潜阳封髓丹。临床上凡是因虚阳上越导致的咽痛、牙痛、口疮、失眠、头痛等均可用该法治疗。潜阳封髓丹出自清末四川名医郑钦安先生所著《医理真传》，其中潜阳丹由砂仁、附子、龟板、甘草组成；封髓丹由黄柏、砂仁、甘草组成。其言潜阳丹可"纳气归肾"，其中制附片"直补真阳"，龟板"通阴助阳"，砂仁能"宣中宫一切阴邪"并能"纳气归肾"；而"封髓丹"中黄柏可"入心脾肾三脏，能调和水火之枢纽，交通心肾"。通过补阳与潜阳的方法，使真阳得充，上焦浮越之虚阳归回本位。虚阳上越的病机改善，则与之相关的一身症状皆可得到改善。

通过试验组自身前后对比，治疗后口腔黏膜炎分级及疼痛评分均较治疗前降低（P值均<0.05），有效率100%。中医认为本病总因火热为患，本研究病例辨证均为虚阳上越型，病因上越浮火而发。经过治疗，患者虚阳上越的病机得到改善，上浮的虚阳回归本位，口腔局部症状自然改善。

本研究选择了7个全身症状作为评价指标：疲倦乏力、睡眠障碍、头痛、发热、口干不欲饮或喜热饮、畏寒肢冷及小便频数。经过试验组引火归原法治疗，患者脾肾阳虚、虚阳上越的病机得到改善，治疗后患者全身症状评分较治疗前降低，且与对照组相比，其改善全身症状的作用更佳。

第十一节 火针治疗乳腺癌化疗性口腔黏膜炎的临床应用

乳腺癌患者在化疗期间非常容易并发口腔黏膜炎，发生率约40%，特别是中重度口腔黏膜炎会影响患者的生活质量和化疗耐受性，致使化疗药物减量或停药，最终影响治疗效果。中医治疗化疗性口腔黏膜炎主要有清热解毒、滋阴降火、温阳健脾法，分为内治法和外治法，其中外治法运用具有方便、疗效确切、安全性高、经济实惠的特色。火针历史悠久，在临床各科运用均有确切疗效，在治疗复发性口腔黏膜炎方面有着自己独特的疗效，但目前尚无火针点刺溃疡面治疗乳腺癌化疗性口腔黏膜炎的临床研究。故本研究对比了火针与康复新液治疗乳腺癌化疗性口腔黏膜炎的临床疗效及安全性。

一、研究方法

（一）研究对象

本研究病例均源于广州中医药大学第一附属医院乳腺科，收集时间为2020年

9月至2021年2月。

1. 纳入标准

（1）符合乳腺癌化疗性口腔黏膜炎诊断标准及口疮的证型标准，且口腔黏膜炎分级Ⅱ及以上，发病4日内入组。

（2）年龄大于18岁。

（3）发病前3日及发病后未使用其他相关治疗药物或治疗方法。

（4）自愿参加本研究，能配合治疗及疗效评价。

2. 排除标准

（1）合并白塞氏病、复发性口腔溃疡、结核性口腔溃疡及单纯疱疹性口炎等，以及不能明确为化疗所致的口腔黏膜炎患者（如使用放疗及靶向药物）。

（2）合并心脑、肝、肾、代谢疾病、出血性疾病、严重传染病、免疫功能不全、心理疾病者。

（3）外用药物过敏患者及易晕针者。

（4）意向妊娠，或孕妇及哺乳期妇女。

（二）治疗方案

两组均采用乳腺癌NCCN指南推荐的21日为一周期的化疗方案。

1. 实验组

（1）干预方式。火针点刺溃疡面。

（2）器具选择。一次性使用0.35mm×13mm、0.35mm×25mm、0.35mm×30mm火针。

（3）操作。将针尖针体烧红，对准溃疡面进针，刺入后快速拔出，深度2～3mm。溃疡面直径小于3mm者浅刺3针，直径在3～5mm者浅刺5针，直径大于5mm者浅刺7针。隔日治疗1次，治疗7日。如治疗过程中疮面已完全消失，且无明显疼痛，则不再行局部火针治疗。

2. 对照组

（1）干预方式。康复新液含漱。

（2）操作。每次取康复新液10～15mL含漱，充分接触口腔黏膜3～5min，之后保持30min内不再喝水、进食、漱口。晨起、午餐后、睡前各1次，治疗7日。如治疗过程中疮面已完全愈合，且无明显疼痛，则不再行治疗。治疗期间忌食生冷、温度过高、辛辣之物，调情绪、慎起居、勿过劳。

（3）对症治疗。根据重组人粒细胞刺激因子注射液使用说明书，化疗后中性粒细胞降低到1 000/mm³（或白细胞计数2 000/mm³）以下时使用，用量为1支（300μg），每日1次，皮下注射，次日复查血分析。

（三）观察指标

1. 一般项目

姓名、年龄、入组日期、化疗方案、化疗日期、中医证型、激素使用、升白针使用等。

2. 疗效及安全指标观测监测时间

符合入组条件的患者至乳腺科门诊或住院就诊时入组，分别于入组时填写治疗前化疗性口腔黏膜炎评价量表，第3日、第5日、第7日、第9日填写治疗后化疗性口腔黏膜炎评价量表，评估治疗效果、安全性，并记录不良反应。

3. 疗效观察指标

（1）平均溃疡期。参照复发性阿弗他溃疡疗效评价试行标准，平均溃疡期为各溃疡持续时间总和除以溃疡总数，而溃疡持续时间是从溃疡发生开始至溃疡愈合。

（2）疼痛评分。采用视觉模拟评分法VAS疼痛评分。

（3）治疗前后主要症状体征评价。参照《中药新药临床研究一般原则》中的"中药新药治疗复发性口疮的临床研究指导原则"选取以下观察指标，溃疡面积、溃疡个数、渗出情况、充血情况、水肿情况、溃疡疼痛、烧灼感。溃疡直径以带刻度的牙周探针测量，评分选取口腔中可以治疗到的最大溃疡的直径。

（四）统计学方法

统计学分析采用SPSS23.0软件。符合计量资料用均数±标准差（$\bar{x} \pm s$）描述，计数资料用例数或率描述。符合正态分布的计量资料采用t检验，组间比较采用两独立样本t检验，组内比较采用配对样本t检验。非正态分布的计量资料采用秩和检验，组间比较采用Mann–Whitney U检验，组内比较采用Wilcoxon检验。计数资料选择皮尔逊卡方或Fisher精确检验。等级资料采用等级资料秩和检验。重复测量分析采用广义估计方程。采用双侧检验，$P<0.05$表示差异有统计学意义。

二、研究结果

（一）治疗前两组一般资料比较

本研究共纳入了63例符合条件的化疗性口腔黏膜炎患者，其中试验组32例，对照组31例，试验组2人未按规定进行治疗予以剔除，对照组1人自行退出予以剔除。最终试验组30例，对照组30例。

治疗前两组一般资料基线比较，经统计学检验，组间年龄、发病时间、就诊时间、治疗前白细胞计数、治疗前中性粒细胞计数、化疗方案、激素使用情况、长效升白针使用情况、中医证型及治疗前口腔黏膜分级、疼痛评分、主要症状体征评分差异无统计学意义（$P>0.05$），两组基线资料均衡，具有良好可比性。

（二）疼痛评分比较

治疗第3日无明显差异（$P>0.05$）。治疗第5日、第7日试验组疼痛评分低于对照组（$P<0.05$）。治疗第9日两组疼痛评分均为0（$P>0.05$）（表8-15）。

表8-15　两组治疗期间疼痛评分比较

时间	组别	疼痛评分	Z	P
治疗第3日	试验组	1.90 ± 0.71	−0.17	0.86
	对照组	1.87 ± 0.68		
治疗第5日	试验组	0.27 ± 0.52	−4.95	0.00
	对照组	1.23 ± 0.68		
治疗第7日	试验组	0 ± 0	−2.05	0.04
	对照组	0.13 ± 0.35		
治疗第9日	试验组	0 ± 0	0	1.00
	对照组	0 ± 0		

注：疼痛评分不符合正态分布，用Mann-Whitney U检验。

（三）主要症状体征评分比较

治疗第3日试验组溃疡面积、渗出情况、充血情况、水肿情况、烧灼感、总分积分低于对照组（$P<0.05$）。治疗第5日试验组溃疡面积、溃疡个数、渗出情况、充血情况、水肿情况、溃疡疼痛、烧灼感、总分积分低于对照组（$P<0.05$）。治疗第7日试验组溃疡面积、溃疡个数、溃疡疼痛、总分积分低于对照组（$P<0.05$）。治疗第9日两组8项积分均为0（$P>0.05$）。总体平均溃疡期比较，试验组5.97 ± 0.83日，对照组6.76 ± 1.01日（$P<0.05$）（表8-16）。

表8-16 两组治疗期间主要症状体征评价表比较

时间	维度	组别	积分	Z	P
治疗第3日	总分	试验组	8.93 ± 3.18	−3.46	0.00
		对照组	11.77 ± 2.62		
	溃疡面积积分	试验组	1.53 ± 0.51	−3.29	0.00
		对照组	1.97 ± 0.41		
	溃疡个数积分	试验组	1.07 ± 0.25	−0.46	0.64
		对照组	1.10 ± 0.31		
	渗出情况积分	试验组	1.63 ± 0.67	−2.03	0.04
		对照组	1.93 ± 0.45		
	充血情况积分	试验组	1.17 ± 0.59	−2.65	0.00
		对照组	1.60 ± 0.62		
	水肿情况评分	试验组	1.10 ± 0.71	−3.06	0.00
		对照组	1.60 ± 0.61		
	溃疡疼痛积分	试验组	1.97 ± 0.93	−1.57	0.11
		对照组	2.33 ± 0.96		
	烧灼感积分	试验组	0.47 ± 0.51	−4.35	0.00
		对照组	1.17 ± 0.53		
治疗第5日	总分	试验组	1.50 ± 2.58	−5.44	0.00
		对照组	6.93 ± 3.26		
	溃疡面积积分	试验组	0.30 ± 0.54	−5.14	0.00
		对照组	1.43 ± 0.73		
	溃疡个数积分	试验组	0.27 ± 0.45	−4.67	0.00
		对照组	0.90 ± 0.40		
	渗出情况积分	试验组	0.30 ± 0.54	−4.57	0.00
		对照组	1.10 ± 0.66		
	充血情况积分	试验组	0.27 ± 0.45	−4.42	0.00
		对照组	0.90 ± 0.48		
	水肿情况积分	试验组	0.27 ± 0.45	−5.37	0.00
		对照组	0.90 ± 0.48		
	溃疡疼痛积分	试验组	0.23 ± 0.43	−5.03	0.00
		对照组	1.23 ± 0.86		
	烧灼感积分	试验组	0 ± 0	−4.23	0.00
		对照组	0.47 ± 0.51		

（续表）

时间	维度	组别	积分	Z	P
治疗第7日	总分	试验组	0 ± 0	−2.05	0.04
		对照组	0.63 ± 1.73		
	溃疡面积积分	试验组	0 ± 0	−2.05	0.04
		对照组	0.17 ± 0.46		
	溃疡个数积分	试验组	0 ± 0	−2.05	0.04
		对照组	0.13 ± 0.35		
	渗出情况积分	试验组	0 ± 0	−1.76	0.07
		对照组	0.1 ± 0.31		
	充血情况积分	试验组	0 ± 0	−1.42	0.15
		对照组	0.07 ± 0.25		
	水肿情况积分	试验组	0 ± 0	−1	0.31
		对照组	0.03 ± 0.18		
	溃疡疼痛积分	试验组	0 ± 0	−2.05	0.04
		对照组	0.13 ± 0.35		
	烧灼感积分	试验组	0 ± 0	0	1.00
		对照组	0 ± 0		
治疗第9日	总分	试验组	0 ± 0	0	1.00
		对照组	0 ± 0		
	溃疡面积积分	试验组	0 ± 0	0	1.00
		对照组	0 ± 0		
	溃疡个数积分	试验组	0 ± 0	0	1.00
		对照组	0 ± 0		
	渗出情况积分	试验组	0 ± 0	0	1.00
		对照组	0 ± 0		
	充血情况积分	试验组	0 ± 0	0	1.00
		对照组	0 ± 0		
	水肿情况积分	试验组	0 ± 0	0	1.00
		对照组	0 ± 0		
	溃疡疼痛积分	试验组	0 ± 0	0	1.00
		对照组	0 ± 0		
	烧灼感积分	试验组	0 ± 0	0	1.00
		对照组	0 ± 0		

注：主要症状体征评价表各维度不符合正态分布，用Mann–Whitney U检验。

（四）依据证型的组间治疗期间疼痛评分比较

心脾积热型和脾肾阳虚型患者在治疗第3日、第7日、第9日组间疼痛评分无差异（$P>0.05$），治疗第5日组间疼痛评分有差异（$P<0.05$）。阴虚火旺型患者在治疗第3日、第5日、第7日、第9日组间疼痛评分均无差异（$P>0.05$）。（表8-17）心脾积热型患者的平均溃疡期两组无明显差异（$P>0.05$），脾肾阳虚型患者的平均溃疡期试验组短于对照组（$P<0.05$），阴虚火旺型患者的平均溃疡期两组无明显差异（$P>0.05$）。

表8-17　依据证型的组间治疗期间疼痛评分比较

证型	时间	实验组	对照组	Z	P
心脾积热	治疗第3日	1.91 ± 0.54	1.92 ± 0.67	0	1.00
	治疗第5日	0.18 ± 0.41	1.25 ± 0.62	-3.49	0.00
	治疗第7日	0 ± 0	0.17 ± 0.39	-1.38	0.16
	治疗第9日	0 ± 0	0 ± 0	0	1.00
脾肾阳虚	治疗第3日	1.77 ± 0.73	1.86 ± 0.77	-0.28	0.77
	治疗第5日	0.23 ± 0.44	1.29 ± 0.61	-3.71	0.00
	治疗第7日	0 ± 0	0.14 ± 0.363	-1.39	0.16
	治疗第9日	0 ± 0	0 ± 0	0	1.00
阴虚火旺	治疗第3日	2.17 ± 0.98	1.75 ± 0.50	-0.79	0.42
	治疗第5日	0.50 ± 0.84	1.00 ± 1.16	-0.73	0.46
	治疗第7日	0 ± 0	0 ± 0	0	1.00
	治疗第9日	0 ± 0	0 ± 0	0	1.00

注：均不符合正态分布，用Mann-Whitney U检验。

三、讨论

火针是中医独特治疗手段，药王孙思邈提出了火针可用于外科的疮疡肿。火针具有针与灸的双重作用，又有别于普通的灸法，具有"破而后立"之功。火针之火有"火郁发之"之功，可以通过大开外门，不塞其孔，使机体的实火有路可去；火针之火有"从阳引阴，阳中求阴"之功，火针通经络使虚火浮火归元有路；火针之火有"借火助阳"之功，温阳散寒，升发阳气。故火针可以调节人体阴阳不和，使阳邪去之有途，虚阳回之有路，阳虚补之有法。火针还具有疏通的作用，使气血津液布散均匀，口腔得津液濡养，又可祛寒湿之邪。故火针有通、清、润、温、补的作用，具有调节阴阳气血平衡的功效。本研究中火针属于浅刺，适合于化疗患者，化疗患者体质本虚，浅刺法不伤及正气。

现代医学认为火针可通过热量使局部血管扩张、血流加快，具有改善局部微循环的作用。火针可减少炎症因子分泌及启动损伤修复系统，加速炎症消退并促进创面愈合，故可以有效减轻临床表现使溃疡趋于愈合。

本研究发现火针能更快速地减轻疼痛，两组在治疗第3日测定口腔黏膜炎疼痛评分无明显差异，但在治疗第5日测得试验组表现出卓越的优势，疼痛评分较对照组明显降低，在治疗第7日测得试验组已痊愈但对照组尚未痊愈。对口腔黏膜炎主要症状体征进行评价，发现治疗第3日试验组在缩小溃疡面积与缓解溃疡渗出情况、充血情况、水肿情况、烧灼感、总分方面优于对照组；治疗第5日测得溃疡个数减少及溃疡疼痛减轻亦优于对照组，且治疗第5日试验组溃疡烧灼感积分降至0；治疗第7日试验组各项积分为0；治疗第9日对照组各项积分亦为0。试验组总体平均溃疡期短于对照组。依据中医证型进行分层，发现对于心脾积热型与脾肾阳虚型口腔黏膜炎实验组降低疼痛评分较对照组更迅速；对于脾肾阳虚型口腔黏膜炎试验组缩短平均溃疡期效果较对照组优。

第十二节　乳康生血膏治疗乳腺癌化疗期间癌因性疲乏的临床疗效观察

化疗是乳腺癌综合治疗中不可或缺的一部分，其引起的癌因性疲乏也不容忽视。有文献报道75%～95%的化疗患者会经历癌因性疲乏。另一项研究发现，乳腺癌患者化疗后的疲劳程度会随着化疗次数的增加而增加。癌因性疲乏不仅严重影响乳腺癌患者的生活质量，部分患者甚至可能因此中断治疗而影响临床疗效。因此，如何应对乳腺癌癌因性疲乏已成为一个不容忽视的重要问题。

一、研究方法

（一）研究对象

广州中医药大学第一附属医院乳腺科住院部符合癌因性疲乏诊断标准的处于

化疗期间的乳腺癌患者。

1. 纳入标准

（1）处于化疗期间，经组织或细胞病理学诊断标准确诊的乳腺癌患者。

（2）符合上述癌因性疲乏诊断标准的患者。

（3）年龄在18～80岁，KPS评分≥60分，预计生存期＞6月，能接受膏方口服的患者。

（4）患者自愿参与本研究，并能完善相关治疗及各项理化检查。

2. 排除标准

（1）孕妇。

（2）合并有严重心脑血管疾病、糖尿病、严重肝肾功能不全者。

（3）诊断明确的精神或心理疾病者，包括认知障碍、精神障碍等。

（4）抗癌药物引起的严重副反应影响临床研究的患者（如严重贫血，需要输血者；既往化疗期间反复出现Ⅲ级以上的粒细胞下降、恶心呕吐经规范治疗难以纠正者；中重度疼痛者；标准参照WHO抗癌药物常见毒副作用分级标准）。

（5）中医辨证为湿热证者。

（二）治疗方案

两组均给予常规化疗及化疗期间健康指导，化疗方案根据个体化原则，采用21日为一个疗程的标准化疗方案。健康指导包括对患者进行乳腺癌癌因性疲乏的健康教育，告知患者日常处理疲劳的有效方式，如听音乐、适当功能锻炼、参加社会活动等，分散注意力，进而缓解患者的主观感受。

1. 膏方组

在常规化疗及化疗期间健康指导的基础上口服乳康生血膏，膏方组成：熟地黄、当归、川芎、阿胶、茯苓、山药、白术、酒萸肉、盐牛膝等；生产单位：广州中医药大学第一附属医院药学部；剂量：240g/碗。服用方法：20g/次（约1汤匙），每日2次，早晚餐后1h温水送服，连续服药3周（化疗后第1～第21日）。

2. 对照组

入组后仅给予常规化疗及化疗期间健康指导，观察时间同膏方组。

（三）观察内容及指标

1. 一般临床资料

姓名、年龄、肿瘤类型、化疗方案、手术方式、组织学分级、病理分级、靶向治疗等。

2. 主要观察指标

PFS疲乏自评量表，收集患者治疗前后及治疗期间该量表积分变化情况并对膏方组和对照组进行对比统计分析。

3. 次要观察指标

（1）生命质量评定核心问卷EORTC QLQ-C30（V3.0）。该量表是由欧洲癌症治疗研究组织（European organization for research and treatment of cancer，EORTC）于1993年推出，分为15个领域。每个领域项目相加就得到该领域的得分。该表从多个维度对生命质量进行评估，能较好反映生命质量水平，在多个国家的癌症患者中得到广泛使用。

（2）卡氏量表评分（KPS）。美国东部肿瘤协作组根据患者体能、病情状况等将该表分为10个等级，共100分，100分代表体能状况最好，0分则最差。分别对两组治疗期间第1、第2、第3周（即化疗后第1、第2、第3周）PFS疲乏量表积分变化来评价两组治疗手段是否有效；另外对比两组患者EORTC QLQ-C30量表治疗前后变化情况、KPS量表评分变化情况及不良事件的发生率。

4. 统计学方法

本研究采用SPSS23.0统计软件进行统计分析，因所有数据为重复测量，故先行重复测量方差分析，若$P<0.05$，则对每个时间点两组数据进行相互比较；若$P>0.05$，则对两组数据进行总体分析。计量资料以均数±标准差（$\bar{x}\pm s$）表示，计量资料先进行正态性检验或方差齐性检验，若服从正态分布或方差齐，则采用t检验。若不服从正态分布或方差不齐，则采用秩和检验。计数等级资料采用卡方检验，检验标准均为$P<0.05$。

二、研究结果

（一）PFS量表组间对比结果

两组第1周各维度及总积分较治疗前上升，膏方组在情绪、感觉2个维度及总积分的上升幅度小于对照组（$P<0.05$），在行为及认知维度的对比则无显著差异（$P>0.05$）。在治疗第2、第3周，两组各维度积分均有下降，但膏方组情绪、感觉、行为维度及总积分下降幅度大于对照组（$P<0.05$），说明膏方组在情绪、感觉、行为维度的改善优于对照组。对于认知维度，两组仅在第3周有显著差异（$P<0.05$），同样膏方组疗效优于对照组。治疗3周两组的总积分结果显示膏方组在总体上改善患者疲乏程度较对照组更优（$P<0.05$）（表8-18）。

表8-18　两组治疗期间PFS量表积分对比（$n=74$）

时间	维度	膏方组	对照组	t	p
治疗1周	行为积分	37.24 ± 7.34	40.40 ± 6.39	−1.96	0.05
	情绪积分	30.75 ± 7.11	34.54 ± 5.75	−2.51	0.01
	感觉积分	33.42 ± 7.71	38.29 ± 10.44	−2.28	0.02
	认知积分	35.21 ± 5.59	36.37 ± 6.01	−0.86	0.39
	总积分	134.18 ± 15.77	144.91 ± 16.73	−2.83	0.00
治疗2周	行为积分	30.73 ± 7.33	36.97 ± 9.50	−3.01	0.00
	情绪积分	25.05 ± 1.08	32.08 ± 9.03	−3.82	0.00
	感觉积分	26.66 ± 9.31	34.75 ± 8.17	−3.97	0.00
	认知积分	32.71 ± 6.54	35.24 ± 5.76	−1.76	0.08
	总积分	112.83 ± 17.67	135.89 ± 19.45	−5.33	0.00
治疗3周	行为积分	27.86 ± 10.84	32.43 ± 8.69	−2.02	0.04
	情绪积分	20.13 ± 11.08	27.08 ± 7.13	−3.20	0.00
	感觉积分	20.92 ± 9.30	30.72 ± 11.72	−3.98	0.00
	认知积分	29.21 ± 9.39	34.24 ± 6.23	−2.71	0.00
	总积分	85.64 ± 22.36	122.32 ± 18.67	−7.65	0.00

（二）生存质量的组间对比

两组生存质量均较化疗前下降，膏方组下降幅度小于对照组，但组间对比无显著差异（$P>0.05$）。从治疗第2周开始两组在躯体功能、情绪功能、总健康状况、疼痛、气促、疲倦、恶心呕吐、失眠、食欲下降、腹泻、便秘症状积分的对比有显著差异（$P<0.05$），组间对比提示膏方组改善程度大于对照组。对于认知功能维度，两组在第2周疗效相当（$P>0.05$），治疗第3周组间比较有显著差异（$P<0.05$），且膏方组改善大于对照组。其余维度组间对比无显著差异（$P>0.05$）（表8-19）。

表8-19　两组治疗期间生存量表积分对比（$n=74$）

维度	时间	膏方组	对照组	t	P
躯体功能	治疗1周	11.54 ± 2.15	12.64 ± 4.48	−1.35	0.18
	治疗2周	8.48 ± 0.508	10.64 ± 4.91	−2.26	0.02
	治疗3周	6.7 ± 2.95	8.56 ± 3.77	−2.36	0.02
情绪功能	治疗1周	10.16 ± 1.89	11.02 ± 2.06	−1.88	0.06
	治疗2周	7.18 ± 2.07	9.02 ± 2.67	−2.58	0.01
	治疗3周	6.24 ± 2.35	7.56 ± 2.38	−2.40	0.01
社会功能	治疗1周	5.81 ± 1.32	6.32 ± 1.54	−1.53	0.13
	治疗2周	3.91 ± 1.93	4.86 ± 2.22	−1.95	0.05
	治疗3周	2.78 ± 2.27	3.67 ± 1.94	−1.81	0.07
认知功能	治疗1周	4.67 ± 1.93	4.91 ± 1.86	−0.55	0.58
	治疗2周	3.00 ± 1.41	3.54 ± 1.28	−1.72	0.08
	治疗3周	2.00 ± 0.57	3.02 ± 1.3	−4.38	0.00
总健康状况	治疗1周	7.02 ± 2.82	6.00 ± 2.87	1.55	0.12
	治疗2周	9.05 ± 1.84	7.64 ± 2.35	2.85	0.00
	治疗3周	10.2 ± 2.63	8.72 ± 2.37	2.82	0.00
疲倦	治疗1周	8.72 ± 3.64	9.62 ± 1.99	−1.30	0.19
	治疗2周	6.64 ± 0.35	8.91 ± 4.19	−2.92	0.00
	治疗3周	5.35 ± 5.07	7.35 ± 2.77	−2.10	0.03
失眠	治疗1周	3.56 ± 1.48	4.21 ± 2.05	−1.55	0.12
	治疗2周	2.16 ± 0.14	2.97 ± 1.06	−3.58	0.00
	治疗3周	1.48 ± 0.8	2.51 ± 0.6	−6.20	0.00
食欲下降	治疗1周	3.24 ± 1.18	3.67 ± 1.87	−1.18	0.23
	治疗2周	1.73 ± 0.14	3.08 ± 2.45	−3.15	0.00
	治疗3周	1.29 ± 0.9	1.72 ± 0.76	−2.20	0.03
腹泻	治疗1周	2.29 ± 0.9	2.83 ± 1.4	−1.96	0.05
	治疗2周	1.27 ± 0.6	1.94 ± 1.17	−3.10	0.00
	治疗3周	0.83 ± 0.55	1.43 ± 0.5	−4.83	0.00

（续表）

维度	时间	膏方组	对照组	t	P
恶心呕吐	治疗1周	3.67 ± 1.58	4.27 ± 1.93	−1.44	0.15
	治疗2周	2.18 ± 0.96	3.13 ± 1.47	−3.43	0.00
	治疗3周	1.75 ± 1.34	2.35 ± 1.41	−3.29	0.00
疼痛	治疗1周	5.97 ± 1.44	6.43 ± 1.38	−1.39	0.16
	治疗2周	3.37 ± 1.18	4.05 ± 1.12	−2.50	0.01
	治疗3周	2.4 ± 1.62	3.08 ± 0.89	−2.21	0.03
气促	治疗1周	2.89 ± 0.93	3.13 ± 0.63	−1.31	0.19
	治疗2周	1.21 ± 0.67	1.94 ± 0.74	−4.42	0.00
	治疗3周	0.94 ± 0.4	1.29 ± 0.61	−2.89	0.00
便秘	治疗1周	2.35 ± 1.33	3.02 ± 1.95	−1.73	0.08
	治疗2周	1.48 ± 0.5	2.56 ± 2.04	−3.11	0.00
	治疗3周	1.29 ± 0.93	1.94 ± 1.05	−2.83	0.00

三、讨论

癌因性疲乏作为肿瘤本身或肿瘤治疗引起的一系列以疲乏为主要表现的综合征，其发病率逐年升高，对患者生活质量造成严重影响，更有甚者会造成患者中断抗癌治疗。化疗是把双刃剑，在给乳腺癌患者带来临床疗效的同时，亦会产生一定毒副作用。目前针对癌因性疲乏的治疗，西医包括药物治疗和非药物治疗，药物治疗方面目前暂无特效药物，主要是对症治疗，包括纠正贫血、糖皮质激素、兴奋剂等，部分治疗方法仍存在争议。非药物治疗主要包括心理干预、运动疗法、改善饮食及睡眠等，但疗效仍不满意。中医药治疗可有效改善癌因性疲乏症状，其中膏方同样被证实可改善癌因性疲乏症状，但对于运用膏方治疗乳腺癌化疗期间癌因性疲乏症状的研究有限。

中医认为根据癌因性疲乏症状及临床表现，可将其归为"虚劳"范畴。病理本质为本虚标实，病变涉及五脏，主要以脾肾为主。本研究所用的膏方为某院院内制剂乳康生血膏，用于改善乳腺癌相关毒副反应。乳康生血膏全方通过补益脾肾使得脾气健运，肾精充足，从而达到扶正祛邪的目的。方中以四君子汤：党参、白术、茯苓、甘草以健脾补中，培补后天之本，增加黄芪、山药可加强健脾益气之功。木香、砂仁增强芳香化滞的功效；麦芽、山楂开胃健脾可助消导，调理脾胃气机的同时可制膏方之滋腻。肾气为一身正气之根本，为先天之气，为五脏六腑之本。肾气充盛，元气充足，生化不息，则精充体健。若肾气虚衰，元气不足，生化衰惫，累及他脏，则神衰体乏。因此癌因性疲乏患者常出现诸如头晕乏力、腰膝酸软、少气懒言、畏寒肢冷、但欲寐等症状，多提示肝肾亏虚、肾精不充，因此方中用熟地黄、酒萸肉、黄精、牛膝大补肝肾，龟板胶、阿胶等血肉有情之品兼补益阴精。癌因性疲乏患者常表现为昼夜节律紊乱，往往白天精神萎靡，夜晚则精神亢奋，难以入眠，长期睡眠紊乱亦加重患者疲乏状态。因此乳康生血膏中运用了能够宁心安神的药物，如莲子、合欢皮、首乌藤。乳腺癌患者在接受过各种治疗后往往会出现冲任失调、气血瘀滞之证。故膏中采用了对于女性来说大有益处的补血行气要药：当归、川芎，加入生地、丹参、黄酒加强活血通经之功。同时配合健脾祛湿的薏苡仁、法半夏，全方多角度用药，充分照顾到不同患者的体质。制成膏剂一方面可浓缩有效成分，方便患者服用；另一方面起到缓慢补益作用，也更加适合乳腺癌患者本身正气不足、虚不受补的体质，让患者从身心上能够更好地适应和接受。

本研究通过治疗前后PFS量表的积分变化来评估乳康生血膏对乳腺癌癌因性疲乏改善状况。该量表包括4个维度：行为维度、情绪维度、感觉维度、认知维度。结果说明：疲乏的高峰通常发生在接受化疗后1周左右，疲乏程度可随着时间推移而缓慢下降；乳康生血膏联合化疗期间健康指导在改善癌因性疲乏患者心理、感觉、躯体状态方面疗效优于单纯化疗期间健康指导，对认知状态的改善则需要更长时间，但疗效同样优于单纯化疗期间健康指导。

乳康生血膏对生存质量的影响方面，在化疗后第1周，大部分患者均出现躯体生理功能的紊乱，如恶心呕吐、失眠、乏力、食欲下降等不适，服用膏方的患者虽不能立即起到完全改善这些不良症状的作用，但可在一定程度上减缓这些症状的加重，这体现在两组生存质量积分下降趋势上，相比于对照组，膏方组下降趋势更缓，这可能与膏方缓慢补益、不猛攻峻补的治病特点有关。另外，乳康生血膏联合化疗期间健康指导在改善疲乏的同时，对化疗引起的恶心呕吐、睡眠障碍、食欲下降、气促、腹泻等亦有良好作用。

第九章　结　　语

　　化疗是目前乳腺癌综合治疗中不可或缺的手段之一，但化疗药物在杀伤癌细胞的同时也对人体产生了不同程度的毒副作用，防治化疗药物的毒副反应是乳腺癌康复治疗的重要组成部分。中医认为，化疗在"祛邪"的同时，损伤了人体的正气，因此，保护和增强正气是防治化疗毒副反应的根本原则，治宜补气养血活血，健脾和胃，滋补肝肾为法，同时根据具体的症状及证型的不同分别进行治疗，内外结合。

　　乳腺癌化疗所致的骨髓抑制，遵循"虚者补之"的治疗原则，采用补肾健脾方治疗。乳康生血膏治疗乳腺癌化疗期间癌因性疲乏疗效确切，外治方面，重灸法以助内治药效。乳腺癌化疗所致恶心呕吐，临床常辨病与辨证结合，以健脾和胃贯穿始终，多用陈夏六君或参苓白术散为主方辨证加减。根据患者病情，选用穴位埋线、中药封包、穴位贴敷、中药沐足、腕踝针、雷火灸、火龙罐等，均取得了良好的疗效。化疗后患者出现口腔黏膜炎，据患者脾肾阳虚、虚阳上越病机，采用潜阳封髓丹引火归原法，结合火针"破而后立""火郁发之"之功，使机体的实火有路可去，火针通经络使虚火浮火归元有路。中医药在防治乳腺癌化疗相关毒副作用方面疗效肯定，是乳腺癌康复治疗的主要手段。

第四篇

乳腺癌内分泌
治疗期康复篇

第十章
乳腺癌内分泌治疗相关不良反应

乳腺癌是全球女性最常见的癌症，也是女性癌症死亡的主要原因，2018年全球女性乳腺癌发病率和死亡率分别为46.3/105和13.0/105，且均呈上升趋势，乳腺癌已取代肺癌，成为全球第一大癌。乳腺癌是一种具有多种分子分型的异质性疾病，主要分为管腔A、管腔B、HER-2过表达和三阴性乳腺癌，各亚型预后不同，高达70%的患者为管腔A、管腔B型，即激素受体阳性。我国乳腺癌患者的分子分型以激素受体阳性，且早期患者居多。这样的发病分布情况，也使乳腺癌内分泌治疗成为治疗的主要手段之一。

内分泌治疗是乳腺癌综合治疗的重要组成部分，大约有100多年的历史。当前国内外内分泌治疗乳腺癌通常采用手段包括：卵巢功能抑制药物、抗雌激素药物、芳香化酶抑制剂（AI）等。多个大型临床试验证实他莫昔芬、阿那曲唑等药物能有效改善患者无病生存率。各大临床治疗指南，对于雌激素受体或孕激素受体阳性的浸润性乳腺癌患者，无论年龄、淋巴结转移情况、是否行辅助化疗，都应考虑辅助内分泌治疗。

1986年，美国批准将疗效确切的三苯氧胺作为首选药物用于乳腺癌辅助内分泌治疗。其后同为雌激素受体拮抗剂的托瑞米芬，及以阿那曲唑、来曲唑、依西美坦为代表的芳香化酶抑制剂的研发，不断丰富了乳腺癌辅助内分泌治疗药物的选择。三苯氧胺作为一种雌激素拮抗剂，通过与雌激素竞争受体，阻断雌激素对靶器官的刺激，从而抑制乳腺癌细胞生长。以阿那曲唑及来曲唑为代表的芳香化酶抑制剂，广泛运用于绝经后乳腺癌患者。绝经后女性体内雌激素水平下降，促卵泡激素就会刺激芳香化酶的活性，促进雄激素向雌激素的转化，芳香化酶抑制剂通过抑制芳香化酶的活性，降低雌激素的合成，从而达到治疗乳腺癌的目的。

在中国，乳腺癌的发病率位居女性恶性肿瘤之首，每年发病数约为30.4万，其中激素受体阳性的患者占78.3%。中位发病年龄为45~55岁。芳香化酶抑制剂是美国国家综合癌症网络指南中绝经后激素受体阳性的乳腺癌患者内分泌治疗的一线药物。而欧洲医学肿瘤学会（European Society for Medical Oncology，

ESMO）的晚期乳腺癌国际共识（advanced breast cancer，ABC）指南中指出，AI配合卵巢抑制剂应该作为绝经前激素受体阳性乳腺癌患者内分泌治疗的首选方案。

内分泌治疗因疗效优于或等于化疗，且毒副反应小，越来越受到临床医生的青睐。但凡事都具有两面性，内分泌治疗尤以AI的使用所带来的潮热、出汗、心悸、骨质疏松等一系列雌激素低下的表现，也日益突显，给患者带来了各种不良反应。

第一节 潮 热

一、定义

潮热是人体的一种主观感受，即反复出现短暂的面部、颈部和胸部的皮肤阵阵发红，伴有烘热，继之出汗，可能伴随有易怒、心悸、恐慌、焦虑等。发作一次持续的时间短至几秒钟，长至数分钟，症状轻者每日发作数次，严重者十余次或更多。该症状可持续1～2年，有时可长达5年或更长。潮热以夜间发作严重和频繁，干扰睡眠且影响精神状态。

在治疗乳腺癌激素受体阳性患者疗效明显的同时，内分泌治疗所带来的不良反应却对患者产生了长期困扰。研究显示，服用内分泌药物容易引起以潮热为主要表现的围绝经期症状，发生率可达33.5%～42%。这些副作用使得患者的生活质量大大降低。部分患者甚至可能因为副作用的出现而被迫中止治疗。

IES03试验中关于药物不良反应的研究结果显示：服药后主要容易引起以潮热为主要表现的围绝经期症状，其中依西美坦组引起潮热的967（2 305）人，占42%；他莫昔芬组引起潮热的923（2 329）人，占39.6%，两者无统计学差异。其次还包括疼痛（依西美坦组33.2%、他莫昔芬组29.4%）、失眠（依西美坦组19.5%、他莫昔芬组17.4%）、出汗（依西美坦组18.6%、他莫昔芬组17.9%）等。BIG1-98试验研究结果亦显示：药物不良反应中，出现潮热的比例最高，其中他莫昔芬组925（2 447）人，占37.8%；来曲唑组820（2 448）人，占33.5%。ATAC试验随诊33个月后，发现阿那曲唑组和他莫昔芬组的潮热发生率分别为34.3%、39.7%（$P<0.01$）。

二、发病机制

目前研究已证实，女性潮热的发生主要与循环中雌激素水平降低有关，低雌激素水平较高雌激素水平的妇女更容易发生潮热。雌激素水平降低与多种因素相关，同时可能引起一系列神经、体液等因素改变，间接引起潮热症状。引起雌激素水平变化的原因及由此带来的相关改变主要包括以下几种。

（一）内分泌学说

对于绝经前女性，卵巢是产生雌激素的主要器官，卵巢功能衰退是导致雌激素水平下降最直接的原因。内分泌学说认为激素水平的变化与卵巢功能衰退影响到下丘脑-垂体-卵巢轴有关。王彦德等指出围绝经期妇女体内性激素水平发生了明显变化，主要表现为促卵泡激素（follicle-stimulating hormone，FSH）和黄体生成素（luteinizing hormone，LH）升高，雌二醇（estradiol，E_2）下降。由于E_2水平的下降，负反馈作用于垂体，引起垂体分泌FSH明显上升，从而引起内分泌紊乱。对于乳腺癌患者而言，化疗药物的毒性和放疗的放射因子可导致乳腺癌患者卵巢功能过早衰退，出现人工绝经。化疗药物可使体内雌激素水平迅速而剧烈地下降，导致绝经突然出现。而放疗可对卵巢功能造成损害，导致卵巢功能早衰。这些治疗手段都使得患者卵巢出现早衰，从而引起雌激素水平的过早下降，潮热症状因此产生。

（二）内分泌治疗

目前针对乳腺癌患者的内分泌治疗主要包括绝经前患者优先选择使用选择性雌激素受体调节剂，即三苯氧胺（他莫昔芬）、托瑞米芬（法乐通）等；绝经后应首选芳香化酶抑制剂，即来曲唑、阿那曲唑、依西美坦等。各种内分泌药物通过不同环节降低雌激素的水平或阻止雌激素作用于靶细胞，干扰人体正常的内分泌功能，血中雌激素水平下降，大脑内神经递质-儿茶酚雌激素水平下降，导致中枢神经调节紊乱而出现以潮热为主要表现的围绝经期症状。

（三）免疫学说

部分学说认为，女性潮热发生与机体免疫反应相关。于舒雁等认为，体内雌激素水平过度下降使免疫活性细胞不能获得生理剂量的雌激素刺激，雌激素受体因之下降，继而免疫活性细胞不能有效地产生足够量的IL-2等免疫介质，中性粒细胞比例失调，导致潮热等围绝经期综合征症状的出现。

（四）5-羟色胺（5-HT）和β-内啡肽减少

一种假说认为，脑内5-羟色胺和β-内啡肽减少降低了下丘脑体温调节中枢的体温调定点，从而导致热量丢失和潮热的发生。去甲肾上腺素水平已被公认与体温调定点的下降有相关性。雌激素可增加5-羟色胺和β-内啡肽的合成，两者有抑制去甲肾上腺素生成的作用。因此，雌激素的撤退导致两者水平下降，造成对去甲肾上腺素生成的负反馈抑制作用减少，使得体温调整的调定点下降，从而引起潮热。

（五）降钙素基因相关肽（calcitonin gene related peptide，CGRP）

降钙素基因相关肽，是一种内源性活性生物学多肽，广泛分布于中枢和外周心血管系统，具有强效的舒血管效应。研究显示，雌激素的缺乏可能影响神经肽的功能，特别是能刺激血管周围CGRP纤维释放CGRP，造成血管稳态的破坏。随着潮热频率的增加，CGRP分泌也增加。

综上所述，对于大部分乳腺癌患者而言，本已处于机体自然衰退的年龄段，加之化疗、放疗，尤其是内分泌治疗的使用，加速卵巢衰退，导致雌激素水平在短时间内出现下降，从而可能引起机体免疫反应、5-羟色胺、β-内啡肽减少及降钙素基因相关肽等神经、体液的相关改变，从而诱发潮热的出现。

三、中医病因病机

从前面的相关研究可知，乳腺癌患者在术后可能行化疗、放疗及内分泌治疗等，容易引起围绝经期症状，最常见的为潮热、汗出、烦躁易怒、心悸、失眠、关节及肌肉疼痛等症状。这些在中医可归属为"郁证""百合病""汗证""脏燥""心悸""不寐""痹证"及"经断前后诸证"等范畴。中医认为乳腺癌患者术后的相关治疗破坏了人体自然生长、发育及衰老的规律，同时药物的使用容易引起肾-天癸-冲任-子宫轴的平衡失调，从而导致脏腑失和而发病。目前对乳腺癌患者术后相关治疗所致的围绝经期症状的病因病机有如下认识。

（一）肾虚为本

《黄帝内经》记载："女子七岁，肾气盛，齿更发长……七七，任脉虚，太冲脉衰少，天癸竭，地道不通，故形坏而无子也。"这里所述的是健康妇女自然生长、发育及衰老的过程，这一过程皆由肾气的盛衰决定。健康女子长到7岁，肾中精气逐渐旺盛，因"齿为肾之余，发为肾之华"，故表现在外则是牙齿的更換及头发的生长、浓密。而到七七，即现在所说49岁，妇女经过月经、妊娠、哺乳等过程，损耗肾中精气，故肾气开始衰退，表现在外则为绝经、衰老等。女子"以血为用"，而血为阴，月经、妊娠、哺乳皆是耗血伤血之举，故首先损耗的是肾阴。阴主静、主收藏，阳主动、主升发。肾阴充盛则可潜制肾阳，使之不会妄动，以达到阴阳平衡。若肾阴亏虚，无以潜阳，阳气升发妄动，则会表现出潮热、汗出、烦躁易怒、失眠等症状，即西医所说的围绝经期综合征。这是健康女子的正常生理规律。而对于乳腺癌术后又进行相关治疗的患者来说，其肾气衰退的过程将提前。因乳腺癌相关治疗的药物，人为地改变了机体的内分泌环境，相当于破坏了中医认为的肾-天癸-冲任-子宫轴的平衡，首先损伤的是"先天之本"的肾。所谓"壮人无积，虚人则有之"，肾虚为发病之根本。肾为元气之根，冲任之本。肾气充盛则冲任脉盛。冲任之脉起气街（胞内），与胃经相连，循上行乳房。乳房的疾病已是肾气亏损的表现之一，而再用大量药物，则是对肾精肾气更大的耗损。

（二）肝郁

中医认为女子以肝为先天，肝藏血，全身各部化生的血液，除营养全身外，皆藏于肝，其余部分下注冲脉（血海），则为月经；又肝体阴而用阳，主疏泄，性喜条达，恶抑郁，主升主动。肝气舒畅，血脉流通，则经血按期来潮。若肝的上述功能失常，可引起经、孕、产、乳等方面的多种病变。乳腺癌患者经过手术、放化疗及内分泌治疗，累伤肝血，加之精血同源，精血衰少，则肝失濡养，阴不制阳，阳气妄动，导致肝气逆乱。肝气郁滞太过则易化热化火，必更加耗气伤阴，进而加剧阴血不足，表现出围绝经期的症状。另外肝主情志，肝气疏泄有度则情志畅达，肝气郁结则情志抑郁或急躁易怒，因此乳腺癌术后行相关治疗的患者常伴有抑郁或烦躁易怒等情志变化。

（三）脾虚

脾为"后天之本"，且脾与肝五行上相克相侮。妇女以血为用，以肝为先天，月经、生育、哺乳对肝血肝阴的耗损，使得妇女容易出现肝气逆乱。加之肝木克脾土，肝气疏泄失常，久之必影响脾土，导致脾胃虚弱。部分学者认为本病主要病机是脾肾亏虚，病位主要在脾、肾。

（四）心肾不交

肾归坎卦，五行属水；心归离卦，五行属火。心肾水火对人体十分重要。《中藏经·阴阳大要调神论》中提出："火来坎户，水到离扃，阴阳相应，方乃和平。"心之阳气必须下藏于肾，温煦肾阳，使肾水不寒；肾水必须上济于心，滋助心阴，制约心火。一部分学者认为心肾失济是绝经前后发病之基础，绝经前后，肾阳先衰，肾水匮乏，不能上济于心，心火偏旺，扰乱心神；或阴精不足，不能化生心血，而致心神失养；而心又主血脉，反过来影响肾阴，加重阴阳失衡。乳腺癌术后进行相关治疗的患者更是如此。药物损伤肾阴肾阳，致肾阴肾水不足，肾阳无力温煦肾阴上济于心，则心火无所制约而妄动，导致失眠、心悸、烦躁等。

（五）血瘀

有学者认为肾脏的病理变化将影响其他各脏腑功能和血液的运行，肾阴亏虚，津枯血燥，血液黏滞，不能循经畅行而成瘀滞；肾阳不足，温煦失职，阴寒内盛，寒则气收，血行不畅，亦致瘀血形成；肾阳不足，脾阳失于温煦，脾失健运，水湿痰积聚，阻滞气机，反过来影响气血运行，促进瘀血产生。血瘀在围绝经期综合征的发生发展中起着重要的作用，因此在补肾治疗本病基础上，佐以活血化瘀，可提高临床疗效。

综合围绝经期症状的病因病机，不少学者亦对围绝经期潮热症状的病因病机进行分析，认为绝经之年肾气渐衰，气虚无力行血而致瘀，出现肾虚血瘀，气血、津液化生不利，阴津不能固守而引发潮热。

四、西医治疗

（一）激素治疗

由前文可知，女性潮热的发生主要认为与雌激素水平降低有关，故包括雌激素、孕激素、替勃龙等的激素替代疗法（hormone replacement therapy，HRT）是最主要的治疗方法，其中雌激素是治疗潮热的主要药物。HRT治疗效果明确，可降低80%～90%妇女潮热的发生。但2002年一项大规模的HRT与安慰剂的对照研究结果显示雌孕激素联合治疗，增加了患乳腺癌的风险。又有研究证明，与安慰剂相比，单独应用雌激素不会增加乳腺癌的发生率。故目前对于乳腺癌患者使用HRT治疗潮热症状存在很大争议，病例对照研究显示HRT没有增加妇女乳腺癌的复发，但也有研究显示HRT对妇女乳腺癌的复发及死亡具有低危险性。

（二）非激素治疗

1. 选择性5-羟色胺、去甲肾上腺素再吸收抑制剂

（1）文拉法辛。有研究表示，目前文拉法辛被认为是治疗乳腺癌患者潮热的一线药物。Bordeleau等对1990—2006年有关乳腺癌患者潮热治疗的文献进行回顾分析，发现中枢神经激动剂如抗抑郁药物文拉法辛和帕罗西丁、加巴喷丁能有效治疗乳腺癌患者的潮热。

（2）加巴喷丁。为γ-氨基丁酸的类似物。它是第一个被报道用来缓解潮热的药物。该药可明显改善潮热和提高睡眠质量。有研究显示，每日服用加巴喷丁900mg，治疗12周后，潮热的频率降低45%，安慰剂对照组仅降低29%。

2. α-受体阻断剂

α-受体阻断剂代表药物为可乐定。可乐定直接激动下丘脑及延脑的中枢突触后膜α2受体，使抑制性神经元激动，减少中枢交感神经冲动传出，从而抑制外周交感神经活动。可乐定还激动外周交感神经突触前膜α2受体，增强其负反馈作用，减少末梢神经释放去甲肾上腺素，降低外周血管和肾血管阻力，减慢心率，降低血压。可乐定每日0.1mg，连续服用8周可有效缓解乳腺癌妇女潮热症状。但其副作用（如口干、皮肤瘙痒、嗜睡等）和对其他药物的影响，也限制了可乐定的使用。

3. 维生素E

有研究表明，服用维生素E每日800U，连服4周，与安慰剂相比可减轻潮热，但作用轻微。维生素E无副反应，价格低廉，可用于治疗轻、中度潮热。

4. 神经节阻滞法

星状神经节阻滞（stellate ganglion block，SGB）被用于治疗各种疼痛综合征，包括偏头痛和上肢疼痛等。Lipov等认为SGB可能是目前比使用药剂更安全的治疗潮热的方法，相关不良反应较少。

5. 莉芙敏（Remifemin）

总状升麻根茎，生长在北美东部，属于毛茛科，最早被北美原住民用来治疗多种疾病，如妇女分娩疼痛、痛经、关节炎、风湿病及焦虑等。在20世纪八九十年代进行的众多临床试验证实了其对围绝经期症状的疗效及其安全性。莉芙敏为黑升麻根茎的异丙醇提取物，2009年1月正式批准进入中国。黑升麻提取物成分非常复杂，主要包括三萜糖苷和酚类物质（如桂皮酸酯），但不包括任何一种"典型的植物雌激素"（如黄酮类、异黄酮类、香豆素类和木脂素类）。临床研究证实，莉芙敏是激素治疗之外能够有效改善围绝经期症状的天然药物，并可能成为性激素治疗的替代品。而关于莉芙敏的作用机制、适应证、用法用量、疗效、副作用及禁忌证，有如下的说法。

（1）作用机制。目前对莉芙敏的作用机制仍未明晰，主要包括以下几种假说。

①选择性雌激素受体调节剂（selective estrogen receptor modulators，SERM）。选择性雌激素受体调节剂的作用机理是可与雌激素受体结合，依不同的靶组织及激素环境分别表现为雌激素激动剂和/或拮抗剂作用。诸多动物实验研究表明，莉芙敏对于LH的释放有负反馈作用，但是对子宫无刺激作用，提示其选择性雌激素受体调节的活性。实验同时也证明了雌激素和黑升麻均能逆转绝经引起的骨组织丢失的情况。

②通过5-羟色胺通路及炎症反应发挥作用。2003年德国学者指出，黑升麻的作用并非似雌激素样作用，而是通过5-HT途径缓解围绝经期潮热症状。研究证实，黑升麻可以抑制麦角酸酰二乙胺与5-羟色胺7（5-HT7）受体结合，表明黑升麻可能是5-HT受体的竞争性配体。另外，此研究在转染了293T-5-HT7的人胚肾细胞的实验中发现，黑升麻可以使细胞内环磷酸腺苷水平升高，并且可以被5-HT阻断剂抑制，表明黑升麻提取物是5-HT的部分激动剂。

（2）适应证。由中华医学会妇产科学分会绝经学组推荐莉芙敏临床应用指导中明确罗列其适用范围为：

①围绝经期者。

②绝经后者。

③有围绝经期症状的乳腺癌患者。

④有围绝经期症状的妇科肿瘤患者。

⑤促性腺激素释放激素激动剂类似物使用中有围绝经期症状的患者。

（3）用法用量。口服给药，每日2次（早、晚），每次1片。莉芙敏不会立即起效，通常在连续服用4周后起效，建议疗程为12周。

（4）疗效。临床试验常使用两个指标评价其对围绝经期症状的改善程度：每周潮热的权重分数和KMI值。在中国3个城市的5个临床研究中心进行的为期3个月的随机、双盲对照试验中，共218例受试者完成整个试验，其主要疗效指标（疗效-安全性复合变量）表明，选莉芙敏者有57.08%的机会优于替勃龙者，治疗基线、4周和12周的KMI总分在各组间差异均无统计学意义（$P>0.05$）。而莉芙敏组（40.5%）不良反应出现率较替勃龙组（66.4%）明显降低（$P<0.0005$）证实莉芙敏疗效和替勃龙相当，且安全性优于替勃龙。在一项大型的药物流行病学研究中，共有18 861例患者接受观察，有1 102例患者接受黑升麻根茎提取物的

治疗，总观察时间平均为3.6年，结果表明黑升麻提取物能延长患者的无疾病生存期，降低复发率，但不会增加乳腺癌的复发率。一项针对绝经前接受他莫昔芬治疗的乳腺癌患者的研究中，使用黑升麻根茎提取物的干预组发生潮热症状的次数和严重程度明显低于常规使用他莫昔芬组（严重潮热者干预组占24.4%，常规治疗组占73.9%，$P<0.01$）。

（5）副作用。主要有以下几种副作用：

①胃部不适。胃部不适是最常见的副作用，但随着时间的推移会减退。

②乳房胀痛。钟华绣等临床试验中关于不良事件的统计，研究药物有关的受试者中有130例发生不良反应事件，发生率为53.50%，但均无严重不良反应发生，其中莉芙敏组有49人，发生率为37.69%；替勃龙组有81人，发生率为62.31%。不良事件主要包括阴道出血、女性乳房胀痛、腹痛、白带增多、子宫内膜增生、水肿、头痛、胃肠系统损害。其中人数最多的为乳房胀痛，莉芙敏组24人（19.8%），替勃龙组43人（35.2%）。

③肝脏损害。现在还没有关于黑升麻与药物相互作用的报道，但是有关于妇女服用黑升麻引起肝脏衰竭的报道。美国国立卫生研究院发表了黑升麻临床试验的安全性结果，他们认为目前还不确定黑升麻具有肝毒性的生物学可能，并建议在黑升麻的临床研究中监控肝脏的功能。

④目前对子宫是否具有雌激素样作用、其治疗的最佳剂量和治疗时间尚未有定论。对于骨质疏松和心血管疾病的预防作用尚未明确，其具体生理效应亦不明确。

⑤大剂量使用可能引起头痛、呕吐、头晕。

⑥对乳腺癌的影响。Davis医生在2003年的一项研究显示，黑升麻能增加小鼠乳腺癌的发病率。但还没有和其相关的综述或能说明其机制的文章发表。因长期使用黑升麻的效果及在乳腺癌患者中使用的安全性未见有明确的研究，因此不推荐黑升麻用以治疗乳腺癌妇女潮热。

综上所述，乳腺癌术后患者出现潮热症状与卵巢功能、内分泌治疗、机体自然衰退等多因素相关，西医治疗手段包括激素替代治疗及非激素治疗。激素替代治疗因其对乳腺癌发病及复发的影响尚未有明确结论而受到限制。非激素治疗中的莉芙敏被证实临床疗效确切，但因其作用机制、副作用及对乳腺癌的影响仍未有统一结论，且该药起效时间较慢。故许多学者开始更多关注于中医药对于乳腺癌术后内分泌治疗患者潮热症状改善的治疗。

五、中医药治疗

（一）中药内服

针对乳腺癌术后内分泌治疗的患者，根据上述病因病机分析，结合文献研究，可分为以下几种证型进行辨证治疗。

1. 肝肾阴虚型

有医者采用六味地黄丸合甘麦大枣汤加味治疗乳腺癌内分泌患者。也有医者应用知柏地黄丸配合他莫昔芬治疗乳腺癌内分泌患者，结果表明知柏地黄丸能有效改善腰膝酸软、潮热汗出、疲乏、失眠及情绪异常等毒副作用，提高生活质量，无明显的毒副反应，且加用知柏地黄丸治疗对乳腺癌患者的雌激素水平无明显影响，不影响他莫昔芬的疗效。或给予滋水清肝饮配合他莫昔芬治疗乳腺癌，改善他莫昔芬治疗中出现的心悸、失眠、潮热、多汗等副作用，其中潮热、多汗症状改善尤为明显。

2. 肝郁气滞型

综合医家的循证医学证据，逍遥散、丹栀逍遥散、中药舒肝凉血方等用来缓解乳腺癌内分泌治疗所出现的不良反应（潮热汗出、骨质疏松、关节痛、疲乏、抑郁、心悸、失眠、阴道干涩）等都有良好效果。

3. 脾肾亏虚型

有部分医者主张运用健脾四君子汤来干预治疗。

4. 其他

根据乳腺癌患者内分泌治疗后出现不良反应的不同症状、体征及舌脉表现，将其分为肾虚骨痿、心肾不交、阴虚阳亢、脾肾阳虚4个证型，分别采用补肾生髓、清心滋肾、滋阴潜阳、温肾健脾的方法。中药汤剂对于缓解因各种原因引起的潮热症状具有明显效果，但汤剂的煎煮程序较为烦琐，并不适用于长期使用。

（二）中医外治疗法

1. 针刺疗法

针刺疗法是目前缓解围绝经期综合征症状较常用的外治法之一，且疗效确切。其作用机制及疗效概括如下。

（1）作用机制。

①针刺对雌激素的调节。针刺关元、内关、足三里等穴位可提高SD去势大鼠E_2水平，对更年期雌性大鼠生殖内分泌起到调节作用，从而预防或减轻围绝经

期综合征症状。

②针刺对5-HT的调节。针刺可影响下丘脑5-HT含量，运用逆针灸关元穴方法疗效显著。

③针刺对β-内啡肽的调节。研究表明进入更年期后中枢β-内啡肽减少，对体温调节中枢调节作用减弱，临床上表现为潮热、汗出。观察电针同神经节段支配的不同经穴与非穴对实验性痛经模型大鼠中枢痛觉调制系统内阿片肽类物质的影响。三阴交和悬钟组β-内啡肽含量明显升高。

（2）临床疗效。

针刺被认为可调节自主神经功能，并可使潮热症状频率降低接近48%。一项临床研究结果显示，针灸治疗对于乳腺癌患者潮热症状的改善不劣于文拉法辛，且没有副作用。

（3）针刺治疗的不足。

一是针刺治疗在操作过程中有可能出现患者晕针、滞针、弯针、断针、血肿、刺伤内脏等突发情况，严重者可危及生命。二是因针刺治疗具有一定疼痛性，并非人人可以耐受。

2. 灸法

在一部分实验中也显现出了明显的治疗效果。但灸法有烫伤患者的风险。

3. 其他疗法

如穴位埋线、中药沐足等。针对围绝经期潮热汗出等症状，采用不同的穴位进行穴位埋线疗法，临床试验显示有效。

4. 耳穴贴压

耳穴贴压是指通过耳郭诊断和治疗疾病的一种方法，是中医针灸学一个重要组成部分。我国应用耳穴诊治疾病的历史，最早可追溯到2100多年前。关于运用耳穴治疗疾病，历代医学文献多有记载，"邪在肝，则两胁中痛……行善掣……取耳间青脉，以去其掣。"唐代《备急千金要方》曰："耳中穴……治马黄、黄疸、寒暑疫毒等。"明代《针灸大成》记述："灸耳尖……治眼生翳膜，用小艾炷五壮""针耳门治龋齿"。不仅有耳穴与全身脏腑经络的描述，也有用针、灸、熨、按摩、耳道塞药、吹药等方法刺激耳郭以防治疾病，以望、触耳郭诊断疾病的论述，并一直为很多医家所应用。

综上所述，无论是中药内服、中医外治法对乳腺癌内分泌患者潮热症状的治疗都起到一定的疗效，在临床上发挥了重要作用，中医药治疗在延长患者生存时间的同时，还能提高患者生活质量。

第二节　芳香化酶抑制剂相关骨关节症状

一、定义

芳香化酶（aromatase，AR），亦称雌激素合成酶，是绝经后女性雌激素的主要来源。AR作为催化生物体内雄激素向雌激素转化的关键酶和限速酶，能够催化雄烯二酮和睾酮等雄激素转化为雌酮和雌二醇。芳香化酶抑制剂则是以和AR的活性位点可逆性/不可逆性地结合为手段，致使AR失活，雄激素向雌激素的转化被抑制，体内雌激素水平显著降低，从而达到治疗乳腺癌的目的。目前临床上常用的AI有：依西美坦（甾体类）、来曲唑、阿那曲唑（非甾体类）。

芳香化酶抑制剂相关骨关节症状（aromatase inhibitor-associated musculoskeletal symptoms，AIMSS）是乳腺癌患者使用AI后常见的不良反应之一，在临床上可见骨痛、关节痛、晨僵、肌痛等肌肉骨骼关节症状，好发于膝、指、腕、髋、肩等关节。严重的AIMSS可造成患者的生存质量和治疗的依从性降低，内分泌治疗被迫中止，为乳腺癌复发埋下隐患。

AIMSS发作的中位时间约为1.6个月，常于服药6个月左右达到高峰。AIMSS中、重度患者的总人数更是高达50%，症状仅能在停止服用AI后约2周的时间内缓解或消失。Morales等运用超声、MRI对AIMSS患者疼痛部位进行观察，可见积液、腱鞘增厚并强化等影像学改变。据文献报道，近50%的患者因长时间服用AI而出现骨关节疼痛或疼痛症状加重，高达20%的患者因AIMSS停止内分泌治疗。几项横断面研究分析显示AIMSS发生部位为手腕/手40%～60.4%，膝20%～59.7%，背部54%，踝/足40%～51.8%，髋关节20%～42.5%。另一项前瞻性研究评估了92例绝经后早期乳腺癌患者服用AI辅助内分泌治疗的，32%出现新发或加重的骨关节疼痛，发生率为膝盖70%，手腕70%，指间关节63%。膝骨关节作为人体最大的关节，一旦出现症状将明显影响日常生活质量。

目前，对于AIMSS的现代医学治疗手段主要有药物（镇痛药、维生素D、双膦酸盐、激素等）、运动疗法或更换内分泌药物。以上治疗手段疗效不够理想，且不良反应较多。

二、发病机制

AIMSS的发病机制目前仍不明确，普遍认为雌激素的缺乏是主要因素。由于雌激素缺乏，脊髓中K阿片受体和内源性神经递质β-内啡肽的减少使得机体疼痛的敏感性升高。有学者研究发现，脊髓背角细胞、下丘脑和边缘系统也有雌激素受体和AR的存在。所以，在使用AI的同时也导致了神经系统雌激素水平的降低，疼痛敏感性升高。其次，研究显示雌激素能够明显抑制软骨的退化，减少骨胶原降解从而达到保护关节软骨的作用。另外，雌激素还可以通过抑制炎性基因的转录，实现抗炎效果。局部炎性细胞因子的产生可随雌激素的缺乏而增加，在临床上表现为腱鞘炎、关节炎等。更有研究指出，AIMSS的发生与雌激素缺乏诱发的自身免疫反应有一定的联系。

三、中医病因病机

以AIMSS的临床特征为依据，可归纳为中医学的"痹证""骨痹"，其中以腰部、大关节多见，发于腰部为"腰痹""腰痛"，发于膝关节为"膝痹""膝痛"，还有"肢节痛""足跟痛"等。该病的病位主要在肾，在肝，在脾胃，亦常见瘀血。

（一）肾气虚衰

肾主骨，生髓，既为先天之本，又藏后天之精，与骨的生长发育密切相关。肾精充盈或肾精亏损则见骨骼强健或骨弱髓虚。接受内分泌治疗的乳腺癌患者雌激素水平逐渐降低，尤其是绝经后患者，骨量丢失过快而出现骨关节症状。从中医角度看，则是肾气虚衰、肾精亏损，出现骨髓不充，发为骨痛、骨痿。

（二）肝血不足

肝主疏泄，藏血，在体合筋，其荣在爪。肝血濡养筋骨，肾精充养骨髓，若肝血亏虚，加上肾精亏虚，肾水不足，水不涵木，则出现骨关节挛急、疼痛、潮热、盗汗等。绝经后乳腺癌患者接受AI治疗后出现症状更是阴血虚、内热生的表现。肝气不充，则见骨筋膜痿软乏力，关节屈伸活动不利。

（三）脾胃虚弱

脾是气血生化之源，后天之本。脾气主升，可布散精微物质濡养骨骼肌肉。若脾胃功能衰惫，健运失司，枢机滞塞，化源不振，则无以养骨荣髓，骨骼失养则发为骨枯髓减。长期口服内分泌药物以及曾行的化疗会使患者脾胃亏虚，气血生化乏源，而致筋骨失养，发为骨痛。

（四）瘀血阻络

瘀血由肝脾肾亏虚综合而来。肾虚、脾虚为本，生化乏源，加上肝阴血亏虚，疏泄失调，发而为瘀。瘀滞脉络，气血不畅，不能濡养筋骨，不通则痛，发为骨痿、骨痛。

四、西医治疗

AIMSS是乳腺癌辅助内分泌治疗的副作用之一，无法给予雌激素干预治疗，目前并无针对AIMSS的专用药物，常见的治疗方法包括药物治疗、运动疗法及更换内分泌治疗药物。

（一）药物治疗

1. 镇痛药

临床上常使用非甾体抗炎药和阿片类药物缓解AIMSS患者骨关节疼痛症状，这两类药物也常见于国外的文献报道。Sestak等进行了一项回顾性研究，结果显示，高达2/3的AIMSS患者需要服用镇痛药来缓解临床症状，塞来昔布、布洛芬等非甾体抗炎药使用率约90%，部分患者还需要联合使用中枢性镇痛药等药物。而Hashem等学者则提出，非甾体抗炎药使用率仅36.5%，15.5%的患者使用阿片类药物。然而，这些药物的临床有效性仍有待考究，而且长期服用可能出现消化道、心脏等不良反应，因此不推荐作为常规治疗。

2. 维生素D

AI治疗的患者普遍可见维生素D不足或缺乏，适当地补充不仅可以缓解骨丢失，还能改善AIMSS症状，甚至降低发生率。Rastelli等的研究证实，当每周维生素D的使用剂量达到50 000IU时，骨密度与AIMSS症状均有显著改善。然而低水平的维生素D与AIMSS是否有联系，或以维生素D＜30ng/mL作为AIMSS的预测指标仍有待进一步考究。

3. 双膦酸盐类药物

双膦酸盐可以作用于骨微结构的重建，通过减少骨关节并发症来缓解AIMSS。已有文献报道指出，AIMSS的发生率随骨密度的下降而升高，因此有临床医生使用双膦酸盐降低骨密度减少的速度，从而缓解AIMSS带来的疼痛。

4. 其他药物

除上述临床应用较多的药物以外，也有研究者对其他药物进行探索，如度洛西汀、维生素B_{12}、氨基葡萄糖+软骨素、泼尼松龙等。这些药物对于AIMSS的症状有一定的缓解，但试验存在样本量不足、随访时间过短等问题，导致研究的药物并不能在临床上推广。

（二）运动疗法

一项随机对照研究显示，每日定量的有氧运动，配合适当的力量训练至1年后，不仅提高了心肺功能，还能增加肢体尤其是关节附近肌肉的力量，达到缓解AIMSS的目的。对于症状较为明显，或年龄较大的患者，可以选用太极、八段锦或者瑜伽等较为缓和的运动方式，有一定的疗效。这些运动方式既可以增加核心肌肉的力量，也可以改善患者的精神状态、关节僵硬等，但对于关节疼痛的改善效果欠佳。

（三）更换内分泌治疗药物

更换内分泌治疗药物来缓解AIMSS的争议较大。Briot等曾尝试对接受阿那曲唑治疗的AIMSS患者更换来曲唑进行治疗，约71.5%的患者顺利完成了AI疗程。然而，约1/3的患者在6个月后因无法承受由来曲唑诱发的骨关节症状而终止治疗，说明更换AI并不能达到完全治疗AIMSS的效果。也有学者提出，可以使用AIMSS发生率更低的他莫昔芬替代AI，但他莫昔芬出现深静脉血栓、子宫内膜癌等严重并发症的风险较高，若需要使用他莫昔芬替代AI，则需非常谨慎。

五、中医药治疗

（一）内治法

临床上内治法主要以补肾健脾为法。

施航用补肾健脾中药+钙剂治疗实验组24例AIMSS患者，对照组24例仅服用钙尔奇D，服用1月后实验组有效率为83.3%，对照组有效率为54.2%。钟莹将65例AIMSS患者随机分为治疗组35例和对照组30例，对照组服用钙尔奇D，治疗组在对照组基础上服用补肾强筋胶囊，治疗4周后两组视觉模拟评分法评分及BPI-C（简明疼痛量表中文版）评分均下降（$P<0.05$），治疗组治疗后VAS评分明显低于对照组（$P<0.05$）。

李超然将绝经后乳腺癌使用AI治疗的患者随机分为治疗组45例、对照组48例，治疗组在基础辨证中药汤剂中，加用补肾中药；对照组不加补肾中药。在服用3个月、6个月后，与对照组相比，治疗组在临床症状及VAS评分方面明显优于对照组（$P<0.05$），提示补肾中药能有效改善乳腺癌AI治疗引起的骨关节

疼痛。

（二）外治法

目前，针对AIMSS的中医外治法主要有耳针、针刺、温针灸等治疗。

叶荆研究发现，耳针能明显缓解AI引起的肌肉骨关节疼痛，疼痛改善的程度与骨密度关系并不密切，但停止治疗后症状复发。Crew的随机对照研究纳入38名患者，分为真针组（$n=20$）及假针组（$n=18$），真针组采用全身及局部取穴+耳针的治疗方法，假针组行假穴浅刺，在接受6周（每周2次）治疗后，真针组治疗前后疼痛程度评分下降3.34分，假针组升高0.1分（$P<0.01$）。

Bao的随机对照试验纳入47名患者，分为真针组（$n=23$）及假针组（$n=24$），真针组针刺15个固定穴位，假针组予14个部位行假穴浅刺，经过8周（每周1次）治疗后，两组在疼痛改善方面均有作用。Mao的随机对照研究纳入67名患者，分为电针组（$n=22$）、假针组（$n=22$）和空白组（$n=23$），在接受8周（共10次）治疗后，真针组和假针组在疼痛和功能方面均观察到明显的改善。Oh的随机对照试验纳入32名患者，分为电针组（$n=15$）及假针组（$n=14$），电针组在固定穴位行电针治疗，在接受6周（每周2次）治疗后，两组在治疗关节疼痛及僵硬等指标方面均有疗效，且电针组的远期效果在12周随访时优于假针组。Hershman等纳入226名早期乳腺癌女性的多中心随机临床试验，分为真针组（$n=110$）、假针组（$n=59$）和空白组（$n=57$），在接受6周（每周2次）治疗后，在最严重疼痛评分上，真针组下降2.05分，假针组下降1.07分，空白对照组下降0.99分。以上研究均提示单纯针刺或电针治疗可以不同程度地缓解AIMSS，具有不良事件少，耐受性好，安全有效的优势。

温针灸在临床上涉及内、外、妇、儿、骨、肿瘤等多个专科的辅助治疗，而用于治疗芳香化酶抑制剂相关骨关节疼痛的相关研究较少。不少文献报道，温针灸治疗类似的膝骨关节炎疗效显著。

在丁明晖等人的研究中，除基本宣教，温针灸组采穴取血海、内膝眼、犊鼻、足三里等；西药组予口服布洛芬缓释胶囊；等待组则不予任何治疗。结果发现，温针灸治疗与口服布洛芬对于缓解膝关节骨性关节炎近期疼痛的疗效相当，其疗效与治疗时间呈正相关。王晓玲等人的研究结果提示，温针治疗膝骨关节炎具有减轻疼痛、改善功能、提高伸屈肌力量（尤其是伸肌）和肌力平衡的效果。王建国等人将80例膝骨关节炎患者随机分为温针灸组和针刺加TDP照射组，相同的穴位行不同治疗。治疗后温针灸组临床基本痊愈率为30.0%，针刺加TDP照射组临床基本痊愈率为10.0%，两组疗效比较差异有显著性意义（$P<0.01$），提示与单纯针刺加TDP照射相比，温针灸治疗膝骨关节炎疗效更优。

综上，AIMSS症状日益明显，西医治疗手段疗效欠佳，且不良反应较多，而中医外治法中针刺显示不错疗效，温针灸集针刺与艾灸于一体，可发挥更强的温通经络、活血止痛的功效，临床上运用于治疗各种痛证，疗效肯定。

第三节　芳香化酶抑制剂治疗相关骨丢失

一、定义

使用芳香化酶所致的雌激素合成减少导致骨质疏松和骨折的风险升高，骨矿物密度下降，这种骨丢失被称为芳香化酶抑制剂治疗相关骨丢失（aromatase inhibitor-associated bone loss，AIBL）。雌激素发挥作用的重要器官之一就是骨，不仅对骨细胞直接发挥作用，而且还通过调节激素如骨钙素、甲状旁腺素、降钙素和维生素等发挥间接作用，从而保持正常的骨代谢过程。女性体内雌激素水平在月经初潮时期会逐渐升高，之后一直处在动态变化过程中，到了绝经期则开始减少。当雌激素缺乏时，骨代谢的动态平衡被打破，出现骨吸收大于骨形成，可出现骨丢失，发生骨质疏松等疾病。研究发现，随着雌激素水平降低，绝经后女性骨密度每年下降，并随之出现骨量的减少和骨组织结构的变化，骨质疏松风险亦因此显著增加。绝经后乳腺癌患者历经化疗、放疗、内分泌治疗等一系列抗肿瘤治疗后，直接或间接地干扰骨代谢，故较之健康绝经女性骨丢失进一步加速，增加了骨折风险。

二、西医治疗

激素受体阳性的乳腺癌其细胞生长亦主要依赖于雌激素，故治疗乳腺癌相关骨丢失不同于一般的骨质疏松症，在改善骨质疏松症的同时还应考虑乳腺癌疾病本身的因素，其治疗更棘手。其中主要是对骨质疏松的药物治疗。

抗肿瘤治疗引起的骨丢失（cancer treatment-induced bone loss，CTIBL）是应该引起重视的临床问题，可以发生在老年患者、化疗后、激素治疗尤其是卵巢功能抑制和芳香化酶抑制剂治疗后。根据美国临床肿瘤学会（ASCO）骨健康指南，应该检测骨密度（bone mineral density，BMD），并根据结果考虑是否使用双膦酸盐药物。ASCO指南建议所有年龄超过 65 岁，或年龄在60～64岁，但有以下危险因素之一的患者常规检查BMD：骨质疏松家族史、体重＜70kg、曾发生过非创伤性骨折或其他危险因素的患者。ASCO指南同时建议绝经后妇女无论年龄只要正在接受AI治疗，绝经前妇女正在接受可能导致早绝经的治疗（化疗，卵巢去势）的患者都应该常规检查BMD。BMD评分（T-Score）低于–2.5开始使用双膦酸盐；BMD评分在–2.5到–1.0患者考虑使用双膦酸盐；而BMD评分高于–1.0的患者则不建议使用双膦酸盐。双膦酸盐治疗骨质疏松的用法和治疗骨转移的用法不一样，可以每3～6个月使用1次，并且要根据治疗后BMD评分的改变调整用药。而乳腺癌患者由于其年龄和治疗均有可能导致骨质疏松，医生应常规对这些女性的骨骼健康进行评估，目前不推荐将双膦酸盐用于骨质疏松的预防。性别（女性）、年龄、体重、营养状况、生活习惯（嗜酒、吸烟）及既往是否有骨折史和慢性病史皆为AIBL的重要影响因素，也为我们着手防治AIBL提供了方向。

1. 钙剂和维生素D

因缺乏日光照射、钙元素吸收障碍，绝经期前后的女性为保持BMD，补充一定量的钙剂+维生素D是必需的。一项荟萃分析显示，钙剂联合维生素D可使绝经后女性发生髋骨骨折的风险降低18%。故把钙剂和维生素D作为骨健康基本补充剂。钙剂对于绝经后妇女和老年人推荐量是1 000mg，每日从膳食中获得钙约400mg，另补充元素钙量500～600mg。老年人维生素D推荐量为每日400～800IU（10～20μg）。而治疗骨质疏松症时，可用至800～1 200IU，并可联合其他药物。

2. 双膦酸盐

双膦酸盐特异性可结合到骨转换活跃的骨表面上抑制破骨细胞的功能，抑制骨吸收，适用于：

①高钙血症。

②骨痛。

③治疗和预防骨相关事件（skeletal-related events，SREs）。SREs包括病理性骨折、脊髓压迫、为了缓解骨痛或预防和治疗病理性骨折或脊髓压迫而进行放疗、骨骼手术、改变抗癌方案以治疗骨痛、恶性肿瘤所致高钙血症。它对乳腺癌骨转移患者的生活质量具有至关重要的影响，目前在乳腺癌骨转移中使用双膦酸盐的主要目的正是降低SREs的发生率。

三、中医药治疗

中医学中并没有"骨质疏松症""骨丢失"之病名，大概可归于中医的骨痹、骨痿、骨折、足跟痛、腰痛等病证的范畴，以肾虚为本，兼有脾虚、血瘀等为病机。肾生骨髓，肾精充足，则骨髓生化有源。人体生长壮老皆与肾气相关，因肾为先天之本，藏精主骨生髓。肾中精气的滋养推动骨的生长发育。临床治疗从"肾主骨"出发，以补肾为主，阴阳双补，并配合健脾益气及活血化瘀等，使肾气旺，精血足，骨髓生化有源，骨骼得以荣养。不同患者需要根据变证加减。如脏躁症明显者加炙甘草汤；失眠者加合欢花、首乌藤、酸枣仁养血安神；出现全身关节疼痛的加用补骨脂、狗脊、杜仲、续断等补益肝肾。

现代研究表明补骨脂、淫羊藿具明显雌激素样作用，还证实淫羊藿等中药不但维持性激素水平，还可增加成骨细胞活性，促进成骨细胞再生。李水亭等自拟健骨合剂治疗乳腺癌继发骨质疏松症患者66例，中医辨证均为肝肾不足，投之补益肝肾之品，结果显示：显效55例，有效8例，无效仅3例，有效率95.45%。

更年期综合征、骨丢失等不良反应主要还是因芳香化酶抑制剂降低雌激素水平所致，对于这些不良反应，不能选择激素替代疗法，缺乏有效的防治手段。而中医药通过辨证辨病治疗，往往能取得较好的成效，但目前多以临床经验为主，治疗缺乏规范性，对于中医药干预的机制研究较少，有待进一步加强实验研究。

第十一章 中医药防治乳腺癌内分泌治疗相关不良反应的临床应用研究

第一节 耳穴贴压治疗乳腺癌内分泌潮热症状的临床观察

中医认为乳腺癌术后内分泌治疗患者出现潮热症状是以肾虚为本，肝、脾、心三脏功能失调所致，治疗上可用中药内服、针灸、穴位埋线、耳穴贴压等治疗。其中耳穴贴压操作简单方便，经济快捷，且无明显毒副作用。耳穴贴压是指通过耳郭诊断和治疗疾病的一种方法，是中医古老的针灸学一个重要组成部分。

一、脏腑经络学说

人体十二经络隶属于脏腑，是沟通内外、贯穿上下、外达肢节、旁及官窍、无处不至、无处不有的网络组织，使人体成为一个统一的整体。耳郭是机体的组成部分，也具有经络循行。《黄帝内经》中描述："耳者，宗脉之所聚。"阐明了耳郭是经脉、气血汇集之处，与五脏六腑有密切的联系。

二、全息学说

"全息"即"全息生物律"，是指生物体任何一相对独立部分的每一点的化学组成相对于这一部分的其他位点，都和整体上这些点所对应的部位的化学组成相似程度较大。这些点在这一相对独立部分的分布规律与其所对应的部位在整体的分布规律相同，是整体的成比例缩小。并且在每相连的两个相对独立的部分，化学组成相似程度最大的那两个端点——相同的两极，总是处于相隔最远的位置，从而总是对立的两极连在一起。根据这一学说，耳郭的穴位分布有3个规律，即耳郭穴位分布全息律、耳郭经络全息律及耳郭对称全息律。

（一）耳郭穴位分布全息律

耳郭整体可以划分为无数的部位，在人体任一肢节、系统都有相同的穴位分布形式，这种耳郭穴位分布的规律称为耳郭穴位分布的全息律。

（二）耳郭经络全息律

根据耳郭显态上各器官或潜态上各穴位的病变信息来诊断和治疗疾病，并通过调节疏通某一经络、穴位达到治愈的目的，这被称为耳郭经络全息律。

（三）耳郭对称全息律

耳郭是一个全息对称系统，当某一器官、部位发生病变时，便可通过对应部位或穴位来诊断和治疗。

三、神经学说

耳郭上的神经支配丰富，除了有与脑干相连的脑神经，还有颈交感神经节、沿着血管分布的交感神经，甚至包括来自脊髓颈2~4节段相连的躯体神经。实验针灸学研究认为，刺激耳穴产生的神经冲动与支配内脏的神经纤维在中枢部投射于相同或邻近部位的神经元，按压耳穴所产生的强烈刺激使对应脏腑的病理兴奋灶被抑制。

综上所述，耳穴与人体直接相关，且能反映脏腑经络状况，在耳部对应点予药籽按压，可刺激该穴位所对应的经脉及相关脏腑，由局部影响全身，调整脏腑阴阳。耳穴贴压能有效改善女性围绝经期的一系列症状，作用机制是局部与整体相结合、多元化的。因此研究根据乳腺癌术后进行内分泌治疗患者的病机特点，最终选取肾、肝、心、脾、神门、内分泌和皮质下这7个穴位，探讨耳穴贴压与莉芙敏能否有效改善患者的潮热症状及提高生活质量，同时评价两种治疗方法疗效及安全性差异。

四、研究方法

（一）研究对象

纳入病例均为广州中医药大学第一附属医院住院及门诊乳腺癌术后进行内分泌治疗同时出现潮热症状的患者。选取广州中医药大学第一附属医院乳腺科门诊及住院的57例符合入组标准的患者随机分为两组，试验组29例，对照组28例。

1. **诊断标准**

潮热又称潮红，是机体的一种主观感觉，即面部、颈部和胸部的皮肤突然感觉强烈发热甚至大量出汗，伴随心悸、焦虑、易怒、恐慌，表皮血管舒张，随之体温下降。潮热的特点是发作一次持续的时间短至几秒钟，长至数分钟，发作频率可为数分钟1次至数月1次。潮热以夜间发作严重和频繁，干扰睡眠，影响精神状态。

2. **纳入标准**

（1）病理确诊为乳腺癌，已行手术治疗，正在行内分泌治疗。

（2）潮热次数≥14次/周。

（3）远期生活质量评估（karnofsky performance scale，KPS）>70分。

（4）年龄>18岁。

（5）预期生存期>6个月。

（6）患者同意参加本研究并签署知情同意书。

3. **排除标准**

（1）诊断或怀疑妊娠者。

（2）对本研究相关治疗药物过敏者。

（3）诊断不明的阴道出血，诊断或可疑子宫内膜癌、宫颈癌、其他癌症、滥用药物、吸毒及酗酒者。

（4）耳郭破损红肿，不能接受治疗者。

（5）近3个月内已经过潮热症状的相关治疗。

（6）精神疾病、严重心脑血管疾病及肝肾功能损害者。

4. **剔除标准**

（1）未按规定服药或按压耳穴，无法判定疗效。

（2）试验期间服用或使用可能影响本研究疗效观察的药物及治疗。

（3）受试者在治疗期间自行退出。

5. **治疗中止标准**

（1）治疗过程中出现严重不良反应、并发症，特殊生理变化等，难以继续治疗。

（2）入组后失访或死亡的病例。

（二）治疗方案

1. **试验组**

予耳穴贴压，选取肾、肝、心、脾、神门、内分泌和皮质下7个穴位，连续治疗3个月。评价患者治疗前、治疗第2、第4、第6、第8、第10、第12周潮热次数、程度比例及生存质量积分的变化并进行比较。同时记录两组患者治疗期间的不良反应评估其安全性。

操作：参照王华、杜元灏主编的第九版全国高等中医药院校规划教材《针灸学·耳针篇》及相关文献研究，定位标准选取肝、心、脾、肾、神门、内分泌、皮质下。选取中药王不留行籽，将大小适中且饱满者，放置于胶布（边长为0.5cm×0.5cm）上。一手轻扶患者耳背，一手以持笔的方式持探针，将探针头对准所选穴区，按压上、下、左、右各耳穴，并观察患者的疼痛反应。应注意压力要均匀一致，按压时间要基本相等。探到压痛敏感点后，用75%酒精棉球消毒，用止血钳钳住已置有王不留行籽的胶布一角，将其贴压至所选耳穴上，贴紧后，稍加压力，使患者感到酸痛、麻胀、发热感为度。嘱患者每日自行按压耳穴3～5次，每穴每次按压时间应不少于20s。左右耳交替，每3日一换，每周2次，中间间隔休息1日，2周为1个疗程，连续治疗6个疗程。

2. **对照组**

药物组：予口服莉芙敏，每日2次（早、晚），每次1片。连续服用4周为1个疗程，连续治疗3个疗程。评价患者治疗前，治疗第2、第4、第6、第8、第10、第12周潮热次数，程度比例及生存质量积分的变化并进行比较。同时记录两组患者治疗期间的不良反应，评估其安全性。

（三）主要观察指标

潮热情况。收集患者治疗前2周及治疗期间每24h出现的潮热次数及程度，同时对试验组和对照组进行对比统计分析。

（四）次要观察指标

生存质量情况。根据围绝经期生存质量量表（MenQOL量表），收集患者治疗前2周及治疗期间生存质量资料，共包含29个项目，分为血管舒缩、心理状态、生理状态、性功能情况4个维度，每个项目0～6分，总分值为0～174分，得分越高说明症状越严重。计算患者各个维度的总积分，并对试验组和对照组结果进行统计分析。

（五）治疗安全性评价

分别记录两组患者治疗期间出现的不良反应。

（六）信息分析方法

1. **描述性分析**

描述性分析包括患者年龄、手术方式、化疗方案、内分泌治疗方案、治疗前两组潮热次数、程度及生存质量评分情况。

2. **对比分析**

分别将试验组和对照组治疗期间第2、第4、第6、第8、第10、第12周潮热次数及程度变化与治疗前2周进行比较，评价两组治疗手段是否有效；再将两组数据进行组间对比，评价其疗效差异；另外对比两组患者生存质量改变情况及不良反应的发生率。

（七）统计分析方法

本研究采用SPSS22.0统计软件，统计数据以均数±标准差（$\bar{x} \pm s$）表示，因所有数据为重复测量，故先行重复测量的方差分析，若$P<0.05$，则对每个时间点两组数据进行相互比较；若$P>0.05$，则对两组数据进行总体分析。计量资料先进行方差齐性检验或正态性检验，若方差齐或数据为正态性分布，则采用t检验，若方差不齐或数据呈非正态性分布，则采用秩和检验。计数资料采用卡方检验方法分析，如$P<0.05$认为差异有统计学意义。

五、研究结果

（一）试验组治疗前后潮热次数及潮热程度比较

治疗前的平均潮热次数为85.76±54.88次。从第2周开始，潮热平均次数较治疗前呈持续下降，经统计学处理，差异具有统计学意义（$P=0.000<0.05$）（表11-1），中度潮热的积分变化在治疗第2～第12周均有显著差异（$P<0.05$）；潮热程度方面，治疗后两组潮热程度总积分在第2～第12周均未见显著差异，经统计学处理，差异无统计学意义（$P>0.05$）。试验组治疗后生存质量量表四个维度的积分比较结果显示，均较治疗前有显著下降，经统计学处理，差异有统计学意义（$P<0.05$）。

表11-1　试验组治疗期间潮热次数的对比

时间	组别	潮热次数	Z
2周▲	治疗前	85.76 ± 54.88	−3.60
	治疗2周	83.72 ± 53.76	
4周▲	治疗前	85.76 ± 54.88	−3.82
	治疗4周	81.55 ± 61.22	
6周▲	治疗前	85.76 ± 54.88	−4.105
	治疗6周	75.83 ± 59.00	
8周▲	治疗前	85.76 ± 54.88	−4.71
	治疗8周	70.24 ± 54.41	
10周▲	治疗前	85.76 ± 54.88	−4.71
	治疗10周	65.55 ± 54.83	
12周▲	治疗前	85.76 ± 54.88	−4.71
	治疗12周	60.17 ± 54.23	

注：试验组潮热次数不符合正态分布，运用独立样本秩和检验。▲$P=0.000$

（二）对照组治疗前后潮热次数及潮热程度比较

平均潮热次数为67.57±34.33次，从第2周开始，潮热平均次数较治疗前呈持续下降，经统计学检验，差异具有统计学意义（$P=0.000<0.05$），潮热程度方面，治疗后第2～第12周对照组轻度、重度潮热的积分变化无显著差异，经统计学处理，差异无统计学意义（$P>0.05$），中度潮热的积分变化在治疗第2～第12周均有显著差异（$P<0.05$）。但患者的潮热程度总积分在治疗后仍是呈现下降趋势的（$P<0.05$）。

（三）组间比较

组间治疗前后潮热次数：第2、第4、第6、第8、第10、第12周无显著差异（$P>0.05$）；潮热程度方面，治疗后两组潮热程度总积分在第2～12周均未见显著差异，经统计学处理，差异无统计学意义（$P>0.05$）。

（四）试验组治疗后生存质量量表四个维度的积分结果比较

均较治疗前有显著下降，经统计学处理，差异有统计学意义（$P<0.05$），其中生理状态维度积分下降最明显，且从第2周就开始起效；其次为血管舒缩维度、心理状态维度。对血管舒缩维度的改善从第4周开始，心理状态维度的改善从第6周开始；对性功能情况维度的改善从第8周开始，但改善幅度较小。

（五）对照组在治疗后生存质量量表四个维度积分结果比较

皆有所下降，较治疗前有显著差异，经统计学处理，差异有统计学意义（$P<0.05$）。其中对照组血管舒缩维度和生理状态维度的改善从第2周开始起效，且生理状态维度下降幅度最明显，其次为血管舒缩维度；对心理状态维度的改善从第6周开始，而对性功能情况维度的改善从第8周才开始。

（六）组间比较结果

对于血管舒缩维度和心理状态维度，治疗后第2、第4、第6、第8、第10周积分变化均无显著差异，经统计学处理，差异无统计学意义（$P>0.05$），第12周两组结果出现显著差异（$P<0.05$）。对于生理状态维度的评估，前8周组间对比存在显著差异，经统计学处理，差异有统计学意义（$P<0.05$）。性功能情况维度方面，组间比较结果提示两组在12周的治疗周期内对性功能情况维度积分变化无显著差异（$P>0.05$）。

（七）不良反应分析结果

本研究治疗期间出现的不良反应包括贴压部位皮肤潮红及瘙痒、胃痛、白带增多和血压升高，其中试验组1人（3.33%）出现贴压部位皮肤潮红及瘙痒；对照组3人出现胃痛（10.34%），1人出现白带增多（3.45%），1人出现血压升高（3.45%），两者无显著差异，经统计学处理，差异无统计学意义（$P > 0.05$）。

六、结论

耳穴贴压和莉芙敏均能有效减少乳腺癌术后内分泌治疗患者的潮热次数，且两者疗效相当，从第2周开始起效。耳穴贴压和莉芙敏均能从总体上减轻患者潮热程度，耳穴贴压尤其能迅速缓解患者中、重度潮热程度，一般从第2周即开始起效；而莉芙敏仅对中度潮热程度的改善有效。耳穴贴压和莉芙敏都能有效地改善患者生存质量，且疗效相当，但对于每个维度症状的改善时间不相等。两组均可从第2周开始迅速改善生理状态维度的症状；对于血管舒缩维度及心理状态维度，随着时间推移，耳穴贴压的效果似乎更好。对于性功能情况维度，两组起效时间至少为治疗后第3个月，且疗效相当。与莉芙敏组相比较，耳穴贴压未见严重不良反应，应用较为安全。

七、讨论

耳朵位于体表，且能反映脏腑经络状况，在耳部对应点予药籽按压，可刺激该穴位所对应的经脉及相关脏腑，由局部影响全身，调整脏腑阴阳。耳穴贴压就是在这样的背景下应运而生的。基于这样的理论背景，许多医家通过临床研究证实，耳穴贴压能有效改善女性围绝经期的一系列症状，作用机制是局部与整体相结合、多元化的。对于乳腺癌术后内分泌治疗出现围绝经期综合征尤其是潮热症状的患者，耳穴贴压能否同样有效改善其潮热症状成为关注热点。本研究根据乳腺癌术后进行内分泌治疗患者的病机特点，最终选取肾、肝、心、脾、神门、内分泌和皮质下这7个穴位。首先对试验组进行潮热次数及潮热程度治疗前后的自身对比，结果显示试验组患者治疗后第2、第4、第6、第8、第10、第12周潮热次数逐渐下降，从第2周即开始起效，与治疗前相比结果均有显著差异（$P = 0.000 < 0.05$）。潮热程度方面，结果显示治疗后试验组患者潮热程度总体是在减轻的，其中潮热轻度的积分有轻微升高趋势，中度及重度积分逐渐下降；治疗第2周开始中度及重度潮热积分较前明显下降，与治疗前相比结果有显著差异（$P < 0.05$）。由上述结果可知，耳穴贴压对乳腺癌术后内分泌治疗患者潮热次数及程度均有改善作用，尤其是对中、重度潮热症状的减轻疗效显著。

中医认为，该阶段的女性表现出肝肾阴亏、脾胃虚弱、营卫不和的状态。

《黄帝内经》中记载："女子七七，任脉虚，太冲脉衰少，天癸竭，地道不通，故形坏而无子也"，女子一生需经历月经、生育、哺乳等生理过程，这些都会大量耗伤女性气血，损伤肝肾之阴；阴不足则无以制阳，阳亢于外则出现潮热，且夜间为甚；五行中肝脾相克相侮，肝阴肝血不足，加之肝气郁结不舒，久必影响脾土，而手术、化疗药物等极大地损伤脾土，致脾胃虚弱，脾虚则营卫之气化生无源，营卫不足、营卫失和终致津液外泄，潮热汗出。肾为先天之本，患者出现潮热症状根本在于肾阴亏虚，故首选肾穴，调补肾之阴阳。肝血不足、肝气郁结是该阶段患者的典型病机，选取肝穴可疏肝调畅气机，补益肝阴肝血。心藏神，主神明，在液为汗，选取心穴可养心阴，阴足既可敛阳止汗，还能安神助眠。脾为后天之本，气血生化之源，选脾穴以激发脾气，调动脾胃运化，调和营卫，使营卫各司其职，阴液内守不致外泄。以上穴位主要针对肾、肝、心、脾四脏之阴阳调节，另取神门，一方面因此处为耳部神经分支的分布处，刺激力度较大，可调节人体各组织和器官功能；另一方面是因神门为手少阴心经原穴，可助心穴促进安神之功。

我们已明确两种治疗手段对患者潮热次数及程度的影响，但两者疗效是否存在差异需进一步探讨，故本研究将两种治疗方法进行对比，评价耳穴贴压对乳腺癌术后内分泌治疗患者潮热症状的改善作用能否优于莉芙敏。由结果可知，在减少潮热次数方面，两组在治疗后第2、第4、6、第8、第10、第12周组间平均潮热次数变化无显著差异，经统计学处理，差异无统计学意义（$P > 0.05$），说明耳穴贴压在减少患者潮热次数的疗效与莉芙敏相当，且都从第2周就开始起效，均能迅速、有效地减少潮热次数。潮热程度方面，治疗后两组潮热程度总积分在第2～第12周均未见显著差异，经统计学处理，差异无统计学意义（$P > 0.05$）。说明耳穴贴压和莉芙敏在总体上都可以有效减轻患者潮热程度。但由上述分析可知，莉芙敏对潮热程度的改善主要集中在中度这一群患者，而真正对患者生活造成严重影响的是重度潮热，莉芙敏偏偏对重度潮热没有明显疗效。所以综合考虑，在改善潮热程度尤其是重度潮热方面，耳穴贴压比莉芙敏显得更有优势。由前文可知，从西医角度分析，乳腺癌术后进行内分泌治疗的患者出现潮热症状主要归结于雌激素水平的下降，因此用于治疗的药物作用机理就显得较为单一，故在治疗的开始能有较好的疗效，但随着治疗时间的延长，药物疗效趋于平稳，并无大的突破。相比之下，中医的理念有所不同，中医以人本身作为整体关注，认为潮热的出现是肝、肾、脾、胃等各脏失调相互影响的结果，而耳朵本身就如一个倒置的胎儿，不同部位对应着身体各脏腑，耳穴贴压直接作用于耳部，通过对不同脏腑的穴位刺激，不仅能通过经络调节全身脏腑，而且能调节脏腑之间的功能状态，是一个动态调节、多方面调节的过程。因此，运用耳穴贴压治疗潮热症状，疗效不劣于莉芙敏，且随着时间推移，脏腑气血阴阳逐渐平衡，患者的潮热程度也能得到改善，尤其是严重影响患者生活质量的重度潮热，这对患者整体生活状态都将有不一样的影响。

第二节　耳穴贴压对乳腺癌内分泌治疗患者的影响

基于改善乳腺癌患者放化疗后围绝经期综合征症状的迫切和中医整体观理论的成熟及耳穴贴压简、便、廉、验的特色作用，本研究寻找切合点，提出通过贴压相关耳穴以改善乳腺癌患者围绝经期综合征症状，旨在为临床提供多一种简便有效的治疗手段。

一、研究方法

（一）研究对象

2012年9月至2013年3月期间广州中医药大学第一附属医院乳腺癌患者接受乳腺癌相关治疗，出现围绝经期综合征的患者。按随机数字表法将22例患者随机分为试验组12例，对照组10例。

1. 西医诊断标准

参照《妇产科学》围绝经期综合征临床症状（潮热汗出、感觉异常、失眠、烦躁易怒、疲倦、胸闷头痛、性交痛、尿频急、尿痛）及月经不调（月经周期紊乱、月经量减少）和/或促卵泡激素（FSH）>40U/L。

2. 中医诊断标准

参照《中医妇科学》，绝经前后诸证指妇女在绝经前后，出现烘热、面赤进而汗出，精神倦怠，烦躁易怒，头晕目眩，耳鸣心悸，失眠健忘，腰酸背痛，手足心热，或伴有月经紊乱等与绝经有关的症状。

3. 围绝经期综合征症状评分标准

采用改良的Kupperman评分法，主要观察记录以下共13种症状，症状指数是固定的，其中①指数是4，②③④⑫⑬指数是2，其余症状指数是1。症状程度分为0～3分，4个等级。即：无症状者为0分，偶有症状者为1分，症状持续为2分，影响生活者为3分。根据治疗前和治疗后Kupperman评分的变化进行组间和组内的统计学比较，以评定疗效。总记分是所有症状记分的总和。

①潮热汗出。

②感觉异常。

③失眠。

④易激动。

⑤抑郁。

⑥眩晕。

⑦疲乏（疲倦）。

⑧骨关节痛、骨肉痛。

⑨头痛。

⑩心悸。

⑪皮肤蚁走感。

⑫性交痛。

⑬泌尿系统症状。

4. 纳入标准

（1）年龄＜60岁。

（2）经病理学诊断为浸润性乳腺癌，无肿瘤复发或远处转移患者。

（3）符合上述西医诊断标准，且症状持续3个月以上无缓解。

（4）符合上述中医诊断标准，且症状持续3个月以上无缓解。

（5）改良Kupperman评分≥14分。

（6）知情同意、志愿受试。

5. 排除标准

（1）在接受乳腺癌相关治疗前已绝经患者（根据NCCN指南：年龄＜60岁，且在没有化疗和服用他莫昔芬、托瑞米芬和卵巢功能抑制剂治疗的情况下停经1年以上）。

（2）耳郭破损，不能接受治疗者。

（3）有肝肾功能及心血管功能严重疾病者。

6. 剔除标准

已治疗病例出现以下情况，应予以剔除。

（1）未能坚持治疗，依从性差者。

（2）出现严重皮肤过敏或耳郭破损者。

（3）试验期间服用可能影响本研究疗效观察的药物。

（二）治疗方案

对照组予常规处理（口服中药、钙片）；试验组于相应耳穴施予王不留行籽压贴。试验组自拟穴位：肾、肝、脾、心、神门、身心点。

1. 操作方法

选用中药王不留行籽（颗粒大小适中且饱满者）和正方形（边长为0.5cm×0.5cm）医用胶布。用75%酒精棉球消毒耳郭后，将王不留行籽置于胶布上，用镊子送至耳穴，对准相应穴位贴紧，稍加压力、使患者感到酸痛、麻胀、发热感为度。贴压耳穴后，嘱患者每日自行按压所贴耳穴3～5次，每次每穴按压时间应不少于20s，以使耳郭发红发热为度。

2. 操作流程

左右耳交替贴压，每3日一换，每周2次，中间休息1日，连压2周为1个疗程，连续按压4个疗程。

（三）主要观察指标

分别记录两组治疗前、治疗后第4、第8周患者临床症状的变化情况（根据改良Kupperman评分表记录并评分）。

（四）疗效判定

根据改良Kupperman围绝经期症状评分表，疗效评定标准如下：

$$疗效指数（n）=\frac{治疗前积分-治疗后积分}{治疗前积分}\times100\%$$

痊愈：$90\%\leqslant n$；显效：$70\%\leqslant n<90\%$；有效：$30\%\leqslant n<70\%$；无效：$n<30\%$。

（五）统计学分析

所有统计均利用SPSS22.0软件包进行分析，测量数据以均数±标准差（$\bar{x}\pm s$）表示；前后计量资料采用t检验，计数资料采用卡方检验方法分析；如$P<0.05$认为差异有统计学意义。

二、研究结果

（一）两组治疗前后改良评分积分比较

试验组治疗后第4、第8周积分均低于同期对照组，差异具有统计学意义

（$P<0.01$）。试验组8周疗程积分低于4周疗程，差异具有统计学意义（$P<0.01$）（表11-2）。4周治疗后，试验组总有效率83.33%，对照组为10%，8周治疗后，试验组总有效率100%，对照组为20%，差异具明显的统计学意义（$P<0.01$）。

表11-2　治疗前、治疗后第4周、治疗后第8周两组积分对比

	例数	$KI_{治疗前}$	$KI_{第4周}$	$KI_{第8周}$
对照组	10	26.20 ± 5.33	24.60 ± 6.10	5.67 ± 2.71 [★★△△##]
试验组	12	26.00 ± 6.16 [##]	11.25 ± 3.60 [★★△△]	

注：与对照组相比，[★]$P<0.05$，[★★]$P<0.01$；与$KI_{治疗前}$相比，[△]$P<0.05$，[△△]$P<0.01$；与$KI_{第4周}$相比，[#]$P<0.05$，[##]$P<0.01$；KI表示积分。

（二）两组治疗前后各症状积分比较

试验组潮热汗出、失眠、易激动、抑郁、疲乏、骨关节肌肉痛及泌尿系症状积分经耳穴贴压治疗4周后均较前下降，差异具有统计学意义（$P<0.05$）；其中以潮热汗出、失眠、疲乏及骨关节肌肉痛症状积分下降更明显，差异具有统计学意义（$P<0.01$）；耳穴贴压8周疗程在4周疗程的基础上，心悸、皮肤蚁走感症状也较前下降，差异具有统计学意义（$P<0.05$）；潮热汗出、失眠、易激动、疲乏、心悸症状积分显示随治疗时间的延长而持续下降，差异具有统计学意义（第8周与第4周积分对比$P<0.05$），对照组第4周各症状积分与治疗前比，差异无统计学意义（$P>0.05$）；而第8周时可见疲乏及失眠症状积分较治疗前降低，差异有统计学意义（$P<0.05$）。

（三）两组治疗前后安全性评估

两组患者血分析、肝肾功能、癌胚抗原（CEA）及糖类抗原153（CA-153）相关指标治疗前后差异均无统计学意义（$P>0.05$），提示无论是口服中药还是耳穴贴压对患者血分析、肝肾功能、CEA及CA-153相关指标均无影响。

三、结论

本研究在学习耳穴治疗学的基础上，参考前人的经验用穴，自行拟定一组耳穴施予王不留行籽贴压，与接受常规口服中药、钙片患者做对照。观察各组患者积分、改良Kupperman量表各项症状积分的变化，并进行治疗前后的自身对比和组间对比。试验结果表明：试验组治疗后第4周、第8周疗效均显著优于对照组（$P<0.01$），试验组8周疗程优于4周疗程（$P<0.01$）。Kupperman量表中，潮热汗出、失眠、易激动、抑郁、疲乏、骨关节肌肉痛及泌尿系症状经耳穴贴压治

疗4周后均较前明显缓解（$P<0.05$），其中以潮热汗出、失眠、疲乏及骨关节肌肉痛症状缓解更为明显（$P<0.01$）；耳穴贴压8周疗程在4周疗程的基础上，还能显著改善心悸、皮肤蚂蚁走感症状（$P<0.05$）；潮热汗出、失眠、易激动、疲乏、心悸症状显示因治疗时间的延长而疗效更佳（第8周与第4周积分对比，$P<0.05$）；经常规处理第4周各症状均无明显改善，而第8周时可见疲乏及失眠症状较治疗前有显著改善（$P<0.05$），说明常规的口服中药及钙片能改善患者的睡眠质量和体力状况。

耳穴贴压治疗乳腺癌合并围绝经期综合征疗效确切、无明显毒副作用，且8周疗程明显优于4周疗程。对于潮热汗出、失眠、易激动、疲乏、心悸症状耳穴贴压时间越长效果更佳，耳穴贴压能从生理和心理两个层次提高患者的生活质量。单纯常规口服中药8周能改善患者的睡眠质量和体力状况，但对患者潮热汗出等症状无明显作用。

四、讨论

乳腺癌患者多处于生理的重大转折点——围绝经期，因相关的化疗、内分泌治疗所致的卵巢功能损害、体内雌激素水平低下、不敏感，她们往往比一般人更早地、更容易出现围绝经期综合征。手术切除女性性征，化疗引起的脱发、胃肠道反应、骨髓抑制等种种负性生活事件及内分泌治疗引起的潮热汗出给乳腺癌患者造成了巨大的精神压力，生理上的不适及心理上的负担互相加剧，产生恶性循环，再次加重患者潮热汗出、不良情绪等围绝经期综合征。乳腺癌术后辅助化疗、内分泌治疗等患者，多数本为肾精亏虚，敛藏失司，少阴相火离位，独亢于上，故出现面部潮红、潮热汗出，烦躁等一派虚假热象；土气根于相火，肾阳虚衰，相火少则土气寒，犹如釜底抽薪，脾土失于运化腐熟、脾胃升降不能，四肢失于濡养，临床可出现腰膝酸软、关节疼痛等症状。

耳穴贴压具有调节神经平衡、镇静止痛、疏通经络、调节气血阴阳、强身壮体等功能。本研究研究对象为确诊乳腺癌并出现绝经前后诸证患者，治以补肾健脾疏肝为主，参照耳穴治疗定位标准选取肾、肝、脾、心、神门、身心点。双侧交替施与王不留行籽贴压。其中肾藏精，主命门相火，为生命之根本，刺激此穴以益肾填精调节冲任；脾统血主运化，为后天之本，亦可充养先天之精，顾护先后天，有助恢复元气、改善体质；女子以肝为天，肝藏血，主疏泄，肝疏泄有度可改善抑郁易怒等情志异常；脾为气机运行之枢纽，肝主升发，气机舒畅，气行则血行；心主神志、心脉、汗，可宁心安神、敛汗除烦；神门为镇静安神要穴，具有镇静、镇痛作用，配合心穴安神助眠；身心点为治疗忧郁、焦虑、神经敏感的特定点。全方以补肾填精为本，调畅气机运行，主治心脾肾三脏功能失调，旨在达到阴平阳秘。

第三节　温针灸疗法治疗乳腺癌患者芳香化酶抑制剂相关骨关节症状的临床疗效观察

温针灸，又名温针、针柄灸，是针刺结合艾灸的方法。温针早在《伤寒论》即有记载，到明代则更为流行，有古籍记载："其法，针穴上，以香白芷作圆饼，套针上，以艾灸之，多以取效……此法行于山野贫贱之人，经络受风寒者，或有效。"在针刺得气后，将捏捻约枣核大小的艾绒置于针柄，点燃艾绒，燃烧的艾绒可以把热力通过针体逐渐传入穴位来发挥作用，对于气血瘀滞的患者尤为有效。现代研究证实，针刺有助于消除膝关节的水肿和无菌性炎症，而艾灸可以温通经络，促进局部血液循环，加快新陈代谢，发挥镇痛作用。温针灸可以将艾灸的热力通过针体传入穴位，改善局部微循环，同时促进了炎症的吸收，降低疼痛敏感性。总之，温针灸能有效通过特定穴位的刺激及温热作用改善疼痛，治疗时产生的温热感觉亦被患者广为接受。

本研究通过观察温针灸治疗AIMSS中膝骨关节症状的临床疗效，探讨中医特色疗法的临床应用，希望为不能口服或不愿意口服药物治疗的患者提供新的简便廉验的治疗手段。通过研究温针灸疗法对使用芳香化酶抑制剂的乳腺癌患者膝骨关节症状的影响，探讨温针灸是否可以缓解乳腺癌患者膝骨关节疼痛、僵硬等症状，同时评价其治疗安全性。

一、研究方法

（一）研究对象

纳入2019年3月至2019年12月在广州中医药大学第一附属医院乳腺科门诊就诊使用芳香化酶抑制剂后出现膝骨关节症状的乳腺癌患者。

1. 诊断标准

经病理学检查，诊断为乳腺癌。

2. **纳入标准**

（1）病理分期为Ⅰ～Ⅲ期激素受体阳性的绝经后乳腺癌患者。

（2）内分泌治疗使用芳香化酶抑制剂（来曲唑/阿那曲唑/依西美坦）。

（3）在AI治疗开始后出现膝骨关节症状或已有症状加重并且持续超过1个月。

（4）3分≤VAS评分≤7分。

（5）签署知情同意书。

3. **排除标准**

（1）患有内分泌相关疾病或其他影响骨代谢的疾病（如甲亢、甲状腺功能减退、糖尿病、库欣综合征、红斑狼疮、慢性肝病、肾病、骨髓瘤、骨肿瘤或骨转移瘤）。

（2）在过去3个月内，使用除钙剂外影响骨代谢的药物（如糖皮质激素、甲状腺激素、肝素、抗惊厥药、利尿剂或双膦酸盐）。

（3）原发性骨关节疾病（如类风湿关节炎、强直性脊柱炎、骨关节炎）、关节外伤史。

（4）其他原发性肿瘤或严重的心、肝、肾或造血系统疾病。

（5）在过去3个月内曾接受过针灸治疗。

（6）精神疾病或认知障碍。

4. **剔除标准**

（1）出现其他疾病需长期服用影响骨代谢及内分泌水平的药物。

（2）经治疗后骨痛持续无法缓解，或自行服用药物影响疗效。

（3）随访病例脱落。

5. **中止及退出标准**

（1）发生如晕针等严重不良反应，需中止试验。

（2）因肿瘤进展停止服用AI。

（二）研究方案

1. **分组与治疗**

本研究采用随机分组法，由研究者在计算机上用SAS 9.10统计软件包产生随机数列，以保证随机病例分入对照组或试验组。将其密封在不透光信封中，信封表面贴上入组顺序号，依据随机结果将患者分为对照组、试验组。治疗期间所有患者均接受相同的健康宣教，包括饮食、活动、避免负重行走等。

岐黄有道
中医药在乳腺癌预防及康复中的应用

（1）对照组。基础治疗：口服碳酸钙D$_3$片（规格：碳酸钙600mg+维生素D$_3$ 125IU）每次2片，每日1次。

（2）试验组。在基础治疗上取穴行温针灸治疗。取穴分两组：

①三阴交，足三里，内膝眼，犊鼻，阿是穴。

②阳陵泉，阴陵泉，梁丘，血海，委中，阿是穴。

操作步骤：患者取仰卧或侧卧位，暴露膝关节，由研究者予常规消毒后，选用长40～50mm、直径0.30mm不锈钢针，针刺上述穴位（两组交替），捻转得气后，在针尾套上1cm长的艾条，点燃艾段下部，直待燃尽，去灰烬，重复艾灸1壮，共灸2壮后起针。为避免烫伤，针柄上的艾段与患者的皮肤应相距2～3cm，用硬纸片隔垫以防灼伤。每周治疗3次，连续治疗6周，完成后进行疗效评估。

（三）观察指标及观察时间

1. 一般项目

年龄、身高、体重、体重指数、病理分期、化疗史、服药时间等。

2. 疗效观察指标

（1）主要测量指标。简明疼痛评估量表（BPI）。BPI为评价疼痛的常用量表，包括疼痛程度和疼痛影响2个维度，用VAS尺度评分。本研究主要选取其疼痛程度进行观察，疼痛程度包括过去24h内的最重疼痛、最轻疼痛、平均疼痛及当前疼痛程度。

（2）次要测量指标。奎森功能演算指数（Lequesne评分）。Lequesne评分量表是1987年提出的评估膝骨关节炎患者病情和关节功能的评分工具。该量表临床上用于慢性膝骨关节炎患者，简单易行，重复性好。量表包括关节休息痛、关节运动痛、压痛、肿胀、晨僵、行走能力六部分。

（3）安全性。评估不良反应发生率（包括并发症、烫伤、晕针、滞针、断针、血肿等）。1级：安全，无任何不良反应；2级：比较安全，如有不良反应，不需做任何处理可继续治疗；3级：有安全性问题，有中等程度的不良反应，做处理后可继续治疗；4级：因不良反应中止试验。

3. 疗效及安全指标监测时间

符合入组条件的患者至乳腺科门诊就诊时入组，分别于入组时，治疗第2、第4、第6周及结束治疗后2周填写BPI量表。入组时，治疗结束后，结束治疗后2周填写Lequesne评分量表。于入组时、6周疗程结束后测量血清雌二醇水平。记录治疗过程中的不良反应。

238

（四）疗效评价标准

观察两组治疗前后、随访2周时的BPI评分、Lequesne评分平均差，观察治疗前后血清雌二醇水平变化，统计不良反应发生率。

（五）统计方法

采用SPSS 24.0统计软件建立数据库，并进行数据分析。对所有数据先行正态性检验，若符合正态分布且方差齐时，行重复测量方差分析，若$P<0.05$，则对每个时间点两组数据进行相互比较；若$P>0.05$，则对两组数据进行总体分析；若不符合正态分布或方差不齐时，行非参数检验。数据描述时以均数±标准差（$\bar{x} \pm s$）表示。所有分析以$P<0.05$为有统计学意义的标准。

二、研究结果

（一）BPI评分组间对比结果

治疗2周后，试验组最剧烈疼痛、最轻疼痛、平均疼痛分别下降0.07、0.33、0.34分，对照组最剧烈疼痛、最轻疼痛、平均疼痛分别下降0.23、0.23、0.17分，组间对比无显著性差异（$P>0.05$）。治疗4周后试验组最剧烈疼痛、平均疼痛下降0.94、0.34分，对照组最剧烈疼痛、平均疼痛下降0.26、0.07分，试验组在最剧烈疼痛、平均疼痛方面改善优于对照组（$P<0.05$）。治疗6周后试验组最剧烈疼痛、平均疼痛、当时疼痛下降1.90、1.47、1分，对照组最剧烈疼痛、平均疼痛、当时疼痛下降0.30、0.1、0.26分，试验组在最剧烈疼痛、平均疼痛、当时疼痛方面改善优于对照组（$P<0.05$）。随访2周时试验组平均疼痛下降1.34分，对照组平均疼痛下降0.13分，试验组在随访时平均疼痛方面改善较对照组更优（$P<0.05$）。

（二）治疗前后试验组BPI评分对比结果

最剧烈疼痛评分随时间逐渐下降，治疗6周较治疗前下降1.90分；最轻微疼痛、平均疼痛评分亦随时间逐渐下降，治疗6周与治疗前相比，最轻微疼痛下降0.66分，平均疼痛下降1.47分；当时疼痛评分在治疗2周时较治疗前稍增高，但无显著性差异（$P>0.05$），治疗4周开始较前明显下降，具有显著性差异（$P<0.05$），随访2周时与治疗前相比下降1.87分（表11-3）。说明温针灸对于患者的膝关节疼痛有明显改善作用。

表11-3　温针灸对AIMSS患者BPI评分的影响 $[\bar{R}(P_{25},P_{50},P_{75})]$

时间	BPI评分	试验组（n=30）	对照组（n=30）
治疗前	最轻微疼痛	30.42（1，2，4）	30.58（1，2，3.25）
	最剧烈疼痛	31.57（4，6，7）	29.43（4，5.5，6）
	平均疼痛	30.17（2，4，5）	30.83（3，4，5）
	当时疼痛	30.35（4，5，6）	30.65（4，5，6）
治疗第2周	最轻微疼痛	29.37（1，2，3）①	31.63（1，2，3）
	最剧烈疼痛	32.37（4.75，5，6.25）	28.63（4，5，6）
	平均疼痛	28.48（2.75，3，4）①②	32.52（3，4，4）
	当时疼痛	30.82（4，5，6）	30.18（4，5，6）
治疗第4周	最轻微疼痛	28.37（1，2，3）①	32.63（1，2，3）
	最剧烈疼痛	26.17（4，5，5）①②	34.83（4，5，6）
	平均疼痛	26.35（2，3，3）①②	34.65（3，3，4）
	当时疼痛	26.38（4，4，5）①	34.62（4，5，5）
治疗第6周	最轻微疼痛	27.87（1，2，2.25）①	33.13（1，2，3）
	最剧烈疼痛	20.27（3，3，4）①②	40.73（4，5，5）①
	平均疼痛	22.97（2，2，3）①②	38.03（2，3，3）①
	当时疼痛	20.57（3，3，3.25）①②	40.43（3，4，5）①
治疗后随访第2周	最轻微疼痛	28.32（1，2，2）①	32.68（1，2，3）
	最剧烈疼痛	26.53（3，4，4）①	34.47（4，4，5）①
	平均疼痛	22.98（2，2，3）①	38.02（3，3，5）①
	当时疼痛	30.53（3，4，4.25）①	30.47（3，4，5）①

注：①与治疗前相比，$P<0.05$；②与对照组相比，$P<0.05$。

（三）治疗前后对照组BPI评分对比结果

最剧烈疼痛评分随着时间逐渐下降，随访时评分与治疗前相比下降0.46分，有显著性差异（$P<0.05$）；最轻微疼痛评分治疗前后无显著性差异；平均疼痛评分在随访时较治疗前下降0.13分，有显著性差异（$P<0.05$）；当时疼痛评分随着时间逐渐下降，随访时评分与治疗前相比下降0.36分，有显著性差异（$P<0.05$）。说明基础治疗对于患者的膝关节疼痛有一定改善作用。

（四）Lequesne评分组间对比结果

治疗后试验组Lequesne总分、关节运动痛下降1.63、0.76分，对照组Lequesne总分、关节运动痛下降0.63、0.26分，随访时实验组Lequesne总分、关节运动痛下降1.43、0.66分，对照组Lequesne总分、关节运动痛下降0.70、0.36分，试验组下降幅度大于对照组，说明温针灸改善患者关节运动痛及膝关节总体功能方面优于口服碳酸钙D₃。

（五）治疗前后试验组Lequesne评分对比结果

试验组的Lequesne总分、关节运动痛、晨僵评分在治疗后及随访时均下降，与治疗前相比有显著性差异（$P<0.05$）。说明温针灸对于改善膝骨关节运动痛、晨僵方面有一定作用。关节休息痛、压痛、肿胀、行走能力评分无显著变化。

（六）治疗前后对照组Lequesne评分对比结果

对照组的Lequesne总分、关节运动痛在治疗后及随访时均下降，与治疗前相比有显著变化（$P<0.05$），说明关节运动痛在基础治疗后可改善；除关节运动痛外均无显著变化。

（七）治疗前后血清雌二醇水平的变化

与治疗前相比，对照组和试验组在治疗前后血清E_2水平的总体均值组内比较均无显著性差异（$P>0.05$）。

（八）安全性评价

试验组出现1例3级不良反应，表现为局部皮肤烫伤，经治疗后缓解，对照组中无不良反应发生。

三、结论

温针灸疗法在健康宣教及补充钙剂的基础上可有效改善芳香化酶抑制剂相关骨关节症状中的膝关节疼痛；温针灸疗法能显著降低芳香化酶抑制剂相关膝骨关节症状患者的BPI评分与Lequesne评分中的运动痛及晨僵评分，可明显减轻膝骨关节疼痛、改善晨僵症状；温针灸是针对芳香化酶抑制剂相关骨关节症状的有效治疗手段，无明显毒副作用，不良反应可控，安全性好。

四、讨论

本研究通过前瞻性随机临床研究分析，探讨温针灸对缓解芳香化酶抑制剂相关膝骨关节症状的影响。

（一）基础治疗可一定程度改善AIMSS中的膝关节疼痛

基础治疗包括服用钙尔奇（碳酸钙600mg+维生素D₃125IU，每日2片）以及接受健康宣教。健康宣教中包括饮食、活动等内容：建议患者均衡饮食，多摄入优质蛋白，适度晒太阳，体重指数较高患者适当锻炼，减重增肌，避免负重行走,劳逸结合。

对照组最剧烈疼痛、平均疼痛、当时疼痛评分均低于治疗前,Lequesne评分中的关节运动痛评分亦下降,提示膝骨关节疼痛和关节运动痛在基础治疗后能随着时间逐步缓解。

绝经后女性雌激素生理性减少,雌激素水平下降会激活破骨细胞,可导致骨质流失,有骨质疏松风险,AI的使用让雌激素进一步减少,骨质疏松风险增高,在服药期间配合使用钙剂及维生素D,可有效补充丢失的钙质,减缓骨质流失,减轻由于骨质疏松引起的骨关节疼痛。通过对患者进行有效的健康宣教,正确认识AI带来的副作用及改善方法,可帮助患者缓解心理压力,提高对疼痛的接受能力。

（二）温针灸可有效改善AIMSS中的膝关节疼痛

研究结果提示在基础治疗上加温针灸治疗4周后即可有效改善膝骨关节疼痛,效果优于对照组,且作用可持续至随访第2周时。

AIMSS患者雌激素水平下降会导致机体疼痛敏感性增加,加速软骨退化,易出现骨关节炎,表现为膝骨关节疼痛。研究表明单纯针刺有助于消除膝关节的水肿和无菌性炎症,灸法通过经络传导温热刺激,可以温通经络,温针灸将针刺与艾灸结合,在针刺刺激膝关节附近穴位,松解粘连的同时,艾条的热力通过针体传入穴位,通于经络,既能够改善膝关节局部微循环,也可促进炎症的吸收,刺激机体释放镇痛物质,降低疼痛敏感性。另外,艾绒燃烧不仅可以起到消炎、抗氧化等作用,其气味有类芳香疗法的作用,可以激发人体内分泌系统,加快机体新陈代谢。

《黄帝内经》曰:"女子七七,任脉虚,太冲脉衰少,天癸竭,地道不通,故形坏而无子也。"绝经后女性冲任虚衰,肾气不足,肾精亏虚以至骨失所养,不荣则痛;肾水不足,水不涵木,肝气不充,则筋软松弛;脾胃亏虚气不行血,瘀血客于脉络,不通则痛。故研究选取三阴交、足三里调补肝脾肾,强身健体;辅以梁丘、血海行气活血,引血归经;膝关节局部取犊鼻、内膝眼、阳陵泉、阴陵泉、委中、阿是穴通利关节,舒筋止痛。

（三）温针灸可改善AIMSS中的膝关节晨僵症状

本研究选取Lequesne评分作为评估温针灸能否有效减轻AIMSS患者的膝骨关节症状的主观评价指标,包括关节休息痛、关节运动痛、压痛、肿胀、晨僵、行走能力六部分,可测量AIMSS患者出现膝关节疼痛时是否同时伴随膝骨关节功能障碍。结果提示两组患者治疗前的休息痛、压痛、肿胀、行走能力评分均较低，而运动痛、晨僵评分较高，提示本研究AIMSS患者膝骨关节症状主要表现为膝骨关节疼痛及晨僵，无实质性的活动障碍。实验组治疗期间不同时间点的Lequesne总分、关节运动痛、晨僵评分在治疗后及随访时均下降，提示在基础治疗上加温针灸可以明显减轻关节运动痛及改善晨僵症状，治疗后及随访时均优于对照组。

晨僵是指晨起或病变关节维持在同一姿势较长时间时，关节活动迟钝或困难，活动后可逐渐减轻。其机制是受累关节在睡眠或活动减少时出现周围组织渗液或充血水肿，引起关节周围肌肉组织紧张，导致关节肿痛或僵硬不适。随着肌肉的收缩，水肿液吸收，晨僵随之缓解。温针灸膝关节相应穴位可改善膝关节局部微循环，促进膝关节附近组织新陈代谢，促进组织液吸收，减轻膝关节因水肿而导致的关节僵硬疼痛。

（四）安全性分析

治疗前后两组的血清E_2水平未见明显差异，说明基础治疗及温针灸治疗均不影响体内雌激素水平。对照组无不良事件发生，试验组中出现1例3级不良反应，患者行温针灸治疗时为坐位，于委中穴行温针灸时感温度过高后伸直双腿导致艾炷直接接触皮肤，造成皮肤烫伤，经外敷药膏后缓解。改变治疗体位可有效避免此类情况发生。

温针灸是针对芳香化酶抑制剂相关骨关节症状的有效治疗手段，无明显毒副作用，不良反应可控，安全性好。

第四节　苍龟探穴法针刺阿是穴治疗乳腺癌芳香化酶抑制剂所致肌肉骨关节疼痛的临床疗效观察

苍龟探穴法是由徐疾补泻和多方位针刺行气构成的一种飞经行气复式针刺手法，其可引气深入，达到缓解或治愈多种疼痛的目的。阿是穴又被称为不定穴，由于其穴位不定，以疼痛或敏感部位作为针灸腧穴。中医认为阿是穴可将经络与脏腑联结在一起，而经络不仅是气血营养输布全身的枢纽，也是病邪侵入机体内里的途径，因此刺激阿是穴可达到镇痛的效果。本研究以72例因服用芳香化酶抑制剂导致肌肉骨关节疼痛的乳腺癌患者为研究对象，探讨苍龟探穴法针刺阿是穴治疗乳腺癌芳香化酶抑制剂所致肌肉骨关节疼痛的临床疗效。

一、研究方法

（一）研究对象

1. 纳入标准

（1）经临床诊断为Ⅰ～Ⅲ期乳腺癌患者，且已绝经或双侧卵巢已切除。

（2）年龄45～70岁。

（3）所有治疗均已结束，服用第三代AI治疗超过1个月，且出现肌肉骨关节疼痛症状。

（4）疼痛视觉模拟评分（VAS）≥3分。

（5）患者同意并签署知情同意书。

2. 排除标准

（1）合并其他严重脏器疾病或已发生骨转移的患者。

（2）接受其他镇痛类药物治疗。

（3）6个月内有针灸治疗史。

（4）有糖尿病、甲状腺功能亢进等类风湿或内分泌疾病。

（5）骨密度（BMD）T值＜-2.5SD。

（6）不配合或不同意者。

（二）研究方案

将广州中医药大学第一附属医院乳腺科2016年7月至2017年9月收治的72例因服用芳香化酶抑制剂导致肌肉骨关节疼痛的乳腺癌患者随机分为对照组（36例）和观察组（36例）。

对照组给予口服碳酸钙D_3片，规格：600mg，每次600mg，每日1次；阿法骨化醇软胶囊，规格：0.25μg，每次0.5μg，每日1次，1个月为1个疗程，持续服用3个疗程。

观察组在对照组的基础上给予苍龟探穴法针刺阿是穴治疗，以肌肉骨关节压痛点为阿是穴，75%乙醇溶液消毒后，将一次性针灸针（规格：0.35mm×0.40mm）垂直进针，深度为25～30mm，至得气后退针至皮下，然后变换方向，针身倾斜15°～30°分别向四周斜刺进针，由浅入深，缓缓进针，以得气为度，重复1～2次，操作完毕后需直刺留针20min。每日1次，每周治疗5日，1个月为1个疗程，共治疗3个疗程。

两组均治疗3个疗程。比较两组患者的临床疗效、视觉模拟评分（VAS）、日常生活活动能力量表（BI）评分及腰椎骨密度（BMD）变化，检测血清细胞因子γ干扰素（IFN-γ）、白细胞介素-4（IL-4）和雌二醇（E_2）水平，并观察不良反应发生情况。

（三）疗效判定标准

根据《中药新药临床研究指导原则》采用证候积分法对患者的临床疗效进行评价。总有效率＝（显效+有效）/总例数×100%。

（1）显效：患者肌肉骨关节疼痛症状显著改善，证候积分减少≥70%。

（2）有效：患者肌肉骨关节疼痛症状基本改善，证候积分减少≥30%。

（3）无效：患者肌肉骨关节疼痛症状无明显改变，证候积分减少<30%。

（四）统计学方法

应用SPSS22.0软件对数据进行统计分析，计数资料以百分比表示，使用X^2检验，计量资料以均数 ± 标准差（$\bar{x} \pm s$）表示，使用t检验。以$P<0.05$为差异有统计学意义。

二、研究结果

（1）观察组总有效率明显高于对照组（$P<0.05$）。

（2）两组患者治疗后VAS评分明显低于治疗前（$P<0.01$），且观察组VAS评分明显低于对照组（$P<0.01$）。

（3）两组患者治疗后BI评分及BMD值均明显高于治疗前（$P<0.05$），且观察组BI评分及BMD值均明显高于对照组（$P<0.05$）。

（4）与治疗前比较，两组患者治疗后IFN-γ水平显著降低，IL-4水平显著升高（$P<0.01$），E_2水平无明显变化（$P>0.05$）；与对照组比较，观察组IFN-γ水平显著降低，IL-4水平显著升高（$P<0.01$），但两组患者血清E_2水平比较差异无统计学意义（$P>0.05$）。

（5）两组患者在治疗过程中均未发生不良反应。

三、结论

临床上患者可通过服用钙片和维生素D改善对AIMSS的耐受性，但有一定的局限性。研究表明苍龟探穴法针刺阿是穴可有效改善疼痛程度，达到止痛的效果。本研究对苍龟探穴法针刺阿是穴治疗乳腺癌AI所致肌肉骨关节疼痛的临床效果进行了评价，结果显示苍龟探穴法针刺阿是穴可显著提高乳腺癌AI所致肌肉骨关节疼痛的中医临床疗效。本研究结果显示，与对照组比较，观察组VAS评分明显较低（$P<0.01$），而BI评分明显较高（$P<0.05$），提示苍龟探穴法针刺阿是穴具有通经、活血、行气、止痛等作用，亦可改善患者的生活能力。本研究结果还显示，与对照组比较，观察组腰椎BMD明显较高（$P<0.05$），IFN-γ水平明显较低，IL-4水平明显较高（$P<0.01$），提示苍龟探穴法针刺阿是穴可有效改善骨代谢及免疫细胞平衡。本研究中，两组患者血清E_2水平比较差异无统计学意义（$P>0.05$），提示苍龟探穴法针刺阿是穴对患者体内雌激素无显著影响。两组患者在治疗过程中均无不良反应发生，提示该治疗方法安全可靠。

综上所述，苍龟探穴法针刺阿是穴可有效改善乳腺癌患者因使用AI引起的肌肉骨关节疼痛，显著提高患者生活能力，且安全可行，值得临床推广使用。

第五节 八段锦干预乳腺癌芳香化酶抑制剂所致膝骨关节疼痛的临床疗效观察

八段锦具有"柔和流畅、动静结合、松弛有度、刚柔并济"的特点，可以疏通经络气血，调和脏腑阴阳，具有稳固先天之本，培养后天脾胃和安神益智的效果，是经过多方研究和实践证实的能够防治疾病的健身功法。

一、研究方法

（一）研究对象

收集2018年3月至2019年3月期间在广州中医药大学第一附属医院乳腺科接受芳香化酶抑制剂治疗所致膝骨关节疼痛的女性乳腺癌患者，共84例。依据随机结果将84例患者分为试验组和对照组，每组各42例。

1. 纳入标准

（1）病理明确诊断为 Ⅰ～Ⅲ 期激素受体阳性乳腺癌。

（2）内分泌治疗使用AI（来曲唑/阿那曲唑/依西美坦）。

（3）在AI治疗开始后出现膝关节症状，或原有症状加重并且持续超过1个月。

（4）疼痛视觉模拟量表（VAS）评分为3～7分。

（5）自愿参加本研究并能积极配合干预治疗的患者。

2. 排除标准

（1）临床或辅助检查证实有肿瘤复发、骨转移或合并其他器官转移的患者。

（2）有免疫相关性骨关节病、代谢性骨病、关节外伤史导致膝关节疼痛反复发作的患者。

（3）近3个月正在服用除钙剂以外影响骨代谢的药物如激素、甲状腺激素、双膦酸盐类药物的患者。

（4）骨密度（BMD）T值［计算公式：被检者BMD-同种同地区青年人峰值BMD的平均值/同种同地区青年人峰值BMD的标准差（SD）］<-2.5SD。

（二）治疗方案

1. 基础治疗

两组患者均给予AI、钙剂和维生素D治疗，治疗期间所有患者均接受相同的健康宣教，包括饮食、活动、避免负重行走和尽量休息等。

2. 试验组

在基础治疗的同时给予八段锦干预治疗。由研究者按照2003年国家体育总局颁布的"八段锦"为标准，教授患者八段锦功法，具体包括8节内容：第1节，两手托天理三焦；第2节，左右开弓似射雕；第3节，调理脾胃需单举；第4节，五劳七伤往后瞧；第5节，摇头摆尾去心火；第6节，两手攀足固肾腰；第7节，攒拳怒目增气力；第8节，背后七颠百病消。每周5次，每天练习30min，共进行8周的训练。

3. 对照组

仅给予基础治疗，不给予八段锦干预治疗。

（三）评价指标

1. 疼痛程度评分

采用VAS评分，分值分别为0～10分，0分为不痛，10分为最剧烈的疼痛。观察2组患者治疗前及治疗第1、第2、第4、第6周和第8周，以及治疗结束后第2、第4周的VAS评分的变化情况。

2. 西安大略和麦克马斯特大学骨关节炎指数（WOMAC）评分（见附录12-1）

运用WOMAC评分对各组患者膝关节功能进行评价，包括膝关节疼痛、僵硬、日常活动及总分，疼痛评分为0～20分、关节僵硬评分为0～8分、日常活动评分为0～68分，总分为0～96分，分值越高，表示膝关节功能越差，对日常生活的影响程度越大。观察2组患者治疗前、治疗后和治疗结束后1个月WOMAC评分的变化情况。

3. 健康调查简表（SF-36）评分（见附录12-2）

SF-36评分共有8个方面的问题，其中包括生理功能（physical functioning，PF）、生理职能（role-physical，RP）、躯体疼痛（body pain，BP）、社会功能（social functioning，SF）、一般健康状况（general health，GH）、情感职能（role-emotional，RE）、精力（vitality，VT）、精神健康（mental health，MH），总分为100分，数值越高，表示生活质量越高，反之则生活质量越低。

（四）统计方法

采用SPSS22.0统计软件进行数据的统计处理。计量资料用均数 ± 标准差（$\bar{x} \pm s$）表示，治疗前后比较采用配对样本t检验，组间比较采用两独立样本t检验。以$P<0.05$表示差异有统计学意义。

二、研究结果

（一）VAS评分方面

治疗后，对照组各时间点的VAS评分均无明显变化（$P>0.05$），而试验组在治疗第2周后开始下降，治疗第6周后至治疗结束后第2周的VAS评分相近，均明显低于治疗前水平（$P<0.05$）；组间比较，试验组在治疗第2、第4、第6、第8周后及治疗结束后第2周的VAS评分均明显低于对照组（$P<0.05$）。

（二）WOMAC评分方面

治疗后，对照组的WOMAC各维度评分及其总分均无明显变化（$P>0.05$），而试验组的关节疼痛、关节僵硬、日常活动等WOMAC各维度评分及其总分均较治疗前明显下降（$P<0.05$），且均明显低于对照组水平（$P<0.05$）。

（三）SF-36评分

治疗后，对照组的SF-36各维度评分均无明显变化（$P>0.05$），而试验组的SF-36各维度评分均较治疗前明显提高（$P<0.05$），且均明显高于对照组水平（$P<0.05$）。

三、结论

本研究旨在观察八段锦是否能够有效缓解乳腺癌患者使用AI后出现的膝骨

关节疼痛，改善膝关节功能，提高患者生活质量。通过对患者治疗前后的VAS评分、WOMAC评分的比较发现，八段锦训练能够有效缓解乳腺癌患者使用AI后出现的膝骨关节疼痛，减轻关节僵硬，促进日常活动的恢复。其中试验组患者治疗1周后疼痛VAS评分较前稍增高，而治疗第2周后开始起效，治疗第6周后VAS评分降至最低，治疗第8周及治疗结束后第2周的VAS评分无明显差异，治疗结束后第4周VAS评分又开始升高。结果表明，八段锦练习在第1周对缓解AI相关膝骨关节疼痛无明显疗效甚至有加重的可能，但仍在可以耐受的范围内，考虑为八段锦练习初期肌肉代偿导致的肌肉酸痛而加重膝关节疼痛。后续练习时肌肉力量较前改善，可耐受每日半小时的运动强度，所以练习2周后开始起效，练习6周后达到稳定疗效，而停止练习后疗效可维持2周左右。此外，试验组的SF-36评分均有不同程度升高，说明经过八段锦训练后，患者的生活质量得到提高，其疗效明显优于对照组。其中，PF、BP、GH、VT、MH等维度的升高较为明显，表明八段锦训练能够有效缓解AIMSS患者膝骨关节疼痛，改善患者的体质和精神状态，从而提高患者的生活质量。

综上所述，对于AI相关膝骨关节疼痛患者来说，坚持八段锦练习2周以上可有效缓解疼痛，提高生活质量，停止练习后有一定的远期疗效。由于本研究中未观察体重指数、年龄等因素对八段锦锻炼效果可能存在的影响，且主要针对中度疼痛的患者，因此，对于重度疼痛患者能否获得满意疗效，仍需要进一步探讨。

第六节　补肾法对乳腺癌芳香化酶抑制剂所致骨丢失的临床疗效观察

关于补肾法对使用芳香化酶抑制剂的乳腺癌患者的临床观察研究从2009年至今。时百玲研究结果提示：补肾法减缓了患者骨密度下降的水平，改善骨关节疼痛等症状。赵怡继续观察分析得出结论：对照组12个月时骨密度平均值已较6个月时减少，而治疗组骨密度平均值较前略有升高。喻璐研究发现补肾法可以略微升高患者雌激素水平，但仍然没有超过绝经后雌激素水平范围，并可缓解患者类更年期症状和骨丢失相关症状，改善其生存质量。李楠加用甲状旁腺激素，从骨生化代谢来观察中药补肾法对服用芳香化酶抑制剂的乳腺癌患者骨丢失的影响。综上可知，中药补肾法可以减少乳腺癌患者服用芳香化酶抑制剂的不良反应，提高她们的生存质量，安全有效。

延续研究补肾中药能否改善经依西美坦治疗后乳腺癌患者的骨丢失及乳腺癌内分泌综合征相关症状，改善患者生存质量。通过对补肾中药治疗后的肾虚型乳腺癌患者无病生存率、骨密度、雌二醇水平、kupperman评分值的观察，探讨补肾法对应用芳香化酶抑制剂治疗肾虚型乳腺癌患者的影响。

一、研究方法

（一）研究对象

随访观察广州中医药大学第一附属医院乳腺科自2009年9月至2010年3月期间所收治的已确诊的绝经后乳腺癌患者，且均完成标准化治疗（手术 ± 化疗 ± 放疗），并经评估有使用芳香化酶抑制剂指征者共36例。

1. **诊断标准**

（1）经组织病理学诊断确诊为乳腺癌的患者。

（2）符合《乳腺癌临床实践指南（中国版）·2013版》绝经标准的患者。

（3）肾虚中医证候诊断标准（参照国家技术监督局发布《中医临床诊疗术语》GB/T16751.2—1997及《中医虚证辨证参考标准》）。

肾阳虚证：腰膝酸软，畏寒肢冷为主症。次症：萎靡不振，齿摇发槁，动则气促，小便清长，夜尿频多，下肢浮肿，舌淡苔白，脉沉迟，尺脉无力。具备2项主症，具备2项以上次症者即可确诊。

肾阴虚证：腰膝酸软，五心烦热为主症。次症：潮热盗汗，口干咽燥，或骨蒸发热，眩晕，耳鸣或耳聋，失眠健忘，形体消瘦，舌红少津，少苔或无苔，脉细数。具备2项主症，具备2项以上次症者即可确诊。

（4）骨质疏松症诊断标准。

参考世界卫生组织（WHO）的诊断标准（见附录12-3）。对绝经后乳腺癌患者建议以DXA测定的骨密度来进行骨丢失/骨质疏松危险分级。

2. **纳入标准**

（1）符合病理证实的乳腺癌诊断标准及绝经标准。

（2）已经完成肿瘤切除手术，并完成规定疗程化疗和/或放疗者。

（3）具有AI用药指征：免疫组化示雌激素受体（ER）阳性和/或孕激素受体（PR）阳性，处于绝经状态，且正在接受治疗者。

（4）符合中医辨证为肾虚者。

（5）知情同意者。

3. 排除标准

（1）合并其他恶性肿瘤者。

（2）合并生长激素缺乏、甲状旁腺功能亢进症等内分泌系统疾病者。

（3）合并严重肝肾损害（肌酐清除率<20mL/min）从而影响体内药物代谢者，或造血系统等原发疾病者。

（4）已知对芳香化酶抑制剂类成分过敏者。

（5）具备2个或以上AIBL的危险因素者（年龄>65岁；T值<-1.5；髋骨骨折家族史；50岁之后脆性骨折史；<20kg/m²的低BMI；当前或以前有吸烟史；因疾病口服皮质类固醇>6个月）。

（6）临床或相关辅助检查证实有远处转移者。

（二）治疗方案

采用简单随机化分组的随机对照试验方法。采用试验对照，以依西美坦片+钙尔奇D治疗为基础，治疗组加用补肾法中药复方，对照组不用补肾中药。

基础治疗：两组患者均给予依西美坦+钙尔奇D治疗，所有药物由广州中医药大学第一附属医院药房提供。

中药治疗：治疗组在服用依西美坦+钙尔奇D的同时，辨证加服补肾法的中药方剂。中药方基本药物组成有：川续断15g、桑寄生30g、淫羊藿15g、菟丝子15g。随证加减：偏阴虚者加用女贞子15g、墨旱莲15g、吴茱萸15g、生龙骨15g、生牡蛎15g、制首乌30g；盗汗者加用珍珠母30g、生牡蛎15g、浮小麦30g；脾虚者加党参30g、白术15g、炙甘草10g；食滞者加鸡内金10g、炒麦芽15、炒山楂10g；湿盛者加陈皮6g、法半夏15g、炒砂仁6g；实热者加栀子15g、知母15g。中药由广州中医药大学第一附属医院中药房提供。中药取冷水300mL浸泡，水煎煮至150mL，复煎时取150mL，煎至100mL，每日2次，每2日1剂。

对照组：仅服用依西美坦+钙尔奇D。

支持治疗：根据WHO骨量诊断标准，$T \leqslant -2.5$者为骨质疏松症，为使用唑来膦酸预防骨质疏松指征。注意监测肾功能，每半年复查BMD评估其用药指征。

（三）疗效观察指标

每3个月行专科查体，肿瘤相关标志物（CEA、CA15-3），肝胆脾、子宫附件B超；每6个月加做乳腺彩超、性激素六项、骨密度；每12个月加查肝肾功能、血脂六项，乳腺钼靶、胸部正侧位片。每一季度电话随访一次，做好记录并分析治疗期间不适是否与本治疗相关。如专科查体或影像学怀疑有他处转移者行CT、MRI、骨扫描或病理活检证实有无复发转移，有无疾病进展。

4年的无病生存期（disease free survival，DFS）：以原发乳腺肿瘤手术时间为起始时间，以有临床证据证实的局部复发、远处转移、第二原发肿瘤的诊断时间或死亡时间为终点时间。本研究中局部复发均经病理学证实。骨转移经影像学证实。肝转移经由B超发现，CT扫描证实。其余部位的转移灶或原发灶均经CT扫描或核磁共振影像学证实。

（四）统计学分析

所有资料输入SPSS18.0软件包进行统计分析。对数据首先进行描述性分析。一般情况作基线比较，计量资料以均数±标准差表示，采用独立样本t检验；计数资料采用X^2检验。生存分析中使用Kaplan-Meier法描绘生存曲线，Log-rank检验比较生存曲线。测量指标结果采用重复测量资料的方差分析，进行组内及组间比较，α取0.05，以$P<0.05$为差异具有统计学意义。

二、研究结果

治疗组4年无病生存率为93.75%，对照组4年无病生存率为87.5%，两组乳腺癌患者的无病生存率比较，差异无显著性意义（$P>0.05$）。治疗组的雌二醇水平在观察期间稍高于对照组，但波动均在绝经后水平，两组间雌二醇水平比较，差异无统计学意义（$P>0.05$），但两组不同时点之间的差异有统计学意义（$P<0.05$）。治疗前后两组雌二醇水平变化无统计学意义（$P>0.05$）。治疗组治疗后BMD值较治疗前升高0.4%，对照组治疗后BMD值较治疗前下降10.7%，治疗后两组间值比较，有统计学意义（$P<0.05$）。治疗后治疗组kupperman评分值较治疗前及对照组下降（$P<0.05$）。其中常见症状及其缓解率分别为：潮热出汗（-30%）、肌肉痛（-30%）、关节痛（-30%）、疲倦乏力（-66.67%）、焦躁（-50%）、失眠（-50%）、忧郁（75%）。

三、结论

补肾中药能减缓服用依西美坦治疗的肾虚型乳腺癌患者骨密度下降趋势，缓解骨关节疼痛、肌肉疼痛、疲倦乏力、焦躁、失眠、潮热盗汗、忧郁等症状，改善乳腺癌患者生存质量。补肾中药不影响依西美坦治疗的乳腺癌患者的疗效，服药期间，雌激素水平波动在绝经后水平，因此，补肾中药在依西美坦治疗期间的使用是安全的。

四、讨论

中医临床注重三因：因人、因时、因地制宜，既不能企图在短时间内消除肿瘤而妄用峻猛攻逐的有毒之药，这样必耗伤正气；也不能一味过用偏性味药物，或促肿瘤生长。绝经后乳腺癌患者"七七，任脉虚，太冲脉少，天癸竭，地道不通"，加之前期的手术、放化疗后，总体上表现是正虚邪恋，治疗当以扶正为主，祛邪为辅。药物常配伍补气药、补血药等，同时还有清热药、活血药的使用，适合选用苦寒的白花蛇舌草、半枝莲等清热解毒类药物时，常佐以党参、炒白术、茯苓、黄芪等益气健脾药。岭南地区气候湿热，外邪致病时易夹杂湿、热，故辨证施治过程中，常因时、因人、因症状表现加用解表理气、利水渗湿药，健脾益气渗湿，调理后天脾胃，扶正气而祛外邪。辅以补益气血的药物，使气机调达，全身血脉通畅，提高机体抵抗外邪的能力。

第七节　三七联合三苯氧胺治疗乳腺癌及相关子宫卵巢事件影响的临床研究

三苯氧胺，即他莫昔芬，（Tamoxifen，TAM）是乳腺癌患者内分泌治疗最重要的药物之一，口服三苯氧胺5年能使乳腺癌绝对复发率和死亡率分别降低14.9%和15.2%，并能使对侧乳腺癌发生风险降低一半。但在治疗同时TAM对子宫、卵巢会产生类雌激素作用，这种作用可能对子宫、卵巢产生不良影响，具体体现在导致子宫内膜癌、子宫肌瘤及卵巢囊肿等妇科相关疾病发病率上升。这些副作用一方面可能降低患者治疗依从性，另一方面会导致严重后果如子宫内膜癌等。

研究将活血化瘀中药三七联合三苯氧胺治疗乳腺癌，通过对子宫及卵巢监测，探讨三七联合三苯氧胺对乳腺癌患者三苯氧胺治疗相关子宫卵巢事件的影响。

一、研究方法

（一）研究对象

全部病例均为2008年1月至2009年11月在广州中医药大学第一附属医院治疗

病理确诊为乳腺癌的女性患者，共68例，年龄33～65岁，中位年龄48岁，绝经前患者38名，绝经后患者30名。采用随机对照研究方法，将68例符合纳入标准的乳腺癌患者随机分为两组。

1. 纳入标准

（1）符合乳腺癌西医诊断标准。

（2）符合瘀血内阻证中医辨证标准。

（3）雌激素受体（ER）和/或孕激素受体（PR）蛋白表达阳性。

（4）入组前连续服用三苯氧胺时间不超过1个月。

（5）签署知情同意书。

（6）已完成乳腺癌根治术。

（7）无乳腺癌局部复发或远处转移。

（二）研究方案

1. 对照组

采用三苯氧胺，服用方法：每日2次，每次10mg。

2. 治疗组

采用三苯氧胺加三七片，服用方法：三苯氧胺每日2次，每次10mg。三七片每日3次，每次2粒（0.5g/粒）。连续服用12个月，两组均连续服。

对照组及治疗组均每3个月以B超评价子宫及卵巢，观察子宫内膜、子宫肌瘤及卵巢囊肿的变化情况。

二、研究结果

绝经前女性三苯氧胺影响主要体现在子宫肌瘤产生机会增多，原有子宫肌瘤增大，对照组显示出治疗前后有统计学差异（$P<0.05$）；绝经后女性三苯氧胺影响主要体现在子宫内膜方面，治疗组及对照组治疗前后有统计学差异（$P<0.05$）。

三、结论

从统计数据可以看出，三七联合三苯氧胺治疗较三苯氧胺单独应用可以在一定程度上减缓绝经前女性与三苯氧胺治疗相关的子宫肌瘤产生和增大，对绝经后女性子宫内膜具有一定保护作用，减少子宫内膜异常增生，从而提高治疗依从性。

四、讨论

三七又名田七，为五加科人参属植物，是临床常用传统中药。三七味甘，微苦，性温，归肝、胃、心、小肠经，具有止血、散瘀、消肿、止痛、补虚、强壮等功效。子皂苷类成分是三七的主要生理活性成分。三七皂苷中的单体以人参皂苷为主，所含人参皂苷与人参相似，故三七兼具滋补功效，祛瘀而不伤正，适宜长期服用。其长期服用的安全性已经得到研究证实。

子宫内膜病变、子宫肌瘤、卵巢囊肿等妇科相关疾病属中医"癥瘕"范畴，瘀血内阻是其发病的关键，"无瘀不成癥"。因此，治疗以活血祛瘀为主。我们将三七片与三苯氧胺合用，治疗绝经后乳腺癌患者40例，发现能显著降低患者子宫内膜厚度，减少妇科相关事件的发生。

第十二章　结　语

随着乳腺癌的发病率和检出率不断上升，乳腺癌已成为危害广大女性健康的主要疾病。对于激素受体阳性的乳腺癌患者，内分泌治疗是必要手段。在带来临床疗效的同时，也会产生一系列毒副作用。其中围绝经期症状、芳香化酶抑制剂相关骨关节症状、相关骨丢失等都是内分泌治疗后常发生的不良反应，严重影响患者的生活质量，甚至影响治疗的可持续性。

经过大量的循证医学研究，中医学及现代医学对这些不良反应都有探索，临床治疗方法不断更新和丰富。我们从多年的临床研究中总结，无论是中药，还是针灸、耳穴贴压、穴位埋线等各种中医特色疗法，对治疗乳腺癌内分泌相关的副作用都发挥了很大作用，疗效明确，安全性好，可操作性强，提高了患者的生活质量，为患者带来了福音。

附录12-1　西安大略和麦克马斯特大学骨关节炎指数（WOMAC）评分

表12-1　西安大略和麦克马斯特大学骨关节炎指数（WOMAC）评分表

疼痛程度	没有疼痛（0分）	轻微的（1分）	中等的（2分）	严重的（3分）	非常严重（4分）
在平地行走的时候					
上下楼梯的时候					
晚上在床上睡觉的时候					
坐着或者躺着的时候					
站立的时候					

（续表）

僵硬程度	没有僵硬 （0分）	轻微的 （1分）	中等的 （2分）	严重的 （3分）	非常严重 （4分）
在您早晨刚醒的时候，您髋股关节的僵硬程度如何					
白天，在您坐着、躺着或者休息以后，您关节的僵硬程度如何					
在以下各种情况下，您感觉困难程度如何	没有困难 （0分）	轻微的 （1分）	中度的 （2分）	严重的 （3分）	非常严重 （4分）
下楼梯					
上楼梯					
从椅子上站起来的时候					
站立					
弯腰					
在平地行走					
上、下汽车					
逛街、购物					
穿鞋、袜					
起床					
脱鞋、袜					
上床躺下的时候					
进、出浴缸的时候					
坐着					
坐马桶或者站起的时候					
干比较重的家务活					
干比较轻的家务活					

附录12-2　健康调查简表（SF-36）评分

1. SF-36的内容与结构

SF-36，健康调查简表（the MOS item short from health survey，SF-36），是在1988年Stewartse研制的医疗结局研究量表（medical outcomes study-short from，MOS SF）的基础上，由美国波士顿健康研究发展而来。1991年浙江大学医学院社会医学教研室翻译了中文版的SF-36。

SF-36是美国波士顿健康研究所研制的简明健康调查问卷，被广泛应用于普通人群的生存质量测定、临床试验效果评价以及卫生政策评估等领域。SF-36作为简明健康调查问卷，它从生理功能、生理职能、躯体疼痛、一般健康状况、精力、社会功能、情感职能及精神健康等8个方面全面概括了被调查者的生存质量。

（1）生理功能：测量健康状况是否妨碍了正常的生理活动。用第3个问题来询问PF。

（2）生理职能：测量由于生理健康问题所造成的职能限制。

（3）躯体疼痛：测量疼痛程度及疼痛对日常活动的影响。

（4）一般健康状况：测量个体对自身健康状况及其发展趋势的评价。

（5）精力：测量个体对自身精力和疲劳程度的主观感受。

（6）社会功能：测量生理和心理问题对社会活动的数量和质量所造成的影响，用于评价健康对社会活动的效应。

（7）情感职能：测量由于情感问题所造成的职能限制。

（8）精神健康：测量四类精神健康项目，包括激励、压抑、行为或情感失控、心理主观感受。

2. SF-36计分方法

（1）基本步骤：第一步，量表条目编码；

第二步，量表条目计分；

第三步，量表健康状况各个方面计分及得分换算。得分换算的基本公式为：

$$换算得分 = \frac{实际得分 - 该方面的可能的最低得分}{该方面的可能的最高得分 - 最低得分} \times 100$$

（2）关于缺失值的处理：有时应答者没有完全回答量表中所有的问题条目，我们把没有答案的问题条目视为缺失。我们建议在健康状况的各个方面所包含的多个问题条目中，如果应答者回答了至少一半的问题条目，就应该计算该方面的得分。缺失条目的得分用其所属方面的平均分代替。

附录12-3　骨质疏松症诊断标准

世界卫生组织制定了简易的骨质疏松症的诊断标准。

（1）正常骨量：BMD较年轻成年人平均值低1个标准差以内。

（2）骨量减少：BMD较年轻成年人平均值低1～2.5个标准差。

（3）骨质疏松症：BMD较年轻成年人平均低2.5个标准差或以上。

（4）严重的骨质疏松症（确定的骨质疏松症）：符合上述的骨质疏松症诊断标准，同时伴有一处或多处脆性骨折。

参 考 文 献

白雪，2021. 雷火灸干预化疗后白细胞减少症的临床观察［D］. 乌鲁木齐：新疆医科大学.

北京协和医院，2012. 北京协和医院医疗诊疗常规乳腺疾病诊疗常规［M］. 北京：人民卫生出版社.

边双林，2019. 癌性疼痛针灸疗法的用穴规律与疗效评价研究［D］. 唐山：华北理工大学.

蔡智慧，张翠英，李卉，等，2013. 穴位贴敷治疗恶性肿瘤患者化疗引起的恶心呕吐的临床研究［J］. 实用临床医药杂志，17（19）：78-79.

曹欣，2019. 柴胡加龙骨牡蛎汤诊治乳腺癌术后失眠的临床体会［J］. 中国实用医药，14（1）：133-134.

陈畅，薛维华，李梅，等，2017. 背部特定组穴拔罐治疗小儿感染后咳嗽临床观察及对免疫功能的影响［J］. 河北中医，39（12）：1862-1866.

陈翠环，2012. 双柏散外敷治疗乳腺导管炎临床研究［J］. 光明中医，27（6）：1114-1115.

陈捷晗，周春姣，张广清，2010. 腧穴热敏化艾灸减少脑肿瘤患者术后拔除尿管后尿潴留的护理［J］. 广东医学，31（18）：2469-2470.

陈奎铭，王小平，袁瑗，等，2016. 乳腺增生中成药应用现状［J］. 现代中西医结合杂志，25（26）：2961-2964.

陈李圳，景向红，代金刚，2021. 太极拳和八段锦缓解慢性疼痛机制的研究进展［J］. 中医杂志，62（2）：173-178.

陈奇钰，2017. 穴位埋线防治乳腺癌术后化疗不良反应的临床研究［D］. 广州：广州中医药大学.

陈前军，裴晓华，2020. 早期乳腺癌中医辨证内治专家共识［J］. 现代中医临床，27（3）：5-8.

陈维勇，2014. 易筋经九鬼拔马刀式在肩周炎功能康复中的作用观察［D］. 广州：广州中医药大学.

陈文杰，曾屹峰，柳满燕，等，2019. 易罐疗法联合针刺治疗慢性腰痛37例的临床观察［J］. 广东医科大学学报，37（6）：717-719.

陈妍，胡珊，宁艳，等，2021. 火龙罐治疗脾胃虚弱型妊娠剧吐30例［J］. 中国针灸，41（4）：449-450.

陈研娇，2018. 康复操对乳腺癌患者术后肢体功能恢复及生活质量的影响［J］. 河南医学研究，27（6）：1152-1153.

陈玉华，张林清，2012. 乳腺癌根治术后患肢功能恢复与早期功能锻炼的相关性［J］. 医药前沿，2（16）：63-64.

陈珍珍，刘伟承，2019. 刘伟承火龙罐综合疗法治疗月经过少验案举隅［J］. 中国民族民间医药，28（7）：63-64.

陈震益，赖新生，2016. 赖新生"通元针法"之立法依据浅析［J］. 中华中医药杂志，31（8）：2974-2976.

陈志坚，李柳宁，2010. 雷火灸对含铂类药物化疗所致恶心呕吐的疗效观察［J］. 新中医，42（12）：88-89.

陈志强，张卫华，2017. 国医大师郭诚杰从肝论治乳腺增生病经验［J］. 江苏中医药，49（7）：10-11.

程苗，2017. 十二周健身气功·易筋经对改善中青年睡眠障碍人群睡眠障碍的研究［D］. 北京：北京体育大学.

迟俊安，2013. 电针治疗乳腺癌相关肩关节功能障碍的临床观察［D］. 广州：广州中医药大学.

崔超，2018. 乳腺增生发病机制的研究进展［J］. 中国社区医师，34（30）：8-9.

崔帅，崔瑾，2012. 拔罐疗法的负压效应机制研究进展［J］. 针刺研究，37（6）：506-510.

丁明晖，张宏，李燕，2009. 温针灸治疗膝关节骨性关节炎：随机对照研究［J］. 中国针灸，29（8）：603-607.

杜永伟，刘真，2017. 双柏散剂配合定向透药治疗急性骨折肿胀疼痛的疗效观察［J］. 当代医学，23（29）：59-60.

段学宁，2016. 乳腺良性疾病诊治共识与争议［J］. 中国实用外科杂志，36（7）：713-715.

樊英怡，2016. 情志对C3H/HeJ雌鼠乳腺的影响及从肝论治研究［D］. 北京：北京中医药大学.

范洪桥，刘丽芳，周亮，等，2020. 从"血不利则为水"论乳腺癌术后上肢淋巴水肿的中医证治［J］. 时珍国医国药，31（3）：657-659.

范津生，2019. 黄芪桂枝五物汤与温经通络汤熏洗联合治疗对肿瘤患者化疗后周围神经毒性的临床观察［J］. 中华肿瘤防治杂志，26（S1）：164-165.

方宇，胡一惠，金璐，等，2019. 弹力胸带不同包扎方法对乳腺癌患者术后皮下积液的影响［J］. 当代护士（下旬刊），26（10）：55-57.

房舒，张洪兵，薛晓杰，2018. 易筋经功法练习对改善围绝经期失眠伴抑郁状态的效果观察［J］. 广西医学，40（8）：921-923.

高雅静，卢雯平，邱瑞瑾，2013. 疏肝益肾方加减治疗乳腺癌化疗脑142例［J］. 中国中医药信息杂志，20（9）：70-71.

顾良贤，2012. 蠲痹汤加味治疗肩关节周围炎98例［J］. 中国中医药科技，19（1）：82-83.

郭骏仪，2017. 腕踝针治疗非小细胞肺癌患者含顺铂化疗方案致呕吐的临床观察［D］. 乌鲁木齐：新疆医科大学.

郭骏仪，朱艳华，张洪亮，2016. 腕踝针改善含顺铂化疗后呕吐的临床观察60例［J］. 新疆中医药，34（5）：38-40.

郭珍妮，陈致尧，许精鑫，等，2020. 近5年腕踝针临床应用现状及其规律分析［J］. 按摩与康复医学，11（8）：56-59.

郝凯峰，2018. 乳腺癌改良根治术后皮下积液产生的高危因素及预防措施［J］. 实用癌症杂志，33（4）：686-689.

郝炜，袁永熙，2019. 袁氏粘连松解法治疗乳腺癌术后上肢功能障碍的临床观察［J］. 上海中医药大学学报，33（2）：46-49.

何桂娟，金瑛，章国英，等，2016. 文武八段锦锻炼法在乳腺癌患者术后康复中的应用效果［J］. 中华现代护理杂志，22（28）：4047-4050.

何建智，2016. 乳腺癌改良根治术中保护胸肌神经和肋间臂神经疗效观察［J］. 河南外科学杂志，22（4）：35-36.

贺宏伟，2019. 丹栀逍遥散治疗肝郁化火型乳腺癌患者相关性焦虑抑郁障碍的临床疗效观察［D］. 成都：成都中医药大学.

洪欣，景明，岳全，等，2016. 针刺触发点结合易罐治疗粘连期肩周炎疗效观察［J］. 中国社区医师，32（18）：111-112.

胡慧芳，2018. 穴位按摩对乳腺癌患者术后患肢功能康复的效果研究［D］. 福州：福建中医药大学.

胡杏娟，彭伟娇，陈妙燕，等，2019. 电热恒温箱与微波炉加热中药热罨包对温度及加热时间影响的对照研究［J］. 护理学报，26（20）：63-66.

胡莹，霍介格，曹鹏，等，2013. 当归四逆汤防治奥沙利铂致慢性周围神经病变［J］. 中国实验方剂学杂志，19（20）：255-258.

胡永春，雷秋模，潘志欣，2010. 中药治疗乳腺癌化疗后恶心呕吐60例［J］. 实用中西医结合临床，10（3）：60-61.

华岩，刘斌，张可斌，2012. 艾灸足三里穴、关元穴对小鼠运动耐力及肾脏组织抗氧化损伤的影响［J］. 中国康复医学杂志，27（11）：1036-1040.

黄芬，2017. 穴位按摩联合功能锻炼在乳腺癌术后患者康复中的应用研究［J］. 陕西中医，38（7）：953-954.

黄嘉慧，2019. 易罐结合针刺治疗慢性腰肌劳损的临床疗效观察［D］. 广州：广州中医药大学.

黄宁颖，郭海，李银燕，等，2020. 矫形按摩结合易筋经"托天式"对颈型颈椎病的疗效观察［J］. 福建中医药，51（1）：19-21.

黄益琼，王翠萍，邱利娟，等，2017. 八段锦对乳腺癌根治术后化疗期患者生活质量的影响［J］. 国际护理学杂志，36（12）：1591-1594.

黄于婷，杨岚菲，方燕平，等，2018. 推拿手法治疗经筋病的原理探析［J］. 时珍国医国药，29（6）：1414-1415.

黄云娜，2011. 六神丸合剂联合高氧液治疗化疗所致的口腔溃疡效果观察［J］. 中医临床研究，3（7）：7-8.

霍介格，胡莹，杨杰，等，2012. 黄芪桂枝五物汤对化疗致大鼠周围神经损伤的作用［J］. 中
医杂志，53（23）：2031-2034.

贾玫，李潇，李佳汝，等，2011. 癌性厌食发病机制及量化评价初探［J］. 中国临床医生，39
（5）：36-37.

江湖，冷志兵，杨晓玲，等，2019. 不同方法溶解20%甘露醇注射液结晶的质量评价［J］. 山
东医药，59（14）：83-84.

江泽飞，徐兵河，邵志敏，等，2013. 乳腺癌内分泌治疗专家共识与争议［J］. 中国癌症杂
志，23（9）：772-776.

柯雄文，2017. 健身气功·易筋经缓解机体局部运动性疲劳的作用研究［D］. 武汉：武汉体育
学院.

孔荣，2011. 针药结合"从肝论治"乳癖临证心得［J］. 中国民间疗法，19（10）：46-47.

孔佑虔，王小玉，宋爱英，2021. 加减黄芪桂枝五物汤治疗乳腺癌术后上肢淋巴水肿患者肢体肿
胀程度的疗效观察［J］. 世界中西医结合杂志，16（11）：2083-2087.

兰健，李荣群，2018. 从"瘀"探讨痹证分期治疗［J］. 浙江中西医结合杂志，28（3）：235-
237.

李安，2019. 术中保留胸前与肋间臂神经对早期乳腺癌手术患者术后并发症和生活质量的影
响［J］. 中国实用医药，14（35）：15-17.

李丹青，孙玲玲，林洁衡，2017. 局部外敷五味双柏散对原发性肝癌癌性疼痛的缓解作用及对血
液流变学指标的影响［J］. 广州中医药大学学报，34（2）：177-180.

李焕云，王秀丽，曹军，等，2010. 乳腺疾病的发病现状与分析［J］. 中国当代医药，17
（12）：124-126.

李建党，2017. 观察改进手术方法对乳腺癌改良根治术后皮下积液的预防效果［J］. 中外医学
研究，15（10）：126-128.

李静，陈军，2013. 艾灸干预晚期乳腺癌患者癌因性疲劳的临床研究［J］. 中医临床研究，5
（22）：1-4.

李军，杨海燕，2015. 补中益气丸治疗乳腺癌肿瘤相关性疲劳的临床观察［J］. 辽宁医学院学
报，36（3）：12-14.

李琼瑶，陈后良，田丹杏，等，2020. 引阳入阴推拿联合芳香疗法改善乳腺癌围化疗患者失眠及
生活质量的效果研究［J］. 中华现代护理杂志，26（28）：3893-3898.

李盛琳，李伟赣，向前锟，等，2018. 推拿结合易罐治疗腰背肌筋膜炎临床观察［J］. 现代诊
断与治疗，29（14）：2213-2215.

李淑娟，阚华发，2016. 阚华发治疗乳腺癌术后上肢淋巴水肿经验撷菁［J］. 上海中医药杂
志，50（8）：24-26.

李水亭，沈广礼，张鑫，2010. 健骨合剂治疗乳腺癌继发骨质疏松症66例疗效观察［J］. 山东
医药，50（37）：105-106.

李亚欧，2020．早期、渐进式康复锻炼对乳腺癌术后患者上肢淋巴水肿与肩关节活动度的影响［J］．医学理论与实践，33（8）：1362-1364．

李琰，潘华锋，孙桂兰，2016．改进手术方法对乳腺癌改良根治术后皮下积液的预防效果研究［J］．海南医学院学报，22（2）：175-177．

李艳，徐兰凤，刘兰英，等，2016．赵氏雷火灸治疗痛证疗效评价及效应机制研究［J］．吉林中医药，36（6）：619-622．

李扬帆，2013．督灸合雷火灸治疗放化疗后白细胞减少症81例［J］．中医外治杂志，22（2）：40-41．

李扬帆，2012．穴位埋线配合雷火灸治疗放化疗后白细胞减少症疗效观察［J］．上海针灸杂志，31（8）：579-580．

李媛媛，刘俊昌，2012．推拿配合易罐治疗早期肩关节周围炎60例观察［J］．实用中医药杂志，28（10）：858．

李喆，葛海燕，2012．乳腺癌根治术后上肢淋巴水肿的研究进展［J］．中华乳腺病杂志（电子版），6（2）：201-208．

李珍，刘永存，钟小玲，2009．双柏散外敷治疗乳腺癌术后上肢淋巴水肿临床观察［J］．辽宁中医药大学学报，11（1）：86-87．

林鸣芳，2020．益气中药足浴治疗乳腺癌化疗癌因性疲乏临床观察［J］．中国社区医师，36（30）：98-99．

林霜，2018．穴位贴敷结合中药封包治疗乳腺癌化疗后恶心呕吐20例［J］．中医外治杂志，27（3）：30-31．

林彤彦，陈爽，赵岩，2020．八珍汤联合雷火灸治疗乳腺癌化疗后白细胞减少的临床观察［J］．中国中医药科技，27（6）：984-985．

林毅，唐汉钧，2003．现代中医乳房病学［M］．北京：人民卫生出版社．

刘炳林，2016．中药新药临床研究一般原则解读和起草情况说明［J］．世界科学技术-中医药现代化，18（12）：2075-2081．

刘春梅，王越，戚聿霞，等，2011．黄芪桂枝五物汤的临床应用［J］．中国实用医药，6（5）：156-157．

刘丹，1997．月相变化对人体节律影响的研究［D］．哈尔滨：黑龙江中医药大学．

刘环，赵楠，许哲，等，2017．复方五倍子溶液低温含漱预防白血病患者口腔出血感染的效果［J］．中华现代护理杂志，23（21）：2742-2744．

刘显洁，蓝玉萍，廖为军，等，2021．火龙罐综合疗法应用于胃脘痛35例［J］．中医外治杂志，30（4）：49-50．

刘晓芳，张鑫，孔晶，2019．温针灸对乳腺癌患者术后上肢水肿的疗效及焦虑抑郁的观察研究［J］．世界中医药，14（7）：1856-1860．

刘晓媚，吴东南，雷红芳，2013．双柏散外敷加红外线照射治疗乳腺癌术后上肢水肿34例［J］．河南中医，33（12）：2140-2141．

刘新亭，1992. 月亮太阳的引力对人类生老病死的影响 [M]. 北京：地震出版社.

刘岩，王东平，朱明丹，等，2017. 于志强教授"疏木调冲"法治疗乳癖经验 [J]. 天津中医药，34（12）：796–797.

刘益群，孙帅，董惠娟，等，2016. 腕踝针联合隔姜灸预防肿瘤化疗患者胃肠道反应的临床研究 [C]. 中西医结合妇产科高峰论坛论文及摘要集：93.

龙海萍，杨丹，2015. 针刺减压结合易罐治疗颈背肌筋膜炎临床观察 [J]. 实用中医药杂志，31（2）：132.

陆亚静，2012. 耳穴压豆预防乳腺癌化疗后恶心呕吐疗效观察 [J]. 山东中医杂志，31（1）：42–43.

罗树雄，阮波，徐力康，2019. 推拿手法结合易罐疗法治疗肩周炎疗效观察 [J]. 山西中医，35（9）：38–39.

马薇，金泉秀，吴云飞，等，2016. 乳腺增生症诊治专家共识 [J]. 中国实用外科杂志，36（7）：759–762.

欧阳杰，李冬奎，2019. 易罐疗法结合推拿治疗颈肩痛的疗效观察 [J]. 运动精品，38（11）：96–97.

蒲小金，马娟珍，汪袁云子，等，2021. 中药足浴对消化系统肿瘤患者术后胃肠道功能的影响 [J]. 中国实用护理杂志，37（14）：1057–1062.

乔靖，林丽珠，孙玲玲，2017. 林丽珠运用膏方治疗癌因性疲乏经验举隅 [J]. 辽宁中医杂志，44（9）：1827–1829.

瞿岳云，1993. 中医时间医学理论及应用 [M]. 重庆：重庆出版社.

上海市抗癌协会癌症康复与姑息治疗专业委员会，2018. 化疗所致恶心呕吐全程管理上海专家共识（2018年版）[J]. 中国癌症杂志，28（12）：946–960.

沈玲珊，2017. 渐进练习八段锦前四式对乳腺癌改良根治术后上肢功能的影响 [D]. 福州：福建中医药大学.

沈悌，赵永强，2018. 血液病诊断及疗效标准 [M]. 4版. 北京：科学出版社.

施航，2012. 中西医结合缓解乳腺癌口服阿那曲唑引起骨关节、肌肉痛24例 [J]. 中国中医药科技，19（6）：564–565.

史话跃，吴承玉，杨涛，2013. 肝系病位特征与基础证的专家意见征询研究 [J]. 时珍国医国药，24（12）：2959–2960.

宋亚顾，刘华，王万伟，2015. 重组人白介素–11对放射性口腔黏膜反应的疗效研究 [J]. 中国全科医学，18（20）：2430–2432.

苏秋婉，2021. 分级管理方案在乳腺癌患者化疗中所致恶心呕吐的效果 [J]. 中外医学研究，19（24）：88–90.

覃霄燕，刘展华，2012. 腹背温灸法治疗晚期癌症患者癌因性疲乏的临床研究 [J]. 中医学报，27（3）：273–274.

唐晓，肖雪花，张国庆，2012. 腰痛患者拔罐后罐斑组织的血流动力学研究 [J]. 针刺研究，

37（5）：390-393.

滕雨虹，2011. 郭氏展筋活血散应用验案举隅［J］. 中医正骨，23（5）：73.

田艳萍，张莹，贾英杰，2011. 温针灸对奥沙利铂化疗后外周神经毒性的疗效观察［J］. 天津中医药，28（3）：212-213.

汪红英，2015. 太极拳锻炼模式对乳腺癌患者术后焦虑的影响［J］. 中华现代护理杂志，21（28）：3386-3388.

汪洪燕，赵秦，李鹏飞，等，2015. 肺、脾、肾俞拔罐治疗对支原体肺炎患儿免疫功能影响及临床疗效观察［J］. 针灸临床杂志，31（7）：48-51.

汪欢欢，2020. 探讨乳腺癌根治术后患侧上肢早期康复护理的效果［J］. 中国实用医药，15（23）：170-171.

汪仕千，2012. 穴位敷贴加穴位按摩防治全麻术后恶心呕吐［J］. 护理学杂志，27（6）：49-50.

王灿，果磊，李晶，等，2013. 不同方法治疗腹部手术切口脂肪液化的疗效对比及其影响因素分析［J］. 中国全科医学，16（10）：891-894.

王聪，许锐，陈秀华，等，2009. 针刺结合中药封包防治乳腺癌患者化疗呕吐68例［J］. 新中医，41（8）：100.

王和鸣，黄桂成，2012. 中医骨伤科学［M］. 北京：中国中医药出版社.

王华，陈林伟，袁成业，等，2019. 雷火灸的研究现状及展望［J］. 中华中医药杂志，34（9）：4204-4206.

王娟娟，李建，柴源，等，2015. 乳腺癌内分泌治疗现状［J］. 临床与病理杂志，35（1）：100-105.

王明元，2014. 乳腺癌改良根治术后皮下积液产生的原因及防治方法［J］. 基层医学论坛，18（S1）：47-48.

王琦，李峻岭，2011. 癌因性疲乏的相关因素及发病机制［J］. 癌症进展，9（1）：85-88.

王晓玲，王艺斌，侯美金，等，2017. 温针灸治疗膝骨关节炎：随机对照研究［J］. 中国针灸，37（5）：457-462.

王彦德，张志萍，刘声碧，2009. 围绝经期妇女血清FSH、LH和E_2的检测及临床意义［J］. 放射免疫学杂志，22（2）：123-124.

王永恒，赵翙，韩玮，等，2017. 静脉留置针自制负压系统在乳腺癌术后皮下积液中的应用［J］. 临床外科杂志，25（4）：289-291.

王勇，2011. "引火归元"刍议［J］. 四川中医，29（7）：50-53.

韦海霞，邓生明，陆用连，等，2014. 电针艾灸联合紫杉醇治疗恶性肿瘤的临床研究［J］. 云南中医中药杂志，35（9）：19-21.

韦建丽，赵文娟，孙瑜，等，2019. 早期康复护理在乳腺癌根治术后患者中的应用效果［J］. 中国肿瘤临床与康复，26（9）：1136-1139.

韦利花，杜善淑，许裕红，等，2021. 火龙罐综合灸干预对改善阳虚型体质老年人畏寒程度的效

果研究 [J] . 按摩与康复医学, 12（14）: 3-5.

吴玢, 郭智涛, 2013. 穴位推拿对乳腺癌术后患肢功能康复的临床疗效观察 [J] . 中国医药指南, 11（31）: 206-207.

吴加花, 冯燕虹, 王婷, 等, 2013. 中药穴位贴敷治疗乳腺癌化疗所致恶心呕吐疗效观察 [J] . 新中医, 45（11）: 185-186.

吴家文, 2017. 易罐结合针刺治疗网球肘的临床研究及作用机制初探 [D] . 广州: 广州中医药大学.

吴琴静, 李志强, 彭小玉, 2021. 腕踝针干预对化疗相关性呕吐的疗效观察 [J] . 中国处方药, 19（5）: 125-126.

吴日科, 欧阳泽亮, 莫贤晓, 等, 2018. Maitland手法结合易罐治疗粘连性肩周炎疗效观察 [J] . 黑龙江医药, 31（5）: 1101-1104.

武晓媛, 何芸, 闫玉, 等, 2021. 化疗相关性恶心呕吐的中西医防治进展 [J] . 中医临床研究, 13（24）: 115-119.

冼励坚, 2003. 生物节律与时间医学 [M] . 郑州: 郑州大学出版社.

谢国松, 2011. 针刺辨证分型治疗肩关节周围炎疗效观察 [J] . 中国民族民间医药, 20（12）: 85.

徐青, 2017. 乳腺癌术后皮下积液研究现状及进展 [J] . 国际外科学杂志, 44（3）: 195-197.

许敬玲, 许秀影, 2020. 腕踝针联合芪珍胶囊对乳腺癌病人TAC化疗不良反应的效果观察 [J] . 全科护理, 18（16）: 1974-1976.

许伟伟, 孙新儒, 2019. 43例乳腺癌改良根治术后皮下积液的危险因素分析 [J] . 实用癌症杂志, 34（9）: 1482-1484.

闫江华, 文谦, 易成, 等, 2017. 电针预防铂类化疗药物所致恶心呕吐的研究 [J] . 中国中医急症, 26（2）: 195-197.

阎樱, 王亚萍, 2016. 哌醋甲酯对ADHD动物模型SHR大鼠前额叶皮质层细胞凋亡的影响 [J] . 中国妇幼健康研究, 27（12）: 1450-1452.

颜国辉, 林栋, 2020. 腕踝针辅治妊娠剧吐临床研究 [J] . 实用中医药杂志, 36（5）: 593-594.

燕铁斌, 2013. 物理治疗学 [M] . 2版. 北京: 人民卫生出版社.

杨亮, 王晓文, 李涌涛, 等, 2013. 前哨淋巴结活检及腋窝淋巴结清扫术后对老年早期乳腺癌患者肩部功能的影响 [J] . 中国老年学杂志, 33（2）: 282-284.

杨泉, 蔡翠娟, 郑小寒, 2019. 短波紫外线治疗儿童白血病化疗后口腔溃疡患儿的疗效观察 [J] . 中国现代药物应用, 13（10）: 61-62.

杨莹骊, 王亚红, 高树彪, 等, 2019. 基于文献计量分析的八段锦临床研究证据 [J] . 中医杂志, 60（8）: 664-670.

杨佐琴, 2015. 易罐结合运动针刺疗法治疗肩周炎临床观察 [J] . 实用中医药杂志, 31

（12）：1148–1149.

叶荆，王蓓，吕晓皑，等，2015. 耳针干预乳腺癌芳香化酶抑制剂所致肌肉骨关节疼痛的临床研究［J］. 上海针灸杂志，34（7）：642–646.

叶银燕，2020. 易筋经功法对膝骨关节炎患者膝关节稳定性影响的临床研究［D］. 福州：福建中医药大学.

于舒雁，刘会丽，苗明三，2012. 更年期综合征的分子机制及中医药治疗更年期综合征的特点［J］. 中医学报，27（3）：338–340.

余迪霞，吴建贤，2012. 拔罐对免疫系统影响的研究进展［J］. 颈腰痛杂志，33（3）：229–232.

余兰芳，郑素华，陶玲，2012. 耳穴贴压缓解乳腺癌术后化疗病人癌因性疲乏的研究［J］. 全科护理，10（29）：2689–2691.

喻满成，王伟，范威，等，2018. 皮瓣点式缝合联合万特普安防治乳腺癌术后皮下积液疗效观察［J］. 肿瘤防治研究，45（3）：163–166.

袁海娟，张小林，于艳，等，2017. 切口不加压包扎联合早期功能锻炼在乳腺癌术后患者应用价值探讨［J］. 实用临床医药杂志，21（2）：60–62.

曾颖，何文山，王唯，等，2009. 75490例妇女乳腺疾病筛查及流行病学因素探讨［J］. 中国妇幼保健，24（11）：1465–1467.

战祥毅，隋鑫，王文萍，2017. 中医治疗乳腺癌术后上肢淋巴水肿研究进展［J］. 临床军医杂志，45（2）：216–220.

张殿宝，郭艳珍，张宪芬，2017. 贞芪扶正颗粒治疗大肠癌术后癌因性疲乏临床研究［J］. 中医学报，32（4）：513–516.

张国超，王文跃，2011. 乳腺癌术后皮下积液的防治现状［J］. 中日友好医院学报，25（1）：47–50.

张洪雷，鞠琰莉，2010. 悬钟穴的临床应用［J］. 湖北中医杂志，32（7）：67–68.

张琳，刘春营，刘思雨，等，2015. 乳腺癌病人术后上肢功能锻炼的研究进展［J］. 全科护理，13（18）：1711–1714.

张年顺，1989. 中医学对人体月节律的认识［J］. 北京中医学院学报，12（4）：9.

张巧丽，姜欣，万宇翔，等，2021. 艾灸治疗恶性肿瘤化疗后白细胞减少症的Meta分析［J］. 中医肿瘤学杂志，3（4）：70–76.

张琴，庄宗恒，陈藤，2015. 莉芙敏治疗围绝经期综合征的安全性和疗效研究［J］. 成都医学院学报，10（2）：229–232.

张双强，裴晓华，王超颖，等，2016. 从经筋理论认识乳腺癌术后上肢水肿和功能障碍［J］. 中医学报，31（1）：12–15.

张玉，2022. 化疗所致恶心呕吐的药物防治指南［J］. 中国医院药学杂志，42（5）：457–473.

赵芳，2015. 乳房切除术后心理分析及护理指导［J］. 中国医药指南，13（10）：244–245.

赵厚明，金剑，周海文，2015. 口腔黏膜病抗菌药物应用分析［J］. 临床口腔医学杂志，31（2）：94-96.

赵时碧，2008. 中国雷火灸疗法［M］. 上海：上海远东出版社.

郑兰飞，金月娥，许敏华，等，2019. 艾盐包温灸肩部疗法早期干预促进乳腺癌术后患肢功能恢复的疗效观察［J］. 中国现代医生，57（4）：142-145.

郑寿全，1993. 医理真传［M］. 北京：中国中医药出版社.

郑筱萸，2002. 中药新药临床研究指导原则（试行）［M］. 北京：中国医药科技出版社.

郑新宇，2016. "乳腺增生症"与"乳腺纤维囊性变"的概念交集与认识偏差［J］. 中华乳腺病杂志（电子版），10（5）：260-263.

郑艳萍，2008. 乳腺癌根治术患者上肢功能恢复的康复指导［J］. 中外医疗，27（34）：125.

郑毅，于永慧，方凡夫，2014. 腕踝针疗法研究进展［J］. 河北中医，36（4）：631-633.

中国抗癌协会乳腺癌专业委员会，2021. 中国抗癌协会乳腺癌诊治指南与规范（2021年版）［J］. 中国癌症杂志，31（10）：954-1040.

钟莉，李晨，2012. 艾灸治疗化疗所致白细胞减少症40例疗效观察［J］. 齐齐哈尔医学院学报，33（24）：3451.

钟士元，江山红，2017. 肌筋膜易罐易棒手法调理术［M］. 广州：广东科技出版社.

周鹏，胡素敏，高学敏，等，2011. 骨质疏松的肾脾先后天制化病机探讨及辨证用药［J］. 时珍国医国药，22（3）：681-682.

周士枋，范振华，1998. 实用康复医学［M］. 南京：东南大学出版社.

周薇薇，林昕，2021. 局部穴位按压联合芳香疗法对恶性血液病化疗相关性恶心呕吐的效果评价［J］. 蚌埠医学院学报，46（7）：970-973.

周扬，张晟，2014. 乳腺癌术后康复的研究进展［J］. 中国全科医学，17（18）：2051-2055.

周宜强，2006. 实用中医肿瘤学［M］. 北京：中医古籍出版社.

朱丽，黄美玲，郭丝锦，2017. 渐进式康复操对乳腺癌患者术后康复的效果观察［J］. 上海护理，17（3）：37-40.

朱群芳，周银娇，黄振存，2016. 双柏散外敷治疗关节痛的临床观察及护理［J］. 实用中西医结合临床，16（1）：81-82.

朱旭阳，朱学锋，2016. 乳腺癌改良根治术后负压引流管的改良应用［J］. 临床外科杂志，24（11）：867-868.

宗华，2016. 乳腺癌改良根治术后皮下积液的预防及处理［J］. 临床合理用药杂志，9（22）：149-150.

BAO T, IRIS Z W, VERTOSICK E A, et al, 2018. Acupuncture for breast cancer-related lymphedema: a randomized controlled trial［J］. Breast Cancer Res Treat, 170（1）：77-87.

BRIOT K, TUBIANA-HULIN M, BASTIT L, et al, 2010. Effect of a switch of aromatase inhibitors on musculoskeletal symptoms in postmenopausal women with hormone-receptor-positive breast cancer: the ATOLL（articular tolerance of letrozole）study［J］. Breast Cancer Res Treat,

120（1）：127–134.

MAO J J, XIE S X, FARRAR J T, et al, 2014. A randomised trial of electro–acupuncture for arthralgia related to aromatase inhibitor use ［J］. European Journal of Cancer, 50（2）：267–276.

OH B, KIMBLE B, COSTA D S J, et al, 2013. Acupuncture for treatment of arthralgia secondary to aromatase inhibitor therapy in women with early breast cancer：pilot study ［J］. Acupuncture in Medicine, 31（3）：264–271.

RASTELLI A L, TAYLOR M E, GAO F, et al, 2011. Vitamin D and aromatase inhibitor–induced musculoskeletal symptoms（AIMSS）：a phase II, double–blind, placebo–controlled, randomized trial ［J］. Breast Cancer Res Treat, 129（1）：107–116.